Dr. med. Klaus Erpenbach – Heike
Voll fertig! Bin ich nur müde oder schon krank.

Dr. med. Klaus Erpenbach
Heike Schröder

Voll fertig!
Bin ich nur müde oder schon krank?

**Mehr Energie und Gesundheit
dank neuer Erkenntnisse aus der
Mitochondrien-Medizin**

Mit einem Vorwort von
Dr. med. Bodo Kuklinski
und mit 20 Rezepten von
Thorsten Probost

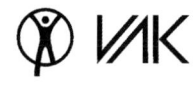

VAK Verlags GmbH
Kirchzarten bei Freiburg

Bibliografische Information der Deutschen Nationalbibliothek
Die Deutsche Nationalbibliothek verzeichnet diese Publikation in der Deutschen
Nationalbibliografie; detaillierte bibliografische Daten sind im Internet über
http://dnb.d-nb.de abrufbar.

VAK Verlags GmbH
Eschbachstr. 5
79199 Kirchzarten
Deutschland
www.vakverlag.de

2. Auflage: 2016
© VAK Verlags GmbH, Kirchzarten bei Freiburg 2016
Abbildungen: siehe Bildquellenverzeichnis
Lektorat: Norbert Gehlen
Coverillustration und -design: Kathrin Steigerwald
Satz: Goar Engeländer (www.dametec.de)
Druck: Kern GmbH, Bexbach
Printed in Germany
ISBN: 978-3-86731-178-6

Inhalt

Vorwort von Dr. Bodo Kuklinski 8
Einleitung 10

Voll fertig: Chronisch müde und erschöpft 12
    Wenn nichts mehr geht 13
    Wenn Müdigkeit chronisch wird 18
    Syndrome: Chronische Müdigkeit und Burn-out 18
    Warum unser Lebensstil uns fertigmacht 21

Vom Stress zur Multisystemerkrankung 26
Was bei Stress im Körper abläuft 28
    Das natürliche Zusammenspiel von Stresshormonen und Neurotransmittern 29
    Wie chronischer Stress auf die Hormone wirkt 31
Tatort Zelle 39
    Die existenzielle Bedeutung der Mitochondrien 39
    Wie die Mitochondrien Energie erzeugen 40
    Wo produziert wird, entsteht auch Abfall 42
    Wie chronischer Stress auf die Zellen wirkt 43
    Wenn die Mitochondrien schlappmachen 48
Wie die Auswirkungen von Stress auf den Körper zu messen sind 52

Stressursachen und ihre Auswirkungen auf die Mitochondrien 54
Wenn Infekte chronisch werden – Chaos im Immunsystem 54
    Killerzellen unseres Immunsystems 55
    Chronische Infektionen erschöpfen die Mitochondrien 57
    Wie chronische Infektionen aufgedeckt werden 59
    Fallbeispiel: Multiple Sklerose durch Herpes-Zoster-Viren ... 59
Wie Gifte uns langfristig fertigmachen 66
    Wenn die Wohnung uns krank macht 69
    Wie wir uns gedankenlos selbst vergiften 72
    Die tägliche Ration Gift – Pestizide in Obst und Gemüse ... 75

Fallbeispiel: Morbus Parkinson durch Pestizide	76
Gefährliche Weichmacher aus Kunststoffen	81
Wie toxische Metalle die Mitochondrien schädigen	82
Fallbeispiel: Colitis ulcerosa durch Amalgam	88
Wenn Elektrosmog auf die Nerven geht	**97**
Unerwünschte Nebenwirkungen von Strom und Funk	98
Wie Mobilfunk die Mitochondrien schädigt	102
Wie man strahlungsbedingte Radikalenbelastung reduzieren kann	104
Wenn Anomalien aus der Erde den Schlaf rauben – Geopathie	**109**
Geopathische Störzonen, die unsere Mitochondrien stressen	111
Wie eine instabile Halswirbelsäule krank macht	**113**
Was die Halswirbelsäule instabil macht	114
Warum ein HWS-Trauma die Mitochondrien schädigt	115
Die Therapie der instabilen Halswirbelsäule	116
Fallbeispiel: Chronische Müdigkeit durch Atlasinstabilität	118
Wenn die Hormone nicht mehr im Gleichgewicht sind	**124**
Wenn die Nebennieren schlappmachen	127
Fallbeispiel: „Fix und fertig" durch Nebennierenschwäche	129
Wenn die Schilddrüse sich erschöpft	132
Wenn die Östrogene dominieren	133
Wie die Stoffwechselstörung HPU die Mitochondrien schwächt	**136**
Diagnose und Therapie der HPU	138
Fallbeispiel: HPU und Migräne	139
Wenn Medikamente die Mitochondrien schädigen	**143**
Mikronährstoff-Mangel zerstört Mitochondrien	145
Direkte Schädigung der Mitochondrien	148
Wie falsche Ernährung unsere Zellen erschöpft	**151**
Mikronährstoffe sind lebenswichtig	153
Die Mitochondrien unterstützen – mit Mikronährstoffen	155
Wenn die Mitochondrien sauer werden	160

Ernährungspower für die Mitochondrien 164

„Steinzeit-fit" statt „Wohlstands-Fett"!	165
Die modifizierte LOGI-Methode – mitomolekulare Ernährung	170

Ergänzende therapeutische Maßnahmen 173

Die IHHT©-Methode – das mitochondriale Zelltraining 173
SANZA – die multifunktionale Therapiestation 174
Wie Bewegung zu mehr Energie führt 175
Wie Entspannung die Mitochondrien stärkt 177

Anhang 179

Rezepte 179
Leitfaden 192
Adressen 196
Literaturverzeichnis 198
Bildquellenverzeichnis 203
Über die Autoren 205

Hinweise des Verlags

Dieses Buch dient der Information über Gesundheitsvorsorge und Therapiemöglichkeiten bei chronischer Erschöpfung. Die hier vorgestellten Empfehlungen der Autoren haben sich in der Praxis als wirksam, sicher und hilfreich erwiesen. Wer sie umsetzt, tut dies in eigener Verantwortung. Weder die Autoren noch der Verlag haften für möglicherweise unvollständige, ungenaue oder fehlerhafte Informationen (die trotz aller Sorgfalt bei der Bearbeitung im Buch enthalten sein können), oder für Beschwerden und Schädigungen (welcher Art auch immer), die sich aus der Anwendung der im Buch beschriebenen Methoden ergeben könnten.

Die Autoren und der Verlag beabsichtigen hier auch nicht, *konkrete persönliche* Diagnosen zu stellen oder Therapieanleitungen zu geben. Die Informationen und Empfehlungen in diesem Buch sind nicht als Ersatz für professionelle medizinische oder naturheilkundliche Diagnose, Beratung und Therapie bei gesundheitlichen Problemen zu verstehen.

In den Fallbeispielen des Buches wurden Namen und andere Angaben so verändert, dass die Anonymität der tatsächlich Betroffenen gewahrt bleibt.

Aufgrund der Dynamik im Internet können Links, die im Buch erwähnt werden und die zum Zeitpunkt der Fertigstellung des Buches aktuell waren, nachträglich verändert oder nicht mehr zugänglich sein.

Vorwort

Die wissenschaftliche mitochondriale Grundlagenforschung häuft einen riesigen Berg an neuen Erkenntnissen an. Sie schreien förmlich nach Praxisanwendung. Nur wenige Ärzte lesen sie und von diesen nutzt nur ein Bruchteil sie in ihrer diagnostischen und therapeutischen Praxis. Die Praxisanwendung erfordert biochemische Kenntnisse. Der angehende Arzt hat diese in ihren Grundzügen zwar erlernt, aber in seinem Berufsleben längst vergessen. War doch die ärztliche Ausbildung darauf programmiert, Krankheiten zu erkennen und durch Medikamente zu behandeln. Jeder Arzt war für „sein" Organ zuständig. Mit „Tunnelblick" arbeitete er in seiner Fachdisziplin. Organübergreifend vorzugehen verbot außerdem die ärztliche Berufsordnung.

So behandelte der Arzt Symptome und Laborparameter als Surrogatmarker. Die auslösenden Ursachen schwelten weiter, weil sie außerhalb seines Blickfeldes lagen. Die Menschen wurden zwar älter, aber nicht, weil sie gesünder als früher waren, sondern länger krank sein können. Sie leiden heute an Multiorganerkrankungen, die mit immer mehr und immer teureren Medikamenten und mit Apparatemedizin behandelt werden. Die Kosten im Gesundheitswesen explodieren und werden zukünftig nicht mehr tragbar sein.

Chronische Multiorgankrankheiten werden mehrheitlich durch sekundäre mitochondriale Funktionsstörungen ausgelöst. Mitochondrien entscheiden über Leben und Tod einer Zelle, über die Wirksamkeit des Immunsystems, die Organfunktionen und die Gesundheitsstabilität. Gerade auf diesem Gebiet öffnen neue wissenschaftliche Erkenntnisse breite Türen zum Paradigmawechsel in der Medizin.

Mitochondrienschäden sind das Resultat unseres Lebensstils, unserer Ernährungsweise, sozialer Kontakte, beruflicher Belastungen, vieler Schadstoffe und physikalischer Einflüsse aus der Umwelt, chronischer Medikamenteneinnahme, körperlicher Aktivitäten und Unfälle, extremer körperlicher und psychischer Belastungen. Sie beeinflussen die Mitochondrienfunktion und die Epigenetik. All die Faktoren, die zu Zeitersparnis, besserer Kommunikation, Billigproduktion in der Landwirtschaft, Chemikalisierung in Haushalt und Körperpflege und Ähnlichem führen – einhergehend mit körperlicher Inaktivität –, haben einen Pferdefuß: Sie schädigen sukzessiv progredient die Mitochondrien. Deshalb wird es auch keine Wunderpille gegen all diese negativen Auswirkungen geben. Aber – es kann gegengesteuert werden.

In der Hochschulmedizin bleiben die Mitochondrien bis heute unbeachtet. Sie sieht den Wald vor lauter Bäumen nicht und ist fixiert auf evidenzbasierte Therapien, die quasi-juristische Festnagelung des Arztes, kassenkontrolliert Medikamente einzusetzen, die auch wiederum Mitochondrien schädigen können. Impulse gehen von der Hochschulmedizin als Meinungsbildner nicht aus. Diese Fehlentwicklung zeigt sich in den Inhalten der obligaten Weiterbildung für Ärzte.

Wenn neues Wissen leidgeprüfte Menschen nicht von selbst erreicht, muss es dem medizinischen Laien verständlich angeboten werden. Als mündige Person erhält er dann das Werkzeug zur Selbsthilfe. Schließlich hat jeder ein Recht auf Lebensqualität. Damit fordert er auch seine betreuenden Ärzte zum Umdenken und zum Informieren heraus, waren und sind doch deren Argumente oft: „Nicht mein Gebiet ...", „hab ich nicht gelernt ...", „mir fehlt die Zeit ...", „die Kassen zahlen dafür ohnehin nicht ..." Der Prozess des Umdenkens wird dauern, aber Wahrheit ist auf Dauer nicht zu verheimlichen und „Klasse" setzt sich immer durch.

Diesem hehren Ziel dient das Buch von Dr. Erpenbach und Frau Schröder. Es belegt auch die naturwissenschaftliche Basis der mitochondrialen Medizin. Sie ist keine komplementäre oder adjuvante Therapie; kausale und multimodale Voraussetzungen einer effizienten Therapie sind vielmehr die Beachtung des ärztlichen Gesprächs, die Wiederaneignung biochemischer Kenntnisse und die Beherrschung der breiten Klaviatur der Mikronährstoff-Indikationen. Gerade Letztere werden bis heute immer wieder in Massenmedien verteufelt.

Viele Volkskrankheiten wie chronische Erschöpfung, chronisches Müdigkeitssyndrom, Fibromyalgie, Burn-out und Depression, Diabetes mellitus, metabolisches Syndrom, Glaukom, Mb. Parkinson, Demenz, Krebs, Migräne, praktisch alle Multiorganerkrankungen sind heute schon als mitochondriale Erkrankungen identifiziert. Das vorliegende Buch öffnet den noch engen Türspalt der mitochondrialen Medizin weiter in die anstehende Ära einer neuen Medizin – die Zeit ist überreif. Das Buch sei allen Heilberuflern, Ärzten und Patienten empfohlen, die eine Stabilisierung ihrer Gesundheit und bessere Lebensqualität anstreben.

Doz. Dr. sc. med. Bodo Kuklinski
(Facharzt für Innere Medizin,
Rostock, Oktober 2015)

Einleitung

„Ärzte schütten Medikamente, von denen sie wenig wissen,
zur Heilung von Krankheiten, von denen sie weniger wissen,
in Menschen, von denen sie nichts wissen.
Das Geheimnis der Medizin besteht darin, den Patienten
abzulenken, während die Natur sich selbst hilft."

Francois-Marie Arouet de Voltaire

Während ich (Dr. K. E.) vor 20 Jahren vornehmlich Akuterkrankungen wie Gicht oder bakterielle Infekte behandelt habe, sehe ich heute – wie viele meiner Kolleginnen und Kollegen auch – in der Praxis überwiegend Patienten mit chronischen Erkrankungen wie Rheuma, Diabetes, Parkinson oder Krebs. Immer häufiger beobachte ich dabei, dass die Betroffenen „voll fertig" sind. Sie klagen vornehmlich über Müdigkeit oder Erschöpfung, die schon länger als 3 Monate besteht und auch durch ausreichenden Schlaf und Erholung nicht beseitigt werden kann.

Viele dieser Patienten haben weitere Begleitsymptome wie Konzentrationsmängel, Schmerzen, Schlafstörungen, Stimmungsschwankungen, Reizdarmsymptome oder Unverträglichkeiten, die nur schwer nachweisbar sind. Fehlende Nachweisbarkeit und Chronizität der Beschwerden führen in der Schulmedizin sehr schnell zur Einordnung in die Schublade „psychisch bedingt" oder „psychosomatisch". Der Leidensweg beginnt und die Betroffenen erleben über Jahre, teilweise Jahrzehnte eine Odyssee von Besuchen bei Ärzten verschiedener Fachrichtungen, die immer wieder zum gleichen Ergebnis kommen: psychisch bedingt (= „alles Einbildung"?). Ich stellte mir die Frage: Können wirklich so viele Menschen eingebildete Kranke sein? Heute weiß ich: Nein!

Durch gezielte ganzheitliche Anamnese und eine spezifische Muskeldiagnostik an den Energieleitbahnen der chinesischen Medizin fand ich bei diesen Patienten Auslöser der Erkrankungen – und konnte sie auch mit schulmedizinisch anerkannten Methoden beweisen. Diese Auslöser schwächen überall in unserem Körper die „Kraftwerke" der Zellen (die Mitochondrien) oder schalten sie sogar aus, was letztlich *alle* genannten Symptome verursacht und erklärt. Das ist wie beim Motor eines Autos, der nicht mehr läuft und arbeiten kann, weil die Batterie nicht funktioniert und keinen Zündfunken produziert. Hierbei kann die Batterie von äußeren Einflüssen (Kabelbruch durch

Marderbiss) oder durch chemische Prozesse in der Batterie selbst lahmgelegt werden. Der Motor ist „voll fertig", das Auto bleibt stehen.

Zufriedene, symptomfreie Patienten haben mich immer wieder aufgefordert, meine Kenntnisse zu veröffentlichen und vor allem Lösungswege und Ernährungstipps sowie Rezepte aufzuschreiben, da sie in Buchhandlungen nichts zu diesem Thema finden konnten. Das war für mich der Anstoß, zusammen mit meiner baubiologischen Beraterin Heike Schröder, die im Rahmen ihrer baubiologischen Testungen bei ihren Kunden auch immer wieder die gleichen Beschwerden geschildert bekam, dieses Buch zu verfassen. Unser Ziel ist es, aufzuklären, dass hinter jeder Müdigkeit – hinter jedem „Voll fertig!" – ein Auslöser steckt, der in 95 % der Fälle schulmedizinisch nachgewiesen werden kann und mit den modernen Behandlungsmöglichkeiten der mitochondrialen Medizin und der Naturheilmedizin (in Kombination mit der Schulmedizin) beseitigt werden kann.

Wir möchten Sie als Betroffene auf diesem Wege motivieren, die Hintergründe für Ihren Zustand oder Ihre chronischen Beschwerden zu erfahren, Ihre Erkrankung in Hinblick auf Entstehung und mögliche Therapie zu verstehen und geeignete Therapeuten zu suchen, die Sie mit den Mitteln der mitochondrialen Medizin behandeln und Ihre Gesundheit wieder voll herstellen.

Dr. Klaus Erpenbach & Heike Schröder

Voll fertig:
Chronisch müde und erschöpft

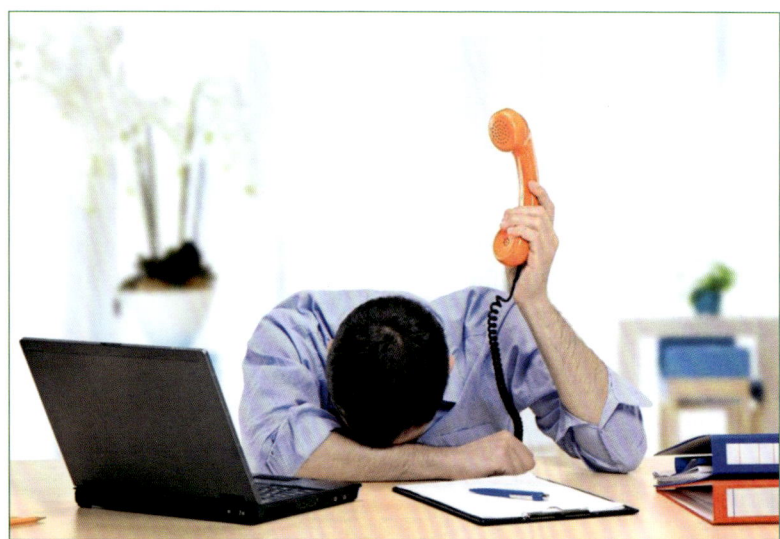

Kennen Sie das?: Mittags lässt die Energie rasend schnell nach. Abends kommen Sie erschöpft nach Hause, zu schlapp, um sich einen Salat zuzubereiten oder Fisch, Fleisch und Gemüse. Schnell ein oder zwei Brote oder besser noch Pizza bestellen … Dazu bei Alkohol und Fernsehen auf der Couch liegen, um „runterzukommen". Schon vor 22 Uhr völlig fertig ins Bett fallen, aber trotzdem lange brauchen, um einzuschlafen. Aber in der Nacht drei oder vier Mal wach werden und morgens gerädert wieder aufstehen. Der Tag beginnt, wie jeden Morgen, mit erheblichen Anlaufschwierigkeiten. Sie haben das Gefühl, Ihr Akku wird immer leerer.

Wenn nichts mehr geht

Sie sind kein Einzelfall. Für mindestens 300 000 Menschen in Deutschland ist dieses Gefühl, „völlig fertig" zu sein, ein quälender Dauerzustand. (Noelle-Neumann u. Köcher 1997. Siehe Literaturverzeichnis!) Das Bundesgesundheitsministerium schätzt die Zahl sogar auf mehr als 1 Million! Egal, wen man fragt: Jeder war schon einmal über einen längeren Zeitraum hinweg ständig müde, schlapp und erschöpft. Und für viele hört dieser Zustand gar nicht mehr auf.

Die Arztpraxen sind voll mit Patienten, die neben anderen Symptomen über ihre ständige Müdigkeit und Abgeschlagenheit klagen. Begriffe wie „Burn-out-Syndrom" und „chronisches Müdigkeits-Syndrom" wurden geprägt und sind in den Medien dauerhafter Gesprächsstoff geworden.

Testen Sie sich einmal selbst. Beantworten Sie die nachfolgenden Fragen und prüfen Sie, ob Sie gefährdet sind oder sogar schon im Burn-out stecken:

Selbsttest	Ja	Nein
Haben Sie bisher ohne Pause (auch an Wochenenden und im Urlaub) gearbeitet?	☐	☐
Haben Sie auf Erholung am Abend und/oder an Wochenenden verzichtet?	☐	☐
Haben Sie auf Entspannung am Abend und/oder an Wochenenden verzichtet?	☐	☐
Waren oder sind Sie hyperaktiv?	☐	☐
Haben Sie eigene Bedürfnisse missachtet?	☐	☐
Haben Sie Misserfolge verdrängt?	☐	☐
Haben Sie soziale Kontakte eingeschränkt?	☐	☐
Sind Sie dauernd müde oder erschöpft?	☐	☐
Suchen Sie Ablenkung oder Entspannung mit Alkohol?	☐	☐
Suchen Sie Ablenkung und Trost mit Rauchen und/oder Essen?	☐	☐
Suchen Sie Ablenkung oder Trost mit Computer/Internet?	☐	☐

Haben oder hatten Sie Stress?	☐	☐
Haben oder hatten Sie Konzentrations- oder Merkfähigkeitsstörungen?	☐	☐
Leiden oder litten Sie an Schlafstörungen oder Albträumen?	☐	☐
Haben oder hatten Sie Angstzustände oder Depressionen?	☐	☐
Haben oder hatten Sie Schwindel oder Drehschwindel?	☐	☐
Leiden oder litten Sie an kalten Händen und/oder Füßen?	☐	☐
Leiden oder litten Sie an Magenschmerzen oder Sodbrennen?	☐	☐
Leiden Sie an Blähungen oder gespanntem Bauch (= Trommelbauch)?	☐	☐
Leiden Sie an Durchfall oder Verstopfung?	☐	☐
Haben oder hatten Sie Muskelschmerzen oder Muskelverletzungen?	☐	☐
Haben oder hatten Sie Gelenkschmerzen?	☐	☐
Haben oder hatten Sie Migräne, Kopf- oder Rückenschmerzen?	☐	☐
Hatten Sie eine Gehirnerschütterung?	☐	☐
Hatten Sie schon einmal ein Kopf- oder Nacken-Anprall-Trauma?	☐	☐
Schwitzen Sie nachts?	☐	☐
Haben oder hatten Sie Heißhungerattacken?	☐	☐
Leiden oder litten Sie an Heuschnupfen oder Asthma bronchiale?	☐	☐
Leiden oder litten Sie an Nahrungsmittelallergien?	☐	☐
Leiden oder litten Sie an Hautproblemen (Akne, Ekzem)?	☐	☐
Reagieren Sie auf Modeschmuck (mit Juckreiz, Ekzem)?	☐	☐
Ist bei Ihnen ein Diabetes mellitus (Zuckererkrankung) bekannt?	☐	☐
Sind Sie infektanfällig?	☐	☐

Auswertung

a) Haben Sie mindestens 50 % der Fragen 1 bis 12 mit Ja beantwortet, so stecken Sie in einem Stresssyndrom und Ihnen kann ein Burnout drohen.

b) Haben Sie mindestens 50 % der Fragen 1 bis 12 und von den Fragen 8, 13 bis 23 und 33 insgesamt 5 mit Ja beantwortet, so erfüllen Sie bereits alle Kriterien eines chronischen Müdigkeitssyndroms nach Holmes. (Holmes 1988)

c) Haben Sie b) erfüllt und die Fragen 16, 24 oder 25 mit Ja beantwortet, so kann ein Kopf-Genick-Gelenks-Problem der Auslöser sein (siehe Seite 113).

d) Haben Sie die Fragen 8, 12, 15 und 33 mit Ja beantwortet und sind familiär mit Stimmungsschwankungen, Depressionen oder Angststörungen belastet, so sollten Sie eine Hämopyrrollaktamurie ausschließen lassen (siehe Seite 136).

e) Haben Sie b) erfüllt und zusätzlich die Frage 33 mit Ja beantwortet, so kann bei Ihnen ein chronisch aktiver Infekt vorliegen, den Sie ausschließen lassen sollten (siehe Seite 54).

f) Haben Sie b) erfüllt und zusätzlich die Fragen 27 bis 31 mit Ja beantwortet, so kann ein multiples chemisches Syndrom (MCS) vorliegen oder ein Umwelt- bzw. Schwermetall-Zahngift Sie belasten (siehe Seite 66 ff.).

g) Haben Sie b) erfüllt und zusätzlich die Frage 14 oder 15, 21 oder 22 sowie 26 mit Ja beantwortet, so kann bei Ihnen eine hormonelle Entgleisung vorliegen (siehe Seite 124).

h) Haben Sie b) erfüllt und zusätzlich die Fragen 18, 19 und/oder 20 mit Ja beantwortet, so kann eine Gluten- oder Laktose- oder Histaminintoleranz vorliegen (siehe Seite 164 ff.).

Bitte markieren Sie im Folgenden jeweils den Bereich, der der Stärke Ihrer Beschwerden im Durchschnitt der letzten vier Wochen entspricht:

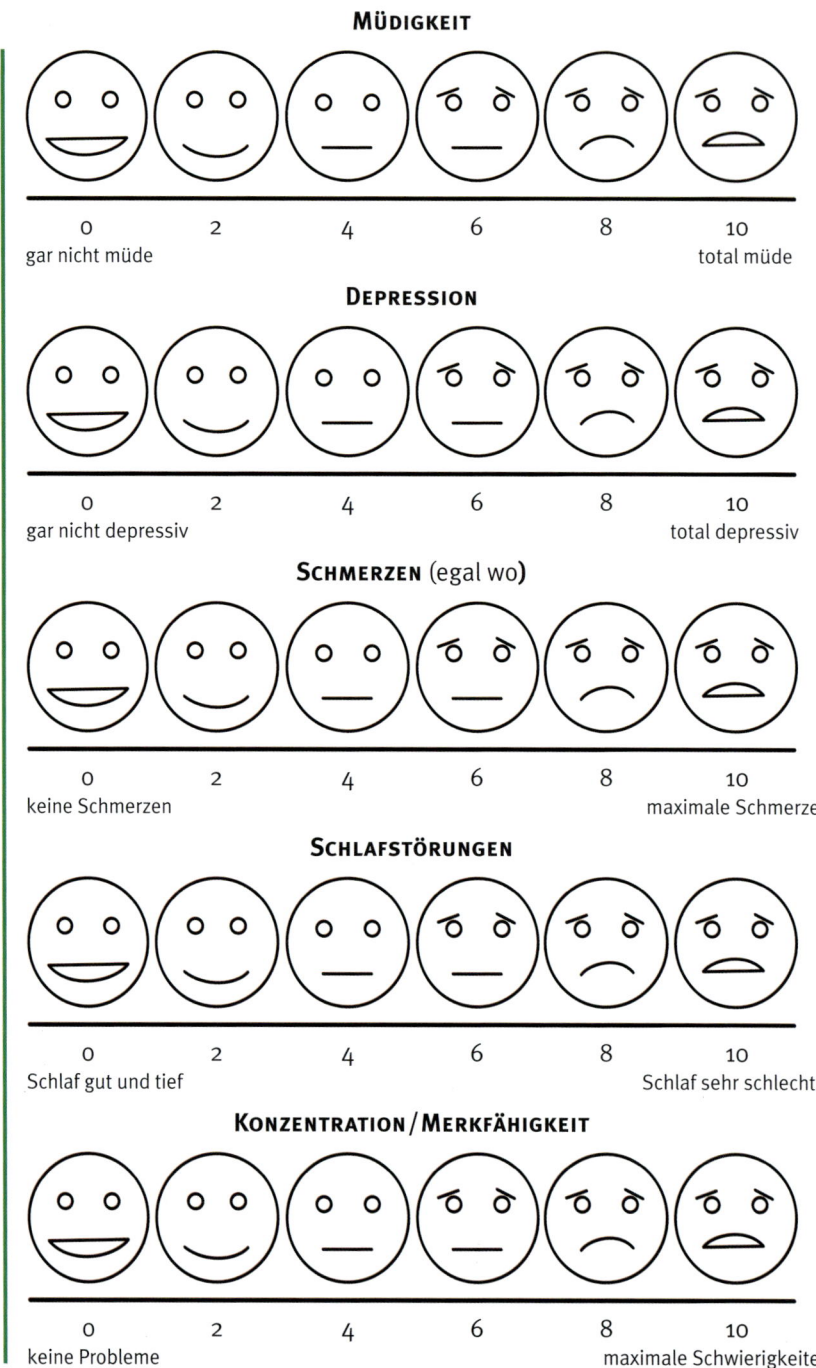

Bei einer durchschnittlichen Belastungsstärke von 5 aufwärts brauchen Sie medizinische Hilfe!

Entwickelt sich hier ein neues Problem unserer Zeit? – Wenn man die von 2004 bis 2012 signifikant angestiegene Anzahl an Krankheitstagen durch Müdigkeit und Erschöpfung betrachtet, so mag man das schnell glauben. Und die Tendenz ist weiter steigend. (Siehe Abbildung)

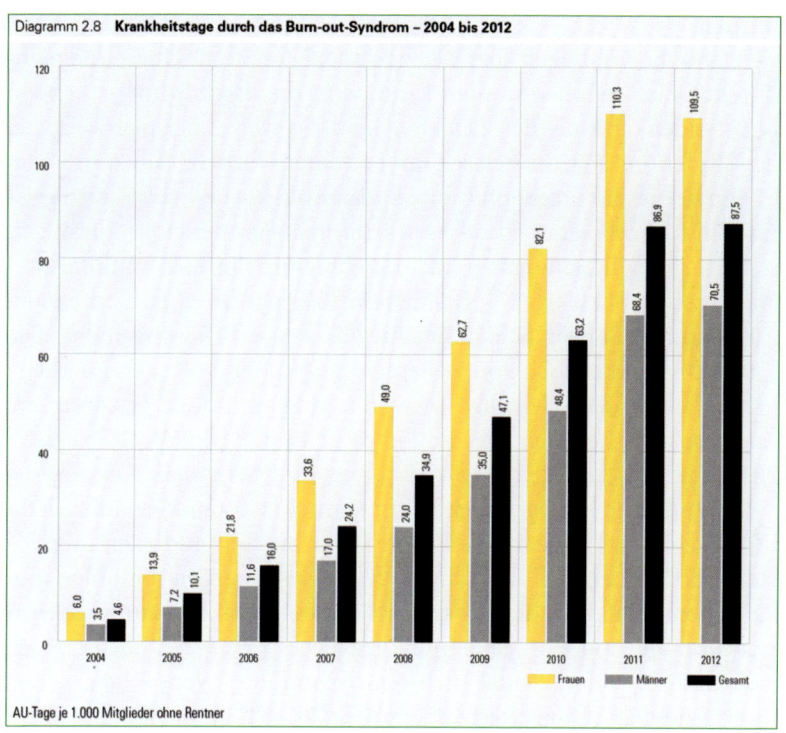

© BKK Dachverband e. V. Quelle: siehe Bildquellenverzeichnis.
Abdruck mit freundlicher Genehmigung.

Chronische Müdigkeit und Burn-out nehmen an Häufigkeit ständig zu. (Kersten 2011) Dennoch steht die Schulmedizin dieser Entwicklung eher ratlos gegenüber und scheint keine dauerhaft wirksamen Therapien anbieten zu können. Angesichts dieser alarmierenden Zahlen ist es daher unabdingbar, dass man sich diesem Thema auf *neuen* therapeutischen Wegen nähert.

Wenn Müdigkeit chronisch wird

Die normale, gesunde Müdigkeit des Körpers lässt sich durch ausreichend Schlaf und Erholung beheben. Wenn man nach einer durchzechten Nacht morgens müde ins Bett fällt, ist man in der Regel nach ein paar Stunden Schlaf wieder fit. Auch nach einer längeren stressigen Phase körperlicher und geistiger Belastung kann die auftretende Erschöpfung durch eine ausgleichende Phase der Erholung behoben werden.

Wenn die Müdigkeit aber Wochen oder Monate andauert und nicht durch Schlaf behoben werden kann, wird die Erschöpfung zu einem belastenden, chronischen Dauerzustand. So war es beispielsweise bei der Studentin Julia, die sich seit ihrer Examensvorbereitung nun schon 6 Monate zutiefst erschöpft fühlte und sowohl körperlich als auch geistig völlig ausgelaugt und kraftlos war. Sie lebte immer eingeschränkter, schaffte ihre Alltagsaufgaben nicht mehr, wurde immer mutloser und endete schließlich trotz bestandenem Examen in einer Depression. Auch stundenlanger Schlaf brachte ihr keine Erholung mehr. Die Erschöpfung war noch von weiteren Symptomen begleitet: unerklärliche Muskel- oder Gelenkschmerzen und Spannungskopfschmerzen. Ein typisches Beispiel, wie die Literatur bestätigt. (AWMF-Register 2011)

Freunde und Kollegen hielten immer mehr Abstand von Julia, denn ihnen fehlte das Verständnis für diese chronische Müdigkeit. Außenstehende können sich nur schwer in die Beschwerden einfühlen und verstehen nicht, dass diese total erschöpften Menschen zur Regeneration unfähig sind. Gut gemeinte Ratschläge wie „Mach doch einfach mal Urlaub!" oder „Schlaf dich mal richtig aus!" zogen Julia neben ihrer erheblich reduzierten Lebensqualität auch emotional nur noch tiefer herunter, weil sie in solchen Momenten mitbekam, dass die anderen das Problem nicht verstanden oder – noch schlimmer – glaubten, Julia simuliere nur.

Syndrome: Chronische Müdigkeit und Burn-out

Diese beiden Syndrome sind in ihrer Symptomatik mit der im Vordergrund stehenden völligen Erschöpfung und Ermüdung sehr ähnlich, obwohl sie unterschiedliche Auslösefaktoren haben. Ihre Leitsymptome sind die folgenden (vgl. Fukuda u. a. 1994):

- Müdigkeit und Erschöpfung
- Schlafstörungen und fehlende Erholung im Schlaf
- Merkfähigkeit- und Konzentrationsstörungen
- Angst/Panik, den Anforderungen nicht mehr gewachsen zu sein
- Stimmungsschwankungen, Depressionen, Sorgen
- Sozialer Rückzug
- Ablenkung durch Rauchen oder Essen oder Alkohol oder Internet
- Chronische aktive oder wiederkehrende Infekte
- Chronische Schmerzen an Muskeln und Gelenken
- Körperliche Beschwerden: Rückenschmerzen, Verspannungen, Verdauungsprobleme, Magenschmerzen, Sodbrennen, Herz-Kreislauf-Probleme
- Kopf-Genick-Unfälle mit Kopf-Nacken-Schmerzen und Schwindel
- Unterzuckerung mit Heißhungerattacken
- Störungen des Hormonhaushalts

Während das chronische Müdigkeitssyndrom relativ abrupt durch kurzfristig einwirkende Stressoren ausgelöst werden kann (vgl. Royal Colleges of Physicians PaGP 1997), entsteht das Burn-out-Syndrom in langjähriger Entwicklung vor allem durch eine Überforderung des Einzelnen vor dem Hintergrund spezifischer Persönlichkeitsmerkmale. (Skapinakis u. a. 2004) Den Boden dafür bietet eine Gesellschaft, in der die Hälfte der Beschäftigten unter permanentem Zeit- und Leistungsdruck steht, viele davon sogar an der Grenze ihrer Leistungsfähigkeit. Das chronische Müdigkeits-Syndrom ist mittlerweile als Krankheit bestätigt, doch das Burn-out-Syndrom gilt im ICD-10 (= Internationale statistische Klassifikation der Krankheiten und verwandter Gesundheitsprobleme) immer noch als Problem der Lebensbewältigung und wird nicht als Krankheit anerkannt. (AWMF-Register 2011)

Viele sehen Burn-out als Modekrankheit, die mittlerweile jeder für sich in Anspruch nimmt, der stressige Phasen zu überstehen hat. Immerhin gilt Burn-out in gewisser Weise als „gehobener Defekt", denn wer ausgebrannt ist, muss zuvor mit Ehrgeiz, Idealismus und Perfektionismus in Flammen gestanden haben. Dabei handelt es sich um eine schwerwiegende chronische Erkrankung, die seit Jahren von der Medizin unterschätzt wird.

Es ist tatsächlich nicht einfach, eine Krankheit zu verstehen, die sich chronisch-schleichend entwickelt und so viele unterschiedliche Ausprägungen zeigen kann. Erste Symptome werden von den Betroffenen lange Zeit nicht wahrgenommen oder sogar verdrängt, Erschöpfung wird ignoriert oder heruntergespielt. Es ist ein sehr komplexes und facettenreiches Leidensbild, das die gesamten eigenen Kraftreserven aufbraucht, bis nichts mehr geht, bis es zu einer totalen Erschöpfung auf körperlicher Ebene mit gleichzeitig bestehenden psychischen Problemen kommt. (AWMF-Register 2011)

Gefährdet sind Menschen, die mit hohem Engagement ihre Aufgaben bewältigen, denen aber Erfolg und Anerkennung auf längere Zeit hin versagt bleiben. Oder Menschen in sozialen Berufen wie Krankenschwestern, Altenpfleger, Ärzte, Lehrer, Seelsorger und pflegende Angehörige, die sich für andere über Jahre hinweg aufopfern. Auch Schüler, Hausfrauen, Arbeitslose oder Rentner können betroffen sein. Auffällig ist, dass immer mehr Jugendliche an Erschöpfungssymptomen leiden. Junge Menschen im allerbesten Alter leben – statt sich des blühenden Lebens zu erfreuen – immer eingeschränkter, schaffen durch den andauernden Stress in der Schule und im Studium ihre Alltagsaufgaben nicht mehr, werden mutlos, bekommen depressive Züge und die Freunde distanzieren sich. Falsche, stark kohlenhydratlastige Ernährung, ihre Pubertät, mangelnde Anerkennung, Konkurrenzdenken, Mobbing und private Probleme führen zusätzlich zu Müdigkeit, Leistungsabfall und Gereiztheit, bis irgendwann Seele und Körper streiken und nichts mehr geht. Gefährdet sind aber auch Menschen mit immer wiederkehrenden oder chronischen Infekten, Gift- oder Kopf-Genick-Gelenks-Belastungen, autoaggressiven Erkrankungen (wie Rheuma) oder Tumorerkrankungen. (AWMF-Register 2011)

H. Freudenberger definiert Burn-out als Energieverschleiß, als Erschöpfung aufgrund von Überforderung, die von innen oder von außen – durch Familie, Arbeit, Freunde, Liebhaber, Wertesysteme oder die Gesellschaft – kommen kann und einer Person Energie, Bewältigungsmechanismen und innere Kraft raubt. Burn-out ist ein Gefühlszustand, der begleitet ist von übermäßigem Stress und der schließlich persönliche Motivationen, Einstellungen und Verhalten beeinträchtigt. (Freudenberger 1994, S. 24) Warum lässt ein gesunder Körper das zu? Weil überschießende Stresshormone zu Fehlfunktionen in den Energiekraftwerken der Zellen, den Mitochondrien, führen, wie wir später noch ausführen werden.

Die neuesten Ergebnisse aus der Hirnstressforschung und der mitochondrialen Medizin (Natelson u. a. 2005) geben Aufschluss darüber, dass Burn-out und chronisches Müdigkeitssyndrom ernst zu nehmende,

chronische Erkrankungen des Körpers sind, die die „neuro-endo-krino-immuno-molekulare Achse" in uns erheblich verändern. Zur Erklärung:
- neuro = das Gehirn und seinen Stoffwechsel betreffend
- endokrino = den Hormonstoffwechsel betreffend
- immuno = das Immunsystem betreffend
- molekular = die Zellen und Mitochondrien betreffend

Diese Achse kann durch externe Faktoren beeinflusst werden:
- Dauerhafter psychischer Stress und körperliche Überlastung
- Umweltgifte (Metalle, Pestizide, Lösungsmittel)
- Chemische Zusatzstoffe in Lebensmitteln
- Künstliche Strahlung (insbesondere Funkstrahlung)
- Entzündliche Belastung durch Viren, Pilze oder Bakterien
- Falsche Ernährung (Fastfood mit hohem Kohlehydratanteil)
- Körperliche Überlastung (Leistungssport)
- Verletzungen und Instabilitäten im Kopf-Genick-Gelenk

Warum unser Lebensstil uns fertigmacht

Chronische Müdigkeit und Erschöpfung gilt derzeit als eine Zivilisationskrankheit, die wir als negatives Resultat der modernen Lebensformen vor allem in den westlichen Industrienationen auffassen. Unsere Umwelt und unser „Lifestyle" haben sich drastisch verändert: Terminstress im Privaten wie im Beruf; Ernährung ist Nebensache, nur noch Fastfood – keine gesunde Ernährung mehr; Vorrang für Medienkonsum und soziale Medien, in der Freizeit lieber „chillen" (entspannen, faul sein) – keine Bewegung, kein Sport; Leben in Ballungsgebieten mit massiver Umweltbelastung durch Toxine und Strahlungen (Smartphone, WLAN etc.). Die Hauptklage solcher Menschen: chronische Erschöpfung. Diese fundamental veränderte Lebensweise bedeutet extremen Stress für den Organismus.

Viele Patienten haben uns ihre Belastungen geschildert – wir könnten die gravierenden Probleme selbst nicht besser darstellen:

„Ich erlebte **massive Konkurrenz** in Unternehmen, **beschleunigte Arbeitsabläufe** und **permanente Veränderungsprozesse** waren die Regel in meinem beruflichen Leben: Das überforderte mich und meine Mitarbeiter gleichermaßen und setzte uns immens unter Stress."

Dieser Stress führte zu einer permanenten Ausschüttung aller Stresshormone. Welche Auswirkungen das auf unsere Zellen hat, lesen Sie im nächsten Kapitel.

✳

„**Wachsende schulische und später auch berufliche Belastung sowie permanenter Freizeitstress** waren meine täglichen Begleiter."

Viele sind heute der Meinung, dass Stress „in" sei, denn alle haben ständig ihre Zeit verplant und werden an ihren Leistungen gemessen. In der Freizeit wird auf dem gleichen Level weitergemacht wie im Job, ein Termin hetzt den anderen, jede Minute ist verplant.

„So konnte ich nicht mehr abschalten oder mich erholen. Auch bei meiner Schwester (6 Jahre) erlebte ich immer mehr Freizeitstress, unter dem sie zu leiden begann. Sie lernte bereits im Kindergarten Fremdsprachen, ging in ihrer Freizeit Hobbys nach, lernte verschiedene Musikinstrumente oder machte täglich Sport. Ihr Leistungspensum in der Schule stieg, nach den Hausaufgaben stand sie unter Zeitdruck, da jede freie Minute ausgefüllt sein musste. Zeit für Erholung und Entspannung hatte sie genauso wenig wie ich."

Auch hier erlebten beide eine Dauerausschüttung ihrer Stresshormone.

✳

„Ich war ein intensiver Nutzer aller möglichen mobilen Kommunikationsmittel wie Smartphone, IPad etc. Ich war ständig künstlicher Strahlung (insbesondere Funkstrahlung) ausgesetzt und massiv reizüberflutet. Ich ging mit dem Smartphone ins Bett und stand mit ihm auch wieder auf. Nachts konnte ich nicht schlafen und tagsüber fühlte ich mich andauernd gestresst und müde."

Wir erfahren heute eine **extreme Zunahme künstlicher Strahlung** (insbesondere Funkstrahlung) und **Reizüberflutung** durch exzessive Nutzung moderner Kommunikationsmedien. Niemals zuvor waren wir so starker künstlicher Strahlung ausgesetzt wie heute: Wir stecken in einem immer dichter werdenden Netz elektromagnetischer Schwingungen und elektrischer sowie magnetischer Felder und Wellen. Immer mehr Ärzte und Wissenschaftler weisen auf den Zusammenhang zwischen immunologischer Überforderung und Elektrosmog hin. Insbesondere die elektromagnetischen Felder von Bahnstrom, Trafostationen, Hochspannungsleitungen und manchen elektrischen Geräten oder die dauerhaft strahlenden Funktechniken im Haus wie WLAN und DECT-Schnurlostelefone sind es, die das Immunsystem belasten und zusätzlichen Stress – Dauerstress – bedeuten. Regeneration durch einen ruhigen Schlaf wird immer weniger möglich. Auch hier entstehen negative Auswirkungen auf die Ausschüttung der Stresshormone und damit auf die Zellen.

„Nach der Lektüre Ihrer Informationsbroschüre habe ich einmal auf meine Lebensmittel geachtet: Ich bin erschrocken, wie viele **Chemikalien in der Nahrungskette** enthalten sind. Ich habe mich daraufhin komplett auf frische, biologisch wertvolle Produkte umgestellt und erlebte schnell einen Anstieg meiner Energie."

Mit jedem Glied der Nahrungskette nimmt die Konzentration der Chemikalien zu. Damit haben die Lebewesen am Ende der Nahrungskette immer die schlechtesten Karten: Die Kuh frisst gespritztes Gras, wir essen das Fleisch der Kuh oder trinken ihre Milch. Die Meere sind mit Chemikalien belastet, das von Plankton aufgenommen wird – Wirbellose fressen das Plankton – kleine Fische fressen die Wirbellosen – große Fische fressen kleine Fische – wir essen die großen Fische. Die größten und fettesten Fische wie Thunfisch und Schwertfisch haben daher den höchsten Gehalt an Quecksilber, polychlorierten Biphenylen (PCB) und anderen Dioxinen. Täglich nehmen wir so Chemikalien auf, die sich in den Tieren angesammelt haben.

„Ich habe auf Ihren Rat hin einmal die Zutatenliste meiner Lebensmittel gelesen. Ich bin entsetzt, wie viele **chemische Zusatzstoffe** ich zu mir nehme: Geschmacksverstärker, Aromastoffe, Farb- und Konservierungsstoffe, Gelier- und Verdickungsmittel, Emulgatoren, Trenn- und Süßungsmittel sowie Zuckerersatzstoffe."

Mehr als 300 chemische Zusatzstoffe für Lebensmittel sind in der EU zugelassen und werden in der Lebensmittelindustrie ständig verwendet, um die Produkte haltbarer, schmackhafter, cremiger oder farbiger zu machen. Bei fast der Hälfte raten Verbraucherschützer vom häufigen Verzehr ab, andere halten sie grundsätzlich für bedenklich – darunter auch Farbstoffe in Süßigkeiten für Kinder.

✳

„Sind **Gifte in Alltags- und Wohnraumchemikalien** für mich gefährlich und ursächlich für meine Müdigkeit?"

Unser modernes Leben ist geprägt von einer Masse an toxischen Chemikalien, mit denen wir ständig in Kontakt kommen. Egal, ob Plastikflaschen, Deos oder Shampoos, Kosmetik, Kleidung, Putz- und Waschmittel, sie alle können gesundheitsschädliche Chemikalien (Bisphenole, Aluminium, Tenside etc.) enthalten, die uns allmählich vergiften. Auch Möbel können krank machen. Viele Menschen reagieren auf die jahrelangen Ausdünstungen von Teppichen, Polstergarnituren oder Lacken, Fußbodenbelägen (Formaldehyde) und Baumaterialien. Typische erste Symptome einer Vergiftung sind Kopfschmerzen, Konzentrationsprobleme und Müdigkeit.

✳

„Ich lebe in einer Stadt, in der sehr häufig Smog herrscht und wo in langen Smogphasen die **Luft hochgradig belastet** ist, sodass ich massive Luftnot bekomme und dann für Tage extrem müde bin."

Nach dem jüngsten Report der Europäischen Umweltagentur (EEA) leiden mehr als 95 % aller Stadtbewohner in der EU zumindest zeitweise unter zu hoher Luftverschmutzung. Nach dem Report ist sie die Ursache für 458 000 Todesfälle pro Jahr. (EEA 2014) Die belastete Luft macht uns nicht nur müde, sondern kann auch der Grund für chronische Lungenerkrankungen sein.

✳

„Ich habe wenig auf meine Ernährung geachtet: Sandwiches, Hamburger, Döner, Pizza, Pommes frites und Co. waren stets auf meinem Speiseplan. Ein bis zwei Stunden nach dem Essen erlebte ich immer einen drastischen Energieverlust mit einer erheblichen Müdigkeit. Ich konnte mich nicht mehr konzentrieren, schlief manchmal sogar am Arbeitsplatz ein, hatte massive Blähungen und wurde immer dicker. Nachts wurde ich mehrfach wach und schwitzte stark. Seitdem ich mich nach der modifizierten LOGI-Kost ernähre, sind alle diese Probleme Vergangenheit."

Die **Ernährung ist heute bei vielen auf Fastfood beschränkt**. Das Angebot ist groß, Fastfood ist an jeder Ecke billig und schnell zu bekommen. Und das trägt dazu bei, dass viele Menschen im Alltagsstress häufig in Schnellrestaurants essen. Die zu vielen Kohlehydrate, gesättigten Fette und dadurch zu vielen Kalorien und Vitalstoffverluste machen Fastfood allerdings zu einem sehr ungesunden und gefährlichen Vergnügen. Abgesehen davon, dass der Bauchumfang wächst, machen sich Müdigkeit und Antriebslosigkeit breit, da der Organismus mit der Verwertung der Nahrung lange beschäftigt ist, ohne dass er aus ihr genügend Energie erhält, um sich wach und fit zu halten.

✶

„Ich habe eine Blutbestimmung meiner Vitamine und Spurenelemente durchführen lassen und war erstaunt: Obwohl ich meinte, mich immer gesund zu ernähren, und obwohl viel Obst und Gemüse auf meinem Speiseplan stand, hatte ich Mangel an Vitamin D, Vitamin B_1-B_2-B_{12}, Folsäure, Q10, Kupfer und Selen! Seitdem ich diese Defizite ausgleiche, habe ich keine Schlafstörungen und keine Müdigkeit mehr, wache morgens mit viel Energie auf und kann mein tägliches Arbeitspensum problemlos erfüllen und habe noch genügend Kraft für meinen abendlichen Sport, genial!"

Nähr- und Vitalstoff-Mangelzustände (Vitamine, Mineralien, Spurenelemente) sind heute die Regel. Auch wenn man sich vermeintlich gesund ernährt – die Qualität unserer Lebensmittel hat extrem nachgelassen. Niemals zuvor waren die Nährstoffverluste der Nahrung durch ausgelaugte Böden und Überdüngung, durch lange Transportwege, lange Lagerzeiten, Konservierung und unsachgemäße Zubereitung so groß wie heute.

Vom Stress zur Multisystemerkrankung

Wenn man an Stress denkt, ist damit meistens ein negatives Gefühl verbunden. Stress kann aber durchaus auch positiv sein, nämlich dann, wenn er uns fordert, den Organismus beansprucht, aber ihm nicht schadet. Positiver Stress (Eustress) erhöht die Aufmerksamkeit, motiviert und steigert Leistungsfähigkeit und Produktivität – wenn Aufgaben erfolgreich gelöst werden; wenn man zum Beispiel an einem Projekt maßgeblich mitarbeitet und bis zum Fertigstellungstermin unter Zeitdruck steht, aber sicher ist, dass das Endergebnis ein Erfolg wird.

Stress wird erst dann als negativ empfunden, wenn er häufig oder dauerhaft auftritt und körperlich oder psychisch nicht kompensiert

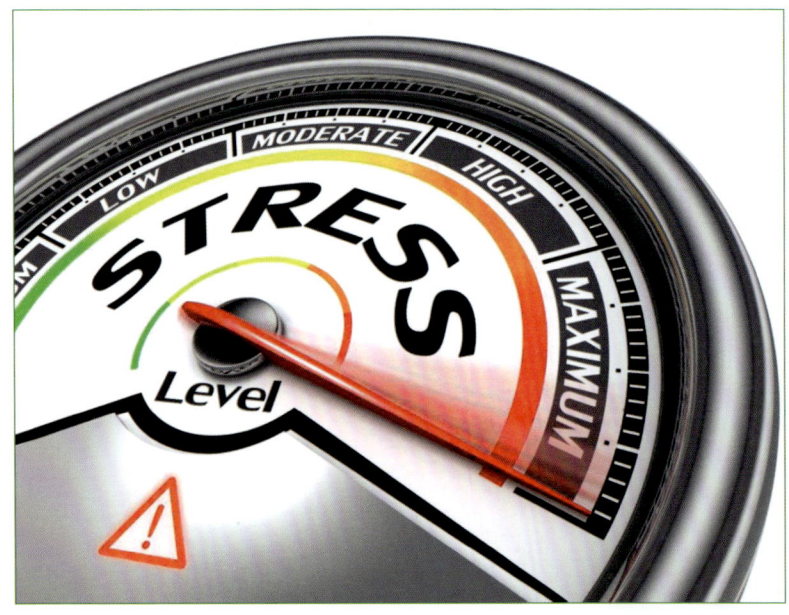

werden kann. In diesem Fall wird die Situation als bedrohlich oder unangenehm gewertet; es dominiert das Gefühl, der Aufgabe nicht gewachsen zu sein. Negativer Stress (Disstress) schadet schließlich dem Organismus – wenn man beispielsweise einmal wieder dermaßen unter Zeitdruck steht, dass man sich Arbeit am Wochenende mit nach Hause nehmen muss, weil man sie sonst nicht schafft. Diese Arbeit ist unbefriedigend, muss aber erledigt werden. Dazu kommt, dass man sich nicht um die Familie kümmern kann und ein schlechtes Gewissen hat. Und man zweifelt an sich selbst: „Bin ich vielleicht zu langsam, dass ich die Arbeit nicht in der Firma schaffe? Bin ich nicht gut genug?"

Psychischer Stress ist rein subjektiv, dabei kommt es auf die *Einschätzung* des Einzelnen an. Eine Anforderung wird in Sekundenbruchteilen analysiert und aufgrund der persönlichen Erfahrungen bewertet. Da kann die gleiche Anforderung für den einen eine motivierende Herausforderung – positiver Stress – sein, für den anderen jedoch eine schier unlösbare Aufgabe, die kaum zu bewältigen ist – negativer Stress.

Neben psychischen Stressoren wie Über- oder auch Unterforderung, Ängste und Konflikte gibt es auch eine Menge *externe* Stressoren, die auf unseren Körper einwirken. Dies sind Nebenwirkungen unseres modernen „Lifestyles", etwa Belastungen durch Chemikalien in der Nahrung, Umwelt- und Alltagsgifte, Elektrosmog, Fehlernährung, chronische Infekte, Traumen und Hormonstörungen. (Mutter 2009)

Wir werden im Folgenden aufzeigen, dass jeder Stress, sei es psychischer oder externer Stress (Umwelt), körperlich messbare Auswirkungen auf uns hat und dass Stress auf dem Weg über die Schädigung der mitochondrialen Funktion die Ursache für völlige Erschöpfung und für die Entstehung von Multisystemerkrankungen ist.

Was bei Stress im Körper abläuft

Gehirn:
Sobald das Gehirn Stress erkennt, wird der Körper (wie in Urzeiten) in Alarmbereitschaft versetzt. Für die Steinzeitmenschen war Stress mit akuter Gefahr verbunden und es war überlebensnotwendig, dass der Körper automatisch reagierte, um blitzschnell fliehen oder kämpfen zu können. Auch wenn Stress heute in der Regel nicht mehr mit akuter Gefahr verbunden ist, läuft diese vererbte Reaktion immer noch nach dem gleichen Schema ab. Das Gehirn steuert die Ausschüttung der Stresshormone, wodurch in Sekundenbruchteilen zusätzliche Energie zur Verfügung steht. Wahrnehmen und Denken werden durch Ausschüttung von Adrenalin und Noradrenalin auf das reduziert, was in dieser Situation wichtig ist; durch die Ausschüttung von Serotonin und Dopamin werden die Koordination gesteigert und das Schmerzempfinden gesenkt.

Stoffwechsel:
Die Stresshormone versetzen den Körper in Alarmbereitschaft. Puls und Blutdruck steigen, die Atemfrequenz erhöht sich, die Bronchien weiten sich, die Sinne werden geschärft. Gleichzeitig werden Systeme, die nicht unmittelbar benötigt werden, gehemmt (etwa Verdauung, Sexualtrieb).

Immunsystem:
Bei akutem Stress wird das Immunsystem verstärkt aktiviert, das heißt, der Körper bereitet sich darauf vor, mögliche Wunden oder andere körperliche Schäden schnell zu beseitigen. Die Zahl der weißen Blutkörperchen und der natürlichen Killerzellen steigt und die Blutgerinnung wird verbessert.

Muskulatur:
Die Blutgefäße in den Muskeln weiten sich. Die Muskeln werden in Spannung versetzt und vermehrt durchblutet damit sie schnell, kraftvoll und koordiniert reagieren können.
    Diese vererbte Reaktion ist für den modernen Menschen allerdings ein Problem. In der Urzeit waren die Stresszustände in der Regel kurz (Flucht oder Kampf), man bekämpfte Stress mit Muskelkraft und *verbrauchte* dabei Energie. Der moderne Stress ist jedoch *nicht* nach kurzer Zeit wieder vorbei, er dauert lange und wiederholt sich häufig in

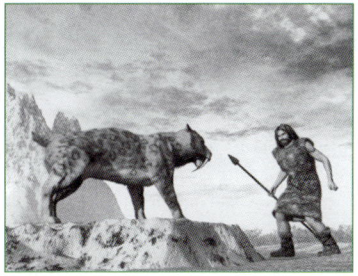
„Steinzeit-Stress"

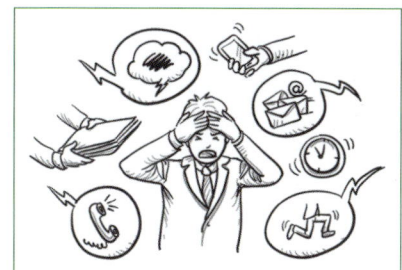
„Neuzeit-Stress"

kurzen Zeitabständen. Außerdem wird Stress nur noch selten mit Muskelkraft bekämpft.

Darauf ist unser System der Stressbewältigung nicht eingerichtet. Mit der zur Stressbewältigung mobilisierten Energie kann der Körper nichts anfangen. Im besten Falle verpufft sie, aber oft verstärkt sie die Unruhe und die Nervosität, denn im Zustand der dauerhaften „Überspannung" verliert der Körper die Fähigkeit zur natürlichen Regeneration, da er ununterbrochen damit beschäftigt ist, den Stress zu bewältigen. (Schulz u. Gold 2006)

Dauerstress (das heißt: ständig erhöhtes Cortisol) schwächt das Immunsystem, damit haben Viren und andere Erreger leichtes Spiel und der Körper ist besonders anfällig für Erkältungen und andere Erkrankungen. (Schulz u. Gold 2006)

Das natürliche Zusammenspiel von Stresshormonen und Neurotransmittern

Stresshormone (= Botenstoffe, die Anpassungsreaktionen des Körpers bei Stress auslösen) und Neurotransmitter (= Botenstoffe, die Informationen an Nervenzellen übertragen) setzen die Energiereserven des Körpers als Vorbereitung auf eine bevorstehende Flucht oder einen Kampf frei – beides sind unmittelbare Reaktionen auf eine Stresssituation.

Die Aktivierung verschiedener Körperfunktionen wird durch anregend wirkende Hormone wie Cortisol und Adrenalin sowie Neurotransmitter wie Noradrenalin und Glutamat veranlasst. Anregend bedeutet, dass unser Organismus auf Gefahren, Anspannung, Bedrohung sowohl psychisch wie auch körperlich antwortet. So wird zum

Beispiel mehr Energie bereitgestellt. Gleichzeitig wird auch die Bildung und Ausschüttung der Gegenspieler (Serotonin, DHEA) veranlasst, um die Stressreaktionen wieder dämpfen zu können. Alle diese Substanzen wirken eng zusammen und sind bei einem gesunden Menschen in einem harmonischen Gleichgewicht. (Marc 2011)

Die wichtigsten anregenden Hormone und Neurotransmitter sind Cortisol, Adrenalin, Noradrenalin und Dopamin; die wichtigsten dämpfenden sind Serotonin und DHEA (vgl. Marc 2011):

- **Cortisol:** wird in der Nebennierenrinde gebildet und ist ein den Stoffwechsel aktivierendes und Körperstress abbauendes Hormon. Die Stoffwechselaktivierung erfolgt, um in plötzlichen Stresssituationen Energiereserven zu mobilisieren. Einerseits wird über die Glukoneogenese (Neubildung von Zucker) der Blutzuckerspiegel erhöht und andererseits werden über die Förderung der Lipolyse (Fettabbau) der Anteil der Triglyceride (primäre Energielieferanten für Fett- und Muskelzellen) im Blut gesteigert und der Abbau von Proteinen aus der Muskulatur stimuliert. Unter dem Einfluss von Cortisol steigen Motivation und Antrieb, die Körpertemperatur steigt ebenfalls. Schmerzreaktionen, Entzündungen und Immunreaktionen allgemein werden gehemmt.

- **Adrenalin:** wird im Nebennierenmark gebildet und bei Stress ausgeschüttet. Mit Adrenalin wird unser System kurzfristig in erhöhte Leistungsbereitschaft „hochgefahren". Alarm und Gefahr werden signalisiert, Energie wird bereitgestellt (aus Glukoneogenese und Lipolyse). Der Blutdruck, die Herz- und die Atemfrequenz steigen, Konzentration und Aufmerksamkeit sind sofort erhöht. Zur Produktion des Adrenalins benötigt der Körper die Aminosäuren Phenylalanin und Tyrosin, das aktive Vitamin B_6 und Vitamin C sowie das Spurenelement Magnesium.

- **Noradrenalin:** ist das Vorstufenhormon von Adrenalin und ebenfalls ein wichtiger aktivierender Botenstoff des Zentralnervensystems, der die mentale, physische und psychische Anpassung an Stress und Gefahr steuert. Gleichzeitig wird der Blutdruck gesteigert. Noradrenalin hat den gleichen Syntheseweg wie Adrenalin (Phenylalanin, Tyrosin, Vitamin B_6, Vitamin C, Magnesium).

- **Dopamin:** wird als „Kraftstoff des Gehirns" bezeichnet und ist maßgeblich zuständig für die Koordination unserer Antwort auf

Stress. Dopamin ist wichtig für Koordination und Motorik, Konzentration, geistige Wachheit und Motivation. Auch für die Synthese von Dopamin benötigt der Körper Phenylalanin, Tyrosin, Vitamin B_6, Vitamin C und Magnesium.

- **Serotonin:** ist wichtig für den Gefühlshaushalt und die gute Laune, es ist also ein stark stimmungsaufhellender Botenstoff. Serotonin ist auch als „Glückshormon" bekannt, es wird in den Gehirnzellen synthetisiert. Serotonin wirkt entspannend, schlaffördernd, motivierend und antidepressiv. Der Körper benötigt zur Synthese die Aminosäure Tryptophan, das aktive Vitamin B_6, Vitamin C und das Spurenelement Magnesium.

- **DHEA:** wird in der Nebennierenrinde gebildet und ist ein „Anti-Stress-Hormon", da es als direkter Gegenspieler von Cortisol gilt. Es ist außerdem die Vorstufe der männlichen und weiblichen Sexualhormone. DHEA nimmt im Laufe des Alterungsprozesses kontinuierlich ab, weshalb es bei sinkenden oder erniedrigten Werten für degenerative Prozesse im Körper verantwortlich gemacht wird. DHEA wird, wie Cortisol, aus dem Mutterhormon Pregnenolon gebildet. Dieses Hormon kann jede Zelle in ihrem Kraftwerk – dem Mitochondrium – produzieren.

Wie chronischer Stress auf die Hormone wirkt

Schauen wir uns nun an, was bei akutem und chronischem Stress auf hormoneller Ebene geschieht. Die Vermittlung der Stressreaktionen vollzieht sich innerhalb eines umfangreichen, komplexen Netzwerkes aus Hormonen und Neurotransmittern. Zunächst betrachten wir die Abläufe der neuro-endokrinen Stressachse **bei akutem, kurzfristigem Stress** und versuchen, das Ganze sehr vereinfacht und anschaulich darzustellen:

1. Der Hypothalamus ist eine Art Schaltzentrale im Gehirn, die sämtliche Informationen vom Körper empfängt und interpretiert. Solange alles funktioniert, mischt sich diese Zentrale gar nicht ein. Sollte im Körper aber etwas nicht richtig funktionieren, gibt der Hypothalamus sofort Alarm und sendet Befehle aus.

2. Akuter körperlicher Stress (wie Umweltgifte, Viren, Bakterien, Traumata) oder auch psychischer Stress versetzen den Hypothalamus

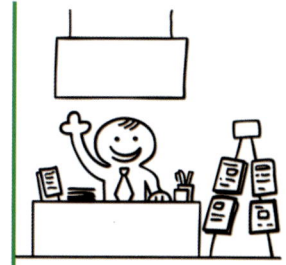

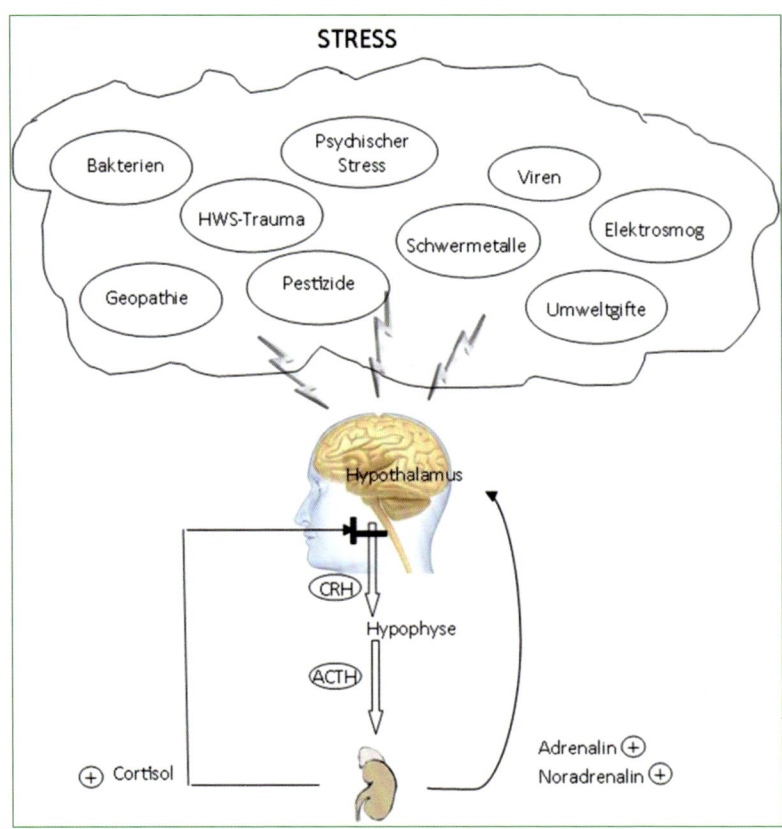

Die neuro-endokrine Stressachse – Akutphase

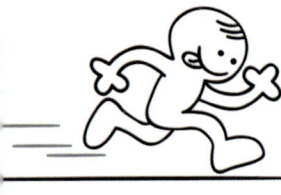

sofort in Alarmzustand. Daraufhin gibt er einen „Befehl" an die Hypophyse (Hirnanhangdrüse), die Sache wieder in Ordnung zu bringen. Das macht er, indem er das Peptidhormon CRH (Corticotropin-Releasing-Hormon) als „Boten" auf den Weg schickt.

3. Dieser Bote CRH gelangt zur Hypophyse, die den Befehl umsetzt, indem sie ebenfalls einen Boten auf den Weg schickt, um den Nebennieren den Befehl zur Gegenregulation zu geben. Dieser zweite Bote ist das Hormon ACTH (Adrenocorticotropes Hormon).

4. ACTH regt die Nebennierenrinden dazu an, Cortisol auszuschütten, das den Körper für diese außergewöhnliche Situation gut vorbereitet. Der Organismus wird durch Cortisol in den für Stress typischen Alarmzustand versetzt. Gleichzeitig werden aus der Ne-

bennierenrinde die Stresshormone Adrenalin und Noradrenalin ausgeschüttet. Diese Hormone aktivieren das Herz-Kreislauf-System (Pulsbeschleunigung, hoher Blutdruck, schnelle Atemfrequenz) und machen uns hellwach und damit stressfähig. (Gerra 2001)

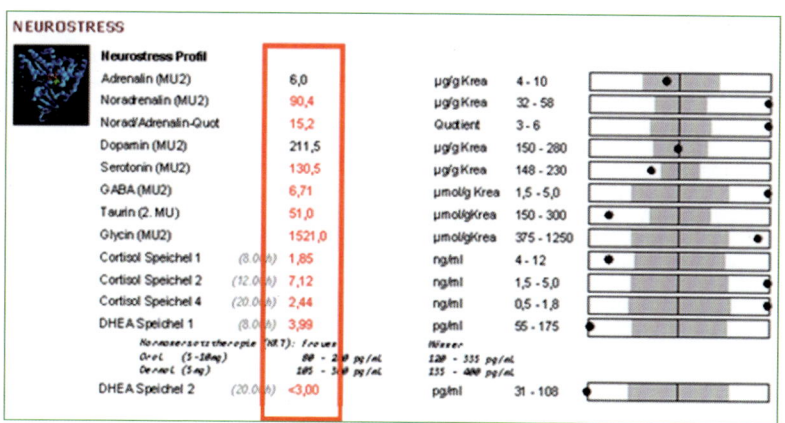

Fallbeispiel:
62-jährige Patientin mit einer akuten Stressreaktion

Die Stressreaktion ist im Neurostress-Test nachweisbar. (Neurostress-Test: siehe Abbildung oben) Das Stresshormon Noradrenalin ist erhöht; das ist für hohen Puls, innere Unruhe und ansteigenden Blutdruck verantwortlich. Der Neurotransmitter Serotonin ist erniedrigt, was zu depressiver Verstimmung führt. Serotonin als Vorläufer des Schlafhormons Melatonin verursacht zusammen mit dem abendlich erhöhten Cortisol massive Schlafstörungen. Das bereits ab mittags bis in die Nacht dauerhaft erhöhte Cortisol verstärkt die durch Noradrenalin bedingte innere Unruhe und den erhöhten Blutdruck. Ungünstig ist das ganztägige Fehlen des Anti-Stress-Hormons DHEA; dadurch kann der Stress nicht mehr reguliert werden.

Akuter Stress → hohe Ausschüttung von Adrenalin und/oder Noradrenalin sowie Cortisol: Der Organismus wird in Alarmbereitschaft versetzt.

Wenn die akute Stresssituation vorbei ist, ist eine schnelle Rückregulation der neuro-endokrinen Stressachse erforderlich, damit der Normalzustand schnell wieder hergestellt werden kann. Dies geschieht über eine negative Rückkopplung, das heißt, der durch die Stresseinwirkung erhöhte Cortisolspiegel dämpft gleichzeitig die Ausschüttung der Botenstoffe CRH und ACTH. Damit wird auch die weitere Produktion von Cortisol in den Nebennieren unterdrückt und somit wieder normalisiert.

Einfach ausgedrückt: Die Schaltzentrale im Gehirn, der Hypothalamus, erhält über den erhöhten Cortisolspiegel die Rückmeldung, dass seine Befehle ausgeführt wurden und die Situation unter Kontrolle ist. Daraufhin stellt er das Aussenden von Botenhormonen (CRH) an die Hypophyse ein, die daraufhin ihrerseits keine Boten mehr an die Nebennieren weiterleitet (ACTH). In der Folge wird dann auch kein weiteres Cortisol mehr von den Nebennieren erzeugt. Diese eingebaute „Stressbremse" bewirkt, dass wir nach Beendigung der Stress auslösenden Stimuli wieder zu Ruhe und Entspannung finden. (Gerra 2001) Der Stress ist reguliert und verarbeitet.

Was geschieht aber, wenn Stress *nicht* nach kurzer Zeit vorbei ist, sondern anhält? Betrachten wir die Abläufe der neuro-endokrinen Stressachse **in der chronischen Belastungsphase bei Dauerstress:**

Wenn die Anzahl, Dauer und Intensität der Stressoren die Kompensationskapazität der Stress-Regelkreise übersteigt, wird der Organismus in eine Art „Dauer-Alarmzustand" versetzt.

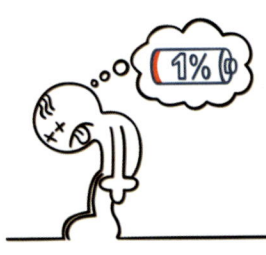

Die Stressachse bleibt durch den chronischen Stressstimulus ständig aktiv; das bewirkt Störungen des Systems und Dauerschäden. Außerdem ist es ein sich selbst verstärkender Prozess. Es genügen immer kleinere Reize, um eine Stressreaktion auszulösen und diese schließlich chronisch werden zu lassen. Es kommt zu inadäquaten Verlängerungen der überhöhten Hormonausschüttung von Cortisol, Adrenalin und Noradrenalin, was in gravierenden körperlichen Störungen enden kann.

Die natürliche „Stressbremse" versagt. Der Hypothalamus registriert zwar den erhöhten Cortisolspiegel, aber die negative Rückkopplung unterbleibt, sodass die überhöhte Cortisolausschüttung in den Nebennieren weiterhin forciert anstatt gedrosselt wird. Der ständig hohe Cortisolspiegel blockt schließlich die Adrenalin- und Noradrenalinproduktion, dadurch nimmt die Stressfähigkeit ab. Ebenso wird die Produktion der Sexualhormone (Progesteron, Testosteron, Östrogene)

Was bei Stress im Körper abläuft

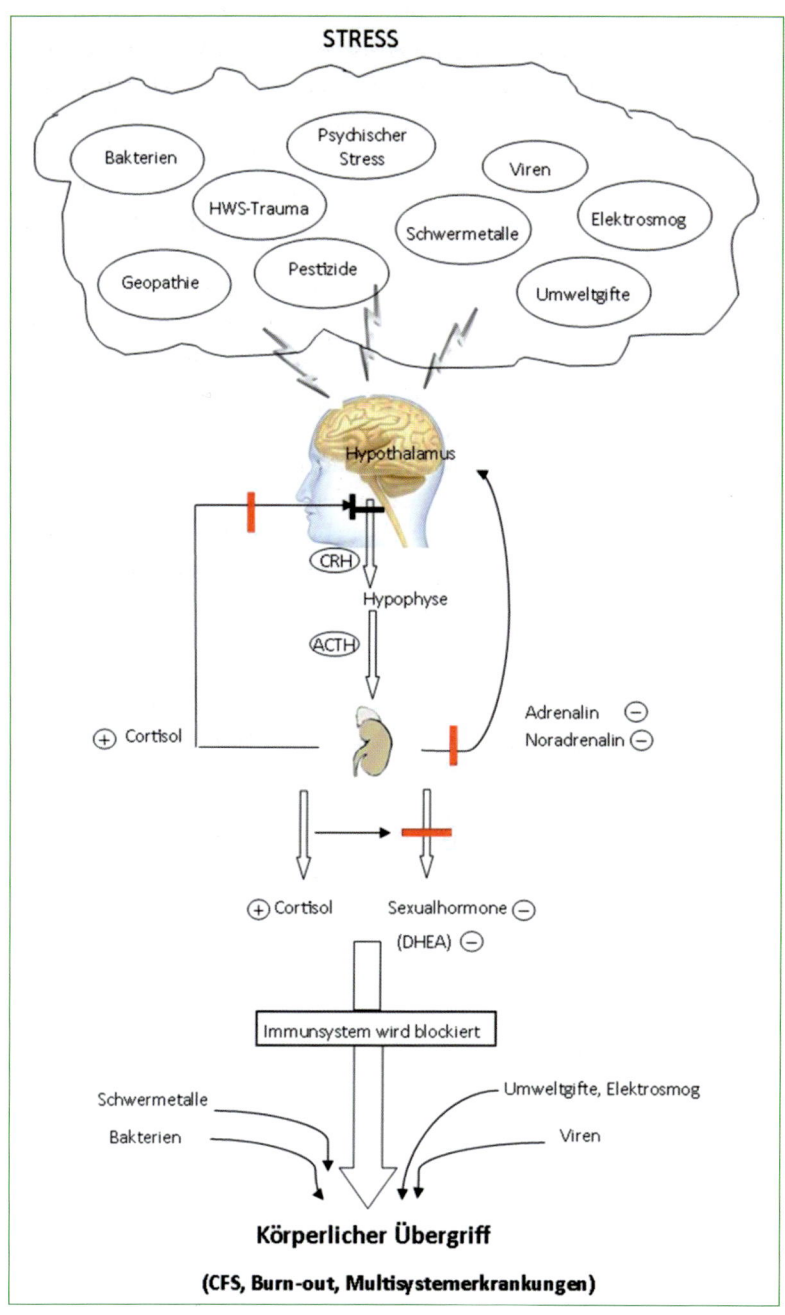

Neuro-endokrine Stressachse – chronische Belastungsphase („Körperlicher Übergriff" heißt, dass die chronischen Stressauslöser auf den Körper übergreifen.)

in der Nebennierenrinde durch das hohe Cortisol gebremst, es kommt zu Lustlosigkeit, Schlafstörungen und depressiven Verstimmungen. (Lang u. Borgwardt 2013)

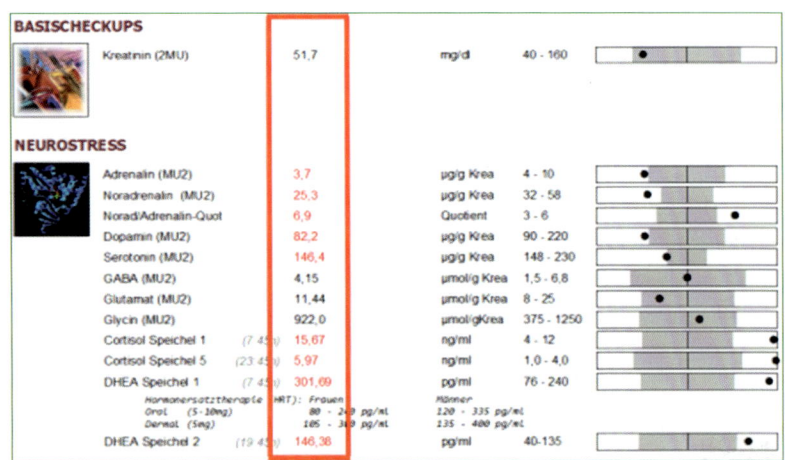

> **Fallbeispiel: 68-jähriger Patient**
> Chronischer körperlicher Stress (Parkinson-Syndrom) und seelischer Dauerstress, der im Neurostress-Test ersichtlich ist. Hier sind niedrige Werte für Adrenalin, Noradrenalin, Dopamin und Serotonin mit ganztägig erhöhtem Cortisol nachweisbar. Klassische Neurotransmitter-Konstellation einer schweren Depression. Niedriges Adrenalin und Noradrenalin sind für niedrigen Blutdruck und morgendliche Anlaufschwierigkeiten verantwortlich. Das niedrige Dopamin repräsentiert die Aktivität des Parkinson-Syndroms. Das niedrige Serotonin (Vorstufe für das Schlafhormon Melatonin) bewirkt Schlafstörungen und zusammen mit dem über Tag dauerhaft erhöhten Cortisol eine Depression.

Hält dieser Zustand bei jeglicher Form des Dauerstresses (physisch wie psychisch) weiter an, sind schließlich die Nebennieren nicht mehr in der Lage, sich zu erholen, und werden erschöpft. Es kommt damit auch zu einer hormonellen Erschöpfung. Der Cortisolspiegel fällt, die Stresshormone Adrenalin und Noradrenalin sowie die Sexualhormone und DHEA sind gleichfalls erniedrigt. (Malki 2014) Dieser Endzustand wird dann je nach weiteren körperlichen Symptomen als Burn-out oder chronisches Müdigkeitssyndrom bezeichnet. Sehr eindrücklich zeigt dies der Verlauf des Neurotransmitter-Tests bei Julia.

Fallbeispiel: Julia (36 Jahre alt)

Julia suchte mich schon ein Jahr zuvor als Fibromyalgie-Patientin auf und klagte zu diesem Zeitpunkt neben ihren generalisierten Muskeln- und Sehnenansatzschmerzen über Schlafstörungen, nächtliches Schwitzen und Schilddrüsen-Funktionsstörungen. Schon ein Jahr zuvor waren Adrenalin, Noradrenalin und Dopamin erniedrigt. Cortisol, Serotonin und DHEA waren zu diesem Zeitpunkt noch normal oder überaktiv. Meine damaligen Empfehlungen zur Ernährungsumstellung und Substitution der notwendigen Mikronährstoffe wurden von ihr leider noch nicht ernst genommen.

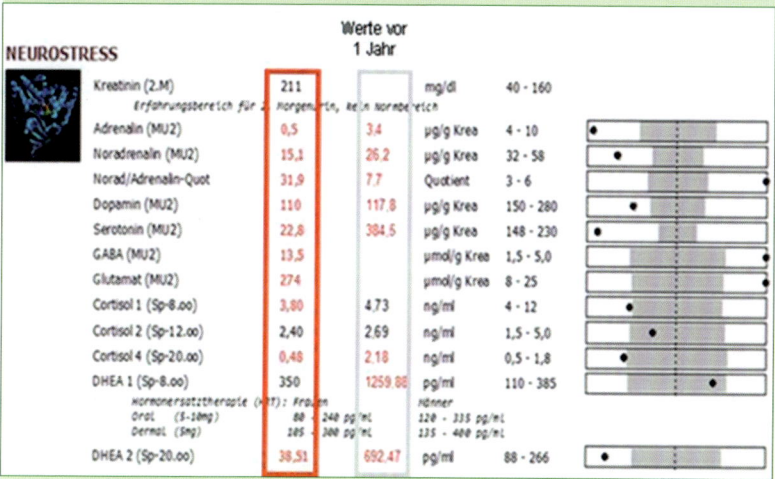

Nun, ein Jahr später, litt Julia an progressiven Muskelschmerzen und klagte zusätzlich über Ein- und Durchschlafstörungen, war konstant müde und erschöpft und entwickelte eine tiefe Depression. Ihr Mann, der Julia schon vor einem Jahr zu meiner Therapie geraten hatte, bestand auf einer erneuten Vorstellung bei mir. Nun zeigte der Neurostress-Test sehr deutlich, was unter Dauerstress passierte: Man sah sehr gut die hormonelle Erschöpfung. Alle Neurotransmitter und Hormone waren erniedrigt: Adrenalin, Noradrenalin, Dopamin, Serotonin, Cortisol und auch das abendliche DHEA.

> Da Julia neben ihrer Müdigkeit auch weitere Symptome beklagte (Muskelschmerzen, Schlafstörungen und Reizdarm-Symptome), spricht man in diesem Fall von einem chronischen Müdigkeitssyndrom. Wären lediglich Müdigkeit, Konzentrationsstörungen und/oder Schlafstörungen vorhanden, spräche man von Burn-out. Nun war Julia bereit, auf ihre Ernährung zu achten und die fehlenden Mikronährstoffe einzunehmen. Bereits nach 4 Wochen hatte Julia mehr Energie, die Schlafstörungen waren beseitigt und selbst die Muskelschmerzen waren um 30 % geringer. Sehr gefreut hat Julia der Gewichtsverlust von 6 Kilo in diesen 4 Wochen, der bei dieser Ernährungsumstellung (mittags maximal 30 % Kohlenhydrate, abends keinerlei Kohlenhydrate) immer zu beobachten ist.

Chronischer Stress → hormonelle Erschöpfung: Cortisol sowie Adrenalin, Noradrenalin, Serotonin und Dopamin sind erniedrigt.

Ab diesem Zeitpunkt der hormonellen Erschöpfung ist das Immunsystem durch die Cortisolerschöpfung blockiert und es kann jetzt durch Umweltgifte, Schwermetalle, Elektrosmog, Viren oder Bakterien zu einem körperlichen Übergriff kommen: Multisystemerkrankungen (Rheuma, Fibromyalgie, Alzheimer, Parkinson etc.) entstehen oder werden schlimmer. (Lang u. Borgwardt 2013)

Tatort Zelle

Die Medizin ist heute in verschiedene Fachgebiete aufgeteilt, die sich auf einzelne Organe spezialisieren. Dabei geht aber die Tatsache verloren, dass sich die Frage von Gesundheit und Krankheit auf der Ebene von Billionen Zellen entscheidet. In jeder Sekunde sterben circa 50 Millionen (!) Körperzellen ab – und etwa gleich viele werden wieder neu gebildet. Das erfordert exakt abgestimmte Mechanismen, denn wenn sich das Verhältnis zwischen Auf- und Abbau der Zellen über die Zeit hinweg auch nur um 1 % verschiebt, entstehen Probleme. Der Zustand der Zellen ist ungeheuer wichtig, denn er bestimmt letztlich unsere Gesundheit, Leistungsfähigkeit, Stimmung und das biologische Alter. Das bedeutet: **Ist die Zelle gesund, sind *wir* gesund.**

Die existenzielle Bedeutung der Mitochondrien

Damit unsere Zellen vital und fit sind, brauchen sie Energie und diese erhalten sie vorrangig aus den „Mitochondrien". Was zunächst klingt wie der Name eines Dinosauriers, scheint tatsächlich ein Erbe aus uralten Zeiten zu sein: Die Mitochondrien scheinen aus mikroskopisch kleinen Ur-Bakterien zu stammen, die ursprünglich autark lebten, sich aber vor Millionen Jahren in die Zellen der Lebewesen eingenistet und den Gastgeberzellen ihr Atmungssystem zur Verfügung gestellt haben. (Jogler 2014) Sie verfügen über eine eigene DNA und sie teilen sich alle 4 bis 5 Tage – genau wie Bakterien.

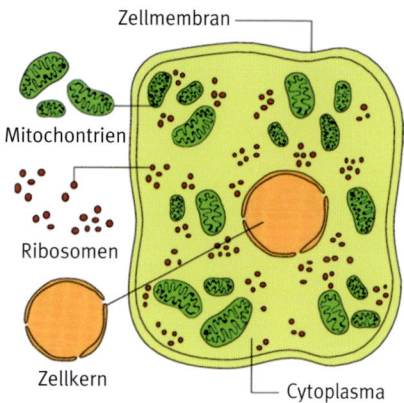

Die Mitochondrien sind – wie bereits erwähnt – die „Kraftwerke" der Zellen, da sie Energie in Form von ATP (Adenosintriphosphat) bereitstellen. Jede Zelle des Körpers enthält durchschnittlich 1500 dieser kleinen Kraftwerke; die Anzahl richtet sich nach den Aufgaben, die die jeweilige Zelle zu erfüllen hat. Besonders viele finden sich daher in Zellen mit hohem Energieverbrauch, zum Beispiel Muskelzellen (im Herzmuskel: bis zu 3000 pro Zelle), Nervenzellen (im Gehirn: bis zu 6000 pro Zelle) oder Eizellen.

Die wichtigste Aufgabe der Mitochondrien ist es, die in der Nahrung gespeicherte Energie mithilfe von Sauerstoff über die Atmung für alle elementaren Lebensprozesse nutzbar zu machen. Einfach ausgedrückt nutzen die Mitochondrien die Kalorien, die wir täglich essen und in Form von Körperfett mit uns herumtragen, kombinieren sie mit

Sauerstoff, den wir einatmen, und verwandeln diesen Mix in einen Supertreibstoff (ATP), der unsere Zellen mit Energie versorgt. Und das mit einer unglaublichen Leistung: Im Normalfall produziert der Körper so viele Kilogramm an ATP, wie wir wiegen!

Wie die Mitochondrien Energie erzeugen

Um den Supertreibstoff ATP zu erhalten, müssen die Mitochondrien unsere Nahrung mit Sauerstoff aus der Atmung umwandeln. Für diesen Vorgang ist es essenziell, dass unser Organismus ausreichend mit Mikronährstoffen versorgt ist.

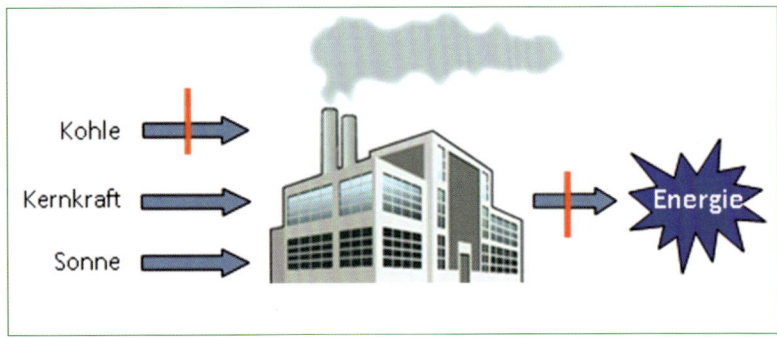

Zur Veranschaulichung: Stellen Sie sich die Mitochondrien tatsächlich einmal als Kraftwerk vor. Kohle, Kernspaltung oder Sonnenlicht werden in dem Kraftwerk zu Strom (Energie) umgewandelt und diesen Strom brauchen wir für Auto, Computer, Telefon, fürs Kochen oder Heizen. Als Abfallprodukt entsteht Dampf.

Stellen Sie sich nun wieder das Mitochondrium vor. Kohlenhydrate (Kohle), Proteine (Kernenergie) und Fette (Sonne) verbrennt das Mitochondrium zusammen mit Sauerstoff. Aus dieser Verbrennung entsteht die universelle Zellenergie ATP (Strom). Dabei entstehen als Abfallprodukt freie Radikale (Dampf), die wir durch unser Entgiftungssystem – wenn es gesund ist – problemlos abfangen können.

Um Kohlenhydrate, Proteine und Fette in das Mitochondrium einzuschleusen, benötigen wir wichtige B-Vitamine (B_1, B_2, B_3 und B_6). Im Mitochondrium selbst brauchen wir zur Herstellung der Energie neben dem Sauerstoff Mikronährstoffe wie das Coenzym Q10, Eisen, Kupfer und Magnesium. Zur Neutralisierung der freien Radikale brauchen wir selen-, mangan-, kupfer- und zink-abhängige Enzyme.

Und das funktioniert nur, wenn alles reibungslos ineinandergreift. Das bedeutet: Ist genügend Kohle (Kohlenhydrate) da, aber die Förderbänder funktionieren nicht (B-Vitamine fehlen), kann kein Strom (ATP) entstehen. Ist die Kohle im Brennofen (Mitochondrium) angekommen, aber die Luftzufuhr (Sauerstoff) oder das Kühlsystem ist defekt (Q10, Kupfer, Eisen, Magnesium), so kann nur eingeschränkt Strom entstehen, aber es entsteht maximale Hitze oder Dampf (Radikale), die das Kraftwerk (Mitochondrium) extrem stören und letztlich ausschalten.

Die Mitochondrien bilden unsere Energie zum Leben.

Im Einzelnen passiert bei der ATP-Erzeugung Folgendes (vgl. Lill u. a. 1999):

1. Glukose aus den Kohlenhydraten unserer Nahrung wird zunächst zu Pyruvat (Benztraubensäure) abgebaut. Dieser Abbauweg heißt **Glycolyse**. Dadurch entsteht schon eine geringe Menge an Energie für die Zelle, die *außerhalb* der Mitochondrien erzeugt wird.

2. Das Pyruvat wird mithilfe der B-Vitamine in das Mitochondrium eingeschleust und geht in den **Citratzyklus** ein. Das ist ein ständig ablaufender Zyklus, in dem das Coenzym NADH entsteht, das zusammen mit dem Atmungssauerstoff (**Atmungskette**) im

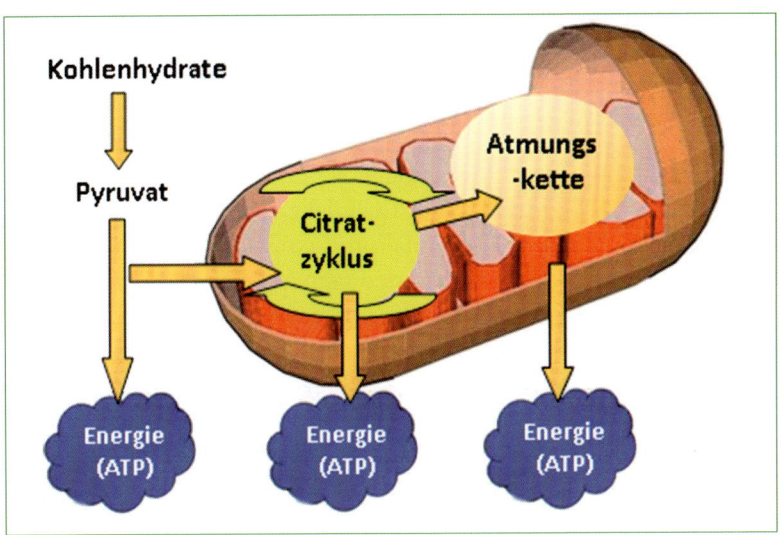

Mitochondrium zu ATP verbrannt und umgewandelt wird. Der geregelte Ablauf funktioniert aber nur dann, wenn in den Mitochondrien immer eine ausreichende Menge an Mikronährstoffen (B-Vitaminen, Alpha-Liponsäure, Coenzym Q10, Kupfer, Eisen, Calcium und Magnesium) vorliegt.

> **Ohne die Mitochondrien wäre die Zelle funktionsunfähig – Leben wäre nicht möglich.**

Die Erkenntnis, wie ungeheuer wichtig der Zustand der Mitochondrien für unsere Gesundheit ist, ist bahnbrechend und für viele Menschen neu. Erst seit wenigen Jahren beschäftigen sich Forscher wieder mit diesem hoch brisanten Thema.

Mitochondrien sind unglaublich empfindlich und störanfällig. Sie werden vor allem durch Stress geschädigt, durch alles, was uns aus dem Gleichgewicht bringt: durch mentalen Stress ebenso wie durch falsche Ernährung, zu wenig Vitalstoffe, zu viele Umweltgifte, zu viel Elektrosmog, ständige Infektionen, zu wenig Bewegung und nicht zuletzt durch Medikamente. Die Auswirkungen unseres modernen Lebensstils auf die Mitochondrien – wie Sie sie in den vielen Fallbeispielen weiter unten erkennen werden – sind unter Berücksichtigung der genannten Faktoren dramatisch! Ihre Funktion wird durch diese Faktoren so stark beeinträchtigt, dass sie unter Umständen sogar absterben. Der Hauptgrund für die fehlende Energie, die jeder kennt, und die Ursache für viele Zivilisationskrankheiten ist die Fehlfunktion unserer Mitochondrien!

Wo produziert wird, entsteht auch Abfall

Wie wir mit dem Kraftwerksmodell schon veranschaulicht haben, entstehen durch die Abläufe der Energiebereitstellung in den Mitochondrien auch natürliche Abfallprodukte. Das sind zum einen Kohlendioxid, das wir ausatmen, und zum anderen sogenannte „freie Radikale". Darunter versteht man besonders „reaktionsfreudige" Sauerstoffmoleküle, die vor allem die Mitochondrien, die Zellen und die DNA schädigen können. (Lill u. a. 1999)

Freie Radikale an sich sind nicht generell „böse". Wenn aber *zu viele* freie Radikale in den Zellen vorhanden sind, greifen sie die Zellen an. Selbstverständlich besitzt unser Organismus einen Entgiftungsmechanismus, der die freien Radikale neutralisiert, bevor sie zu viel Schaden

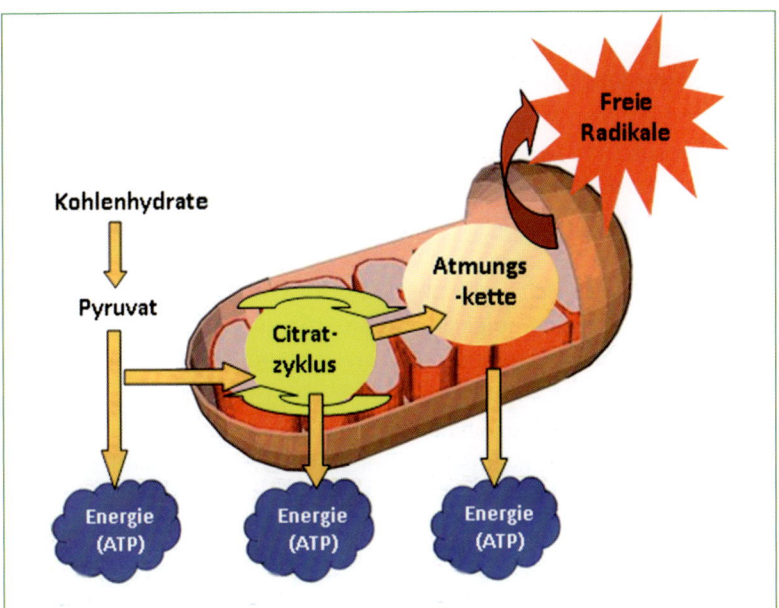

anrichten können. Sie werden durch reparierende Mikronährstoffe – sogenannte Antioxidantien (Vitamine, Spurenelemente und Pflanzenstoffe) inaktiviert. Da bei jeder Sauerstoffreaktion im Stoffwechsel freie Radikale (Sauerstoffradikale = Oxidationen) entstehen, ist es wichtig, dass der Körper genügend Antioxidantien hat, um sie unschädlich zu machen.

Gleichzeitig werden bei zellulären Regulationsprozessen mit Stickstoffmonoxid noch weitere freie Radikale erzeugt – die Stickstoffradikale. Auch durch exogene Quellen werden freie Radikale erzeugt: durch Umweltgifte, Strahlung, belastete Nahrung, Chemikalien, Schwermetalle und pharmazeutische Substanzen. (Staehelin 2008) So kommt den körpereigenen Abwehrmechanismen auch die wichtige Rolle zu, die empfindlichen Mitochondrien zu schützen und Müdigkeit, Erschöpfung oder gar Multisystemerkrankungen zu verhindern.

Wie chronischer Stress auf die Zellen wirkt

Bei Stress wird der Körper in Alarmbereitschaft versetzt und dazu wird zusätzliche Energie (ATP) benötigt. Je mehr Energie in den Zellen benötigt wird, umso mehr freie Radikale (Sauerstoffradikale) werden durch den Prozess der Energiebereitstellung erzeugt. Wie Sie bereits wissen, kann der Organismus mit dem vermehrten Anfall von Radikalen bei guter Versorgung mit Mikronährstoffen gut umgehen. Wenn der erhöhte Radikalenanfall aber zu lange besteht oder wenn nicht genügend Mikronährstoff-Reserven im Körper vorhanden sind, um den molekularen Stresslevel schrittweise wieder auf ein körperverträgliches Maß zu reduzieren, dann entstehen Funktionsstörungen im Mitochondrium – die sogenannte erworbene mitochondriale Dysfunktion.

Bleibt der psychische oder physische Stress also bestehen, kommt es zu einer gravierenden, folgenschweren Störung der Balance zwischen schützenden Antioxidantien und aggressiven Radikalen. Immer dann, wenn der Organismus mit Körper- und/oder Umweltstress nicht mehr klarkommt, geraten die Zellen in *oxidativen Stress*. (Staehelin 2008) Das Resultat: Die überschüssigen freien Radikale greifen alles an, was in ihrer Nähe ist: die empfindlichen Mitochondrien, die DNS und die Zellmembranen. Sind die Mitochondrien betroffen, führt das zwangsläufig zu verminderter Energiebereitstellung und endet in Erschöpfung, Müdigkeit oder Krankheit. Das Drama: Bei *chronischem* psychischem oder physischem Stress steigt der Energieverbrauch, während aber wegen der mitochondrialen Dysfunktion gleichzeitig die Energieproduktion sinkt! Ein Kollaps ist unvermeidlich. (Cooper 2002)

> **Fallbeispiel: Nicole (36 Jahre alt)**
> Nicole ist seit 2 Monaten an multipler Sklerose erkrankt und bemerkt schnelle Erschöpfung und zunehmende Müdigkeit. Sie hatte von einer Freundin erfahren, dass ihre Erkrankung durch freie Radikale und eine mitochondriale Funktionsstörung ausgelöst worden sein könne, und suchte mich in meiner Sprechstunde auf. In Nicoles Blut war ein deutlicher Mangel an ATP nachweisbar. Ihre Kohlenhydrate wurden nicht mehr im Mitochondrium verbrannt, sondern in der Zelle zu Laktat vergoren (erhöhter Laktat-Pyruvat-Quotient). Beide Auffälligkeiten (verminderte ATP-Bildung und erhöhter Laktat-Pyruvat-Quotient) bestätigten die mitochondriale Dysfunktion.
>
> Eine direkte erhöhte Radikalenbelastung war in Nicoles Blut nicht nachweisbar (Nitrotyrosin normal), aber der erhöhte Verbrauch des Schutzes (GSH zellulär war erniedrigt) sprach für hohe Radikalenbelastung. Auch die mangan-, kupfer- und zinkabhängige

OXIDATIVER STRESS STATUS				
GSH zellulär (CD3)	519	F/mean	> 650	
GPX/Glutathion-Peroxidase (VB)	35,7	U/g Hb	27,5 - 73,6	
SOD/Superoxiddismutase	1270	U/gHb	1200 - 1800	
Mitochondriopathie/Nitrostress				
ATP-CHECK/Mitochondrienfunktion				
ATP-Energielevel	62,2	%	95 - 100	
Nitrotyrosin im Plasma	138	nmol	< 250	
VITALSTOFFE				
Pyruvat (P)	0,25	mg/dl	0,34 - 0,72	
Lactat (Plasma)	28,40	mg/dl	< 22,0	
Lactat/Pyruvat Quotient	113,60		< 25	

> SOD war grenzwertig niedrig – ein weiterer Indikator für hohe Radikalenbelastung. Ich empfahl Nicole die modifizierte LOGI-Kost und ein Multivitamin-Spurenelemente-Präparat zum Ausgleich aller Mikronährstoffe. Bereits nach 4 Wochen war ihre Erschöpfung verschwunden. Ihre spezifische MS-Therapie hat sie ohne Probleme gut vertragen. Sie hat keinerlei MS-typische Symptome mehr.

Oxidativer Stress: Zu viele freie Radikale und zu wenig Antioxidantien ➔ vermehrte Zerstörung der Mitochondrien führt zu verminderter Bildung von Zellenergie (ATP) und zur Zuckervergärung mit erhöhtem Laktat-Pyruvat-Quotient.

Noch größerer Stress für die Mitochondrien ist der *nitrosative Stress*. Unsere Zellen produzieren für verschiedene Regulationsprozesse und zur Abwehr von Krankheitskeimen Stickstoffmonoxid (Stickstoffradikal). Ein Überschuss an Stickstoffradikalen blockiert – wie der oxidative Stress – die Einschleusung von Pyruvat in die Mitochondrien, das für die Energieerzeugung benötigt wird. Das Pyruvat verbleibt im Gewebe, wird dort zu Laktat vergoren und führt zur Übersäuerung. Im normalen Stoffwechsel kommt es dazu nicht, denn genau wie die Sauerstoffradikale werden auch die Stickstoffradikale durch Antioxidantien neutralisiert.
Bei chronischem Stress (psychisch wie physisch) reichen die Antioxidantien aber nicht aus, um Sauerstoffradikale und Stickstoffradikale

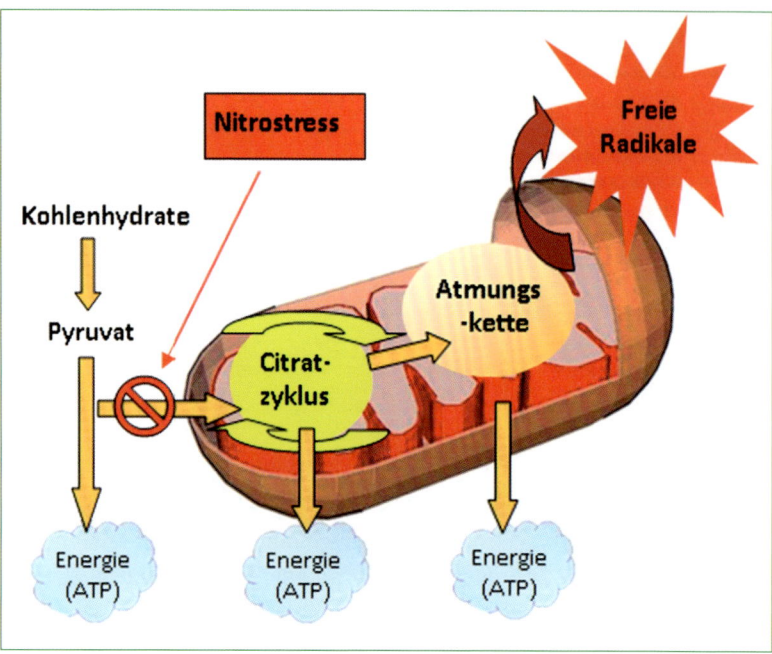

zu neutralisieren. Es folgt der Supergau: Der Überschuss an Stickstoffradikalen bildet ein äußerst aggressives Superradikal: Peroxynitrit, das die Zellmembranen und insbesondere die Mitochondrien angreift und dauerhaft schädigt. Vor allem Zellen mit einem hohen Energiebedarf werden geschädigt: Nervenzellen, Muskulatur, der Herzmuskel und Zellen des Immunsystems. (Nemzer u. a. 2014)

Nitrosativer Stress führt also ebenso wie oxidativer Stress zu verminderter Bildung von Zellenergie, während gleichzeitig der Energieverbrauch bei Dauerstress steigt. Der Energiemangel macht sich körperlich sofort bemerkbar: durch massive Schwäche und Müdigkeit bis hin zur völligen Erschöpfung. (Ebenda)

Fallbeispiel: Christian (69 Jahre alt)
Er leidet an einer amyotrophen Lateralsklerose (ALS) – das ist eine degenerative Erkrankung des motorischen Nervensystems –, die er durch Aluminiumvergiftung entwickelt hatte. Er wurde mir von einem neurologischen Kollegen zur Klärung der mitochondrialen Funktion in meiner Sprechstunde vorgestellt. In seinem Blut war ein

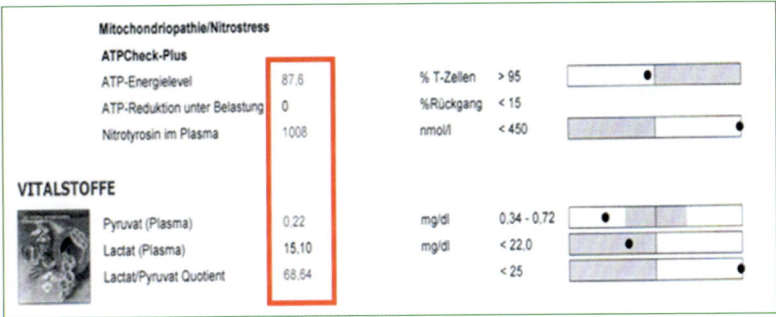

deutlicher Zellenergiemangel mit Zuckervergärung und massivem nitrosativem Stress nachweisbar, sicherlich durch die Aluminiumintoxikation verursacht. Die alleinige Umstellung der Ernährung und eine Substitution der fehlenden Mikronährstoffe sind hier nicht ausreichend. Eine gezielte Metallausleitung mit Chelatinfusionen ist zwingend erforderlich, um die Krankheit zumindest aufzuhalten.

Auswirkungen von nitrosativem Stress (vgl. Kersten 2010):

- Er blockiert Enzyme in den Mitochondrien, die die Zellenergie erzeugen; die resultierende Gewebeübersäuerung (erhöhter Laktat-Pyruvat-Quotient) deaktiviert weitere Entgiftungsenzyme.
- Er produziert vermehrten oxidativen Stress mit sekundären Schäden der Zellkern-DNA, der mitochondrialen DNA und anderer Zellbestandteile.
- Er aktiviert Entzündungsbotenstoffe unseres Immunsystems mit daraus resultierenden Entzündungen an Gelenken, Muskeln, Sehnen oder Bändern und induziert so Autoimmunkrankheiten.
- Er aktiviert Rezeptoren des Zentralnervensystems mit sekundären psychischen und neurologischen Symptomen.
- Er verbraucht massiv Vitamine, Mineralien und Spurenelemente und provoziert dadurch deren Mangel.
- Er stört das Gleichgewicht der Hormone und Neurotransmitter mit Leistungsminderung und depressiven Verstimmungen.

- Peroxynitrit (Nitrosativer Stress) wirkt hochgradig neurotoxisch (komplette Hemmung der Mitochondrienfunktion).
- Cholesterine werden durch die Hemmung eines regulierenden Enzyms erhöht.

> **Nitrosativer Stress: Zu viele Stickstoffradikale und zu wenig Antioxidantien → dauerhafte Zerstörung der Mitochondrien und dauerhaft verminderte Bildung von Zellenergie sowie erhöhter Laktat-Pyruvat-Quotient**

Wenn die Mitochondrien schlappmachen

Bekannt sind Mitochondriopathien – genetisch bedingte Funktionsstörungen der Mitochondrien (sehr selten). Neu ist die Erkenntnis, dass Mitochondrienstörungen auch im Laufe des Lebens durch äußere Einflüsse (Umwelttoxine, Stress, Traumen, Infekte, falsche Ernährung) erworben werden können: die *erworbene* mitochondriale Dysfunktion. Sie ist in der heutigen Schulmedizin leider immer noch ein weitgehend unbekanntes und von den Krankenkassen ignoriertes Krankheitsbild, das jedoch durch die wissenschaftlichen Arbeiten von Dr. Bodo Kuklinski (Deutschland; Kuklinski 2013) und Dr. M. L. Pall (USA; Pall 2009) zu einer anerkannten Disziplin der Medizin entwickelt worden ist.

Durch den heutigen Lebensstil (kohlenhydratlastige Fast-Food-Ernährung, beruflichen Stress und zunehmende Umweltbelastungen) sind immer mehr Menschen von Mitochondrienschädigungen betroffen. Jede Störung der Mitochondrienfunktion führt zu einer eingeschränkten Energieversorgung mit fatalen Folgen für unsere Gesundheit! In diesem Buch befassen wir uns ausschließlich mit der *erworbenen* mitochondrialen Dysfunktion.

Wie Sie inzwischen wissen, führt der stete „Beschuss" unserer Mitochondrien mit oxidativen und nitrosativen Radikalen zu einer massiven Schädigung ihrer Funktion. Mitochondrien haben zwar eine eigene DNA (mtDNA) – eine Besonderheit, die sie von anderen Organellen unterscheidet –, aber sie verfügen leider nicht über die Reparaturmechanismen, die die Kern-DNA vor Schäden schützt. Das bedeutet, die mitochondriale DNA ist den Angriffen der Radikale schutzlos ausgeliefert. So kommt es schließlich zur Schädigung der Mitochondrien

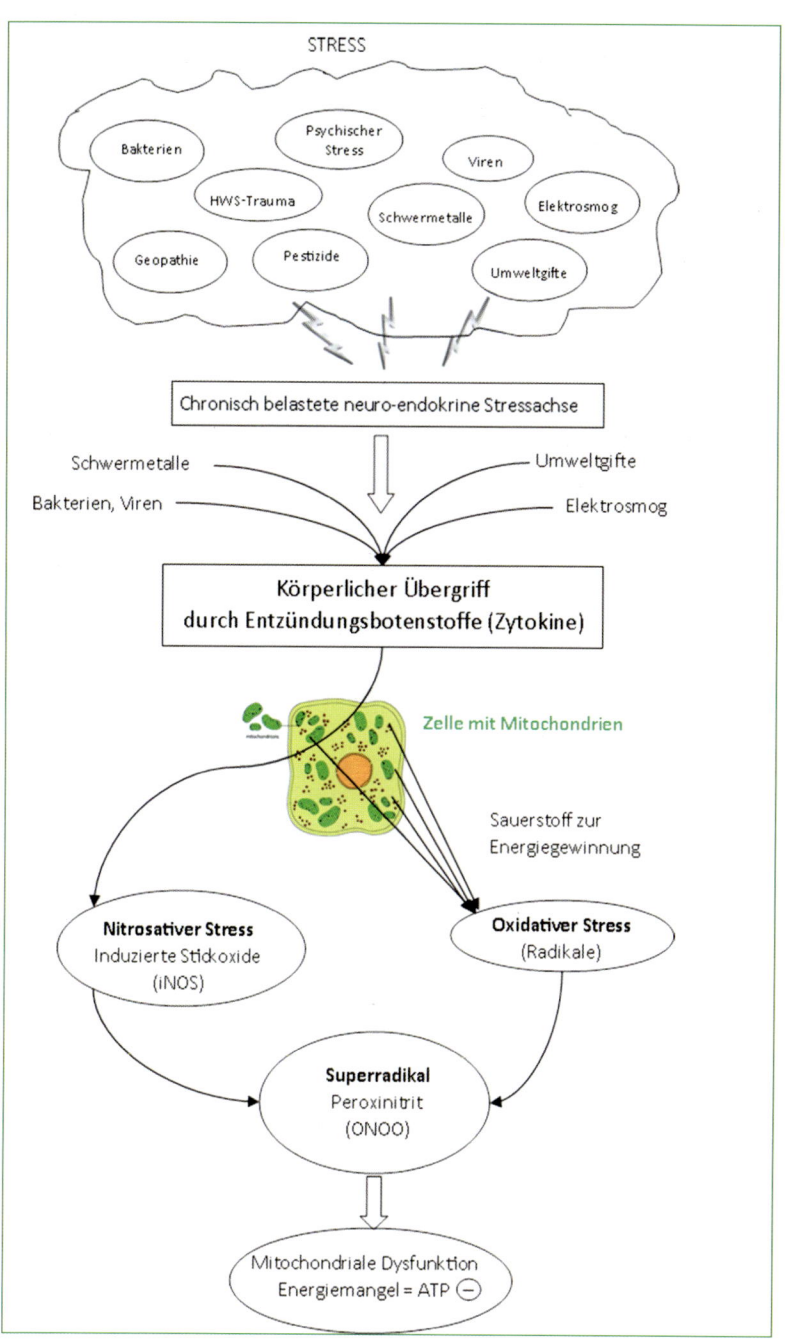

Chronische Stressbelastung und ihre Auswirkungen auf die Zelle

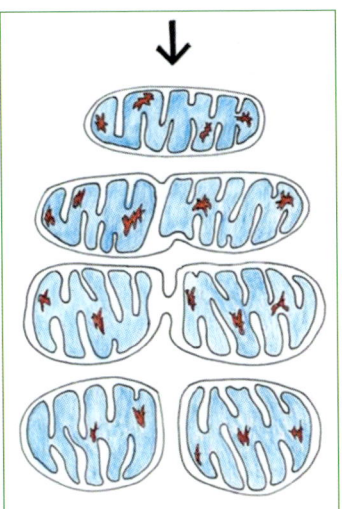

und damit zu verminderter Energiebildung bis hin zum „bioenergetischen Breakdown".

Hinzu kommt, dass Mitochondrien sich teilen und vermehren können. Beschädigte mtDNA kann sich so ausbreiten und die fatalen Folgen für die Zelle noch verstärken. Die mitochondrialen Schäden addieren sich im Laufe des Lebens, die Leistung der Mitochondrien sinkt kontinuierlich. Sinkt aber die Energieleistung, so sinkt auch die Lebenskraft der Zellen im Organismus: Wir sind erschöpft, altern schneller oder werden sogar krank. Problematisch dabei ist, dass diese erworbenen mitochondrialen Schäden mütterlicherseits weitervererbt werden. Der Schutz unserer Mitochondrien und die Erhaltung oder Wiederherstellung der mitochondrialen Funktion müssen daher im Vordergrund jeder Vorsorge und Therapie stehen. (Noriega-Cisneros u. a. 2013)

Was kann oxidativen und nitrosativen Stress in der Zelle auslösen und damit die mitochondriale Funktion massiv stören?

- Chronische Entzündungen
- Umweltgifte, Schwermetalle und Chemikalien
- Elektrosmog (insbesondere Mobil- und Kommunikationsfunk)
- Virale, bakterielle und parasitäre Infektionen
- Hals-Wirbelsäulen-Traumen, HWS-Instabilität
- Psychischer Stress (Sorgen, Ängste)
- Kohlenhydratreiche Ernährung, Mangel- oder Fehlernährung
- Nitratreiche Ernährung (geräucherte Nahrungsmittel, mit Kunstdünger belastete Nahrungsmittel)
- Medikamente, die direkt in die Zellfunktion eingreifen, wie Antibiotika, Chemotherapeutika, Statine, Betablocker, Potenzmittel, Analgetika (Gröber u. Kisters 2015)
- Nikotin (aktives und passives Rauchen)
- Extremer Leistungssport

Anhaltende erworbene mitochondriale Dysfunktionen können zu unterschiedlichen Multisystemerkrankungen führen, die wegen ihrer Ausmaße das Niveau von Zivilisationskrankheiten erreicht haben. (Lang u. Borgwardt 2013; Pall 2009)

Welche Erkrankungen können bei anhaltender mitochondrialer Dysfunktion entstehen?

- Burn-out-Syndrom, chronisches Müdigkeitssyndrom
- Depressionen, Panikattacken
- Fibromyalgie (= generalisiertes Schmerzsyndrom)
- Autoimmunerkrankungen (wie multiple Sklerose oder Rheuma)
- ADS, ADHS (Aufmerksamkeits-Defizit-Syndrom)
- Parkinson, Demenz, Alzheimer
- Multiple Chemikalienunverträglichkeit (= MCS)
- Allergien, Asthma, Neurodermitis
- Fettleibigkeit, Diabetes mellitus Typ 2, metabolisches Syndrom
- Erworbene Immunschwächen mit wiederkehrender Infektanfälligkeit
- Colitis ulcerosa, Morbus Crohn
- Rheumatische Erkrankungen
- Glaukom, Makuladegeneration
- Migräne
- Krebs
- Chronische bakterielle, virale oder parasitäre Entzündungen
- Herzinfarkt, Schlaganfall, Arteriosklerose, Bluthochdruck
- Nahrungsmittelunverträglichkeiten mit Reizdarm-Syndrom

Fallbeispiele zu den aufgezählten Erkrankungen finden Sie über das ganze Buch verteilt.

Wie die Auswirkungen von Stress auf den Körper zu messen sind

> **Fallbeispiel: Peter, Student im 2. Semester Jura**
> Vor einem halben Jahr erkrankte Peter auf einer Urlaubsreise in Bali an einem Epstein-Barr-Virus-Infekt (hohes Fieber, Halsschmerzen, vereiterte Mandeln, dicke und schmerzhaft geschwollene Hals-Lymphknoten). Er hat sich seitdem nicht mehr erholt, fühlt sich ständig müde und abgeschlagen und klagt über Schmerzen im Bereich der Leber. Er war schon bei drei Allgemein- und zwei Fachärzten: Bei allen Ärzten waren die routinemäßig ermittelten Blutparameter (Blutbild, Leberwerte, Nierenwerte, Nüchternzucker, Blutfette und Cholesterine, die Elektrolyte Natrium, Calcium, Magnesium und Kalium sowie der Entzündungswert CRP) und die Ultraschalluntersuchung der Bauchorgane normal. Jedes Mal empfahlen die Ärzte Peter, mehr und früher zu schlafen und mehr Sport zu treiben. Ein Facharzt sprach sogar von einer psychosomatischen Ursache und empfahl Peter die Einnahme eines niedrig dosierten Psychopharmakons.

So, wie Peter es erlebt hat, erfahren auch viele andere Menschen, die „voll fertig" sind, dass die üblichen *routinemäßigen* Laboruntersuchungen trotz der vielfältigen Symptome bei chronischer Erschöpfung und Müdigkeit immer unauffällig sind und ihnen das Gefühl vermittelt wird, sie bildeten sich ihre Krankheit nur ein.

Wir müssen also Werte messen, die bei den üblichen Laboruntersuchungen nicht erfasst werden, aber die Schädigungen der mitochondrialen Funktion durch chronischen Radikalenstress nachweisen. Folgende Parameter sollten zur Klärung der „mitochondrialen Dysfunktion" und ihrer auslösenden Ursachen bestimmt werden:

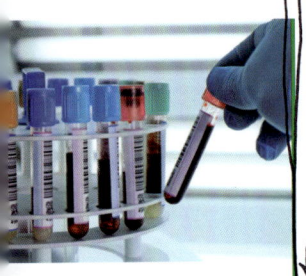

- Citrullin – Nitrotyrosin (Nitrosativer und oxidativer Stress)
- zelluläres ATP (Energiebildungsfähigkeit der Zelle)
- Laktat und Pyruvat (Hinweis auf kohlenhydratlastige Ernährung mit daraus resultierender Gewebeübersäuerung)

- alle Mikronährstoffe in der Zelle (Vitamine, Spurenelemente, Omega-3-Fettsäuren)
- alle Neurotransmitter im Funktionstest aus Speichel und Urin (Adrenalin, Noradrenalin, Serotonin, Dopamin, GABA, Cortisol, DHEA)
- alle Entzündungsbotenstoffe, auch Interleukine genannt (IL-1β, IL-6, IL-8, IL-10, IL-12, TNF-α, sIL-2R, IL-17, NF-κB)
- Immuntoleranztest (bei chronischen Infekten oder Umwelttoxinen)
- Lymphozyten-Subpopulationen (Infektanfälligkeit, Krebs, chronischer Infekt)
- alle Hormone, auch die Vorstufen im Blut und gegebenenfalls in der Funktionsanalyse aus Speichel und Urin (freies und gebundenes Testosteron, Progesteron, Östradiol, Östron, Cortisol, Pregnenolon, DHEA, TSH, ACTH, Prolaktin)
- Metallfreisetzungstests im Speichel (Kaugummi-Provokation) und im Urin (vor und nach Chelat-Gabe)
- spezielle Stuhlanalyse (Kyberstatus = Bestimmung aller nützlichen und krank machenden Bakterien und Pilze, der Verwertung von Zucker, Proteinen und Fetten, der Antikörper gegen Gluten, der Schleimhautschutz-Antikörper sIgA, des Calcitonins und des α-1-Antitrypsins).

Speziell in Peters Fall bestätigten wir mit den speziellen Laboruntersuchungen:

- eine chronisch aktive Epstein-Barr-Virus-Infektion (CD57 erniedrigt und positiver ITT EBV),
- einen massiven Mikronährstoff-Mangel (Vitamin D, Q10, Selen, Magnesium, Folsäure und Kupfer waren deutlich erniedrigt) und
- eine mitochondriale Dysfunktion (ATP war erniedrigt und der Laktat-Pyruvat-Quotient war deutlich erhöht).

Nur spezielle Laboruntersuchungen belegen die ungünstigen und krank machenden Auswirkungen auf die Mitochondrien.

Stressursachen und ihre Auswirkungen auf die Mitochondrien

Wenn Infekte chronisch werden – Chaos im Immunsystem

Ein Infekt kann nicht nur durch Viren, sondern auch durch andere Erreger wie Bakterien, Pilze oder Parasiten ausgelöst werden. *Akute* Infektionswellen, zum Beispiel die saisonale Grippe oder auch der weltweite SARS-Ausbruch, machen in den Medien regelmäßig Schlagzeilen. Über *chronische* Infektionen ist im Allgemeinen wenig bekannt, sie sind ein schwieriges und meistens unterschätztes Gebiet in der Medizin, da sie mit den routinemäßigen Laboruntersuchungen nicht nachgewiesen werden können.

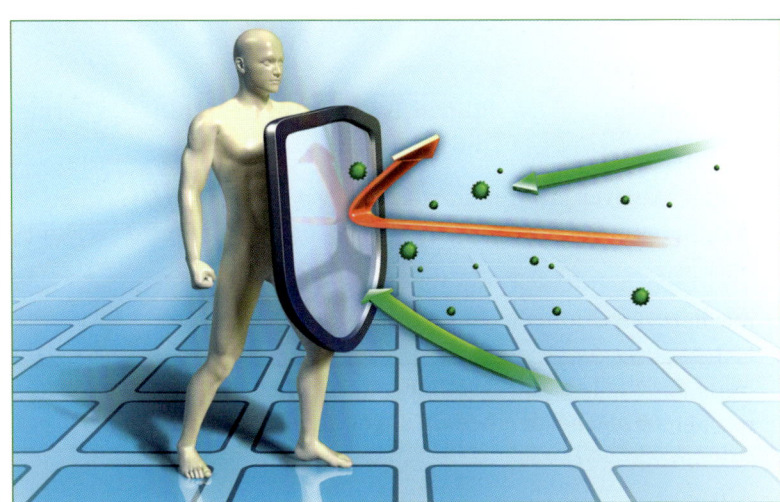

Standen vor Jahrzehnten noch die akuten, mit hohem Fieber einhergehenden bakteriellen Infekte im Vordergrund, so hat sich in den letzten Jahren die alltägliche Situation in der Praxis grundlegend gewandelt: Heute dominieren die schleichenden, chronischen viralen, aber auch bakteriellen und parasitären Infektionen mit einem oft unklaren Beginn und keiner deutlichen Ausheilung. Bei chronischen Infektionen muss das Immunsystem so lange unter Hochdruck arbeiten, bis es irgendwann verbraucht ist und ausbrennt. Bis dahin produziert es massenhaft freie Radikale – oxidative wie nitrosative – mit den entsprechenden schädigenden Folgen für unsere Mitochondrien.

Killerzellen unseres Immunsystems

Das Immunsystem ist unser biologisches Abwehrsystem, das Schädigungen durch Krankheitserreger verhindert. Tausende von Immunzellen stehen pausenlos bereit, um Mikroorganismen wie Bakterien, Viren, Pilze oder Parasiten abzuwehren, die ständig versuchen, in unseren Organismus einzudringen. Die Größe dieses Netzwerkes darzustellen würde hier den Rahmen sprengen. Vereinfacht kann man sagen, dass sich das komplexe Verteidigungssystem in drei Stufen gliedert: anatomische Barrieren, die natürliche Abwehr und die spezifische Abwehr.

- **Anatomische Barrieren:**
  Ersten Schutz bieten anatomische Barrieren, die das Eindringen der Schädlinge verhindern sollen. Dies ist sozusagen die erste Verteidigungslinie gegen Krankheitserreger. Hierzu zählen zum Beispiel die Haut (Schweiß, Talg = Wachstumsbremsen für Mikroorganismen), Schleimhäute (Bindefunktion des Schleims), Nasenhaare (Niesen = Abtransportfunktion), Flimmerhärchen auf der Bronchialschleimhaut (Husten = Abtransportfunktion), Augenflüssigkeit (Tränen = Abtransportfunktion), Magensäure (zerstört Mikroorganismen) oder Darm (Darmflora = Infektabwehr).

- **Die natürliche Abwehr:**
  Haben es die Krankheitserreger durch diese erste Barriere geschafft, muss das System sie schnellstmöglich erkennen und unschädlich machen. Hierzu verfügt das Immunsystem über ein riesiges Arsenal von Abwehrzellen, die sich im Körper bewegen und auf verschiedene Aufgaben spezialisiert sind. Die Erstverteidigung bei

Durchbrechen der Schutzbarrieren durch Fremdorganismen übernimmt die sogenannte natürliche, unspezifische Abwehr. Sie besteht aus Fresszellen – zum Beispiel Makrophagen und Granulozyten –, die über chemische Botenstoffe angelockt werden und bei einer Wunde oder Infektion immer als Erste am Ort des Geschehens sind. Fremdorganismen werden dabei grundsätzlich ohne Analyse (= unspezifisch) von den Fresszellen umschlossen und nach und nach abgebaut.

- **Die spezifische Abwehr:**
Sollte es den Eindringlingen gelingen – etwa durch Tarnung –, diese Barriere zu überwinden, aktiviert das Immunsystem die nächste Stufe: die sogenannte spezifische Abwehr, die sich gegen einzelne, spezifische Erreger richtet. Dieses *lernt* der Organismus im Lauf des Lebens durch die direkte Auseinandersetzung mit dem bestimmten Erreger.
Die spezialisierten Abwehrzellen – B-Zellen und T-Zellen – erkennen bestimmte Strukturen auf der Oberfläche der Eindringlinge, sie passen zu den Erregern wie ein Schlüssel (Rezeptor) zu einem Schloss (Antigen). Mit der Bindung des Rezeptors der Abwehrzelle an das Antigen des Eindringlings wird die Zerstörung des Erregers eingeleitet.
Ebenso können die Abwehrzellen große Mengen an Antikörpern (Abwehrstoffen) produzieren, die sich gegen die Eindringlinge zur Wehr setzen (siehe „Fallbeispiel: Multiple Sklerose durch Herpes Zoster").
Und mithilfe sogenannter Gedächtniszellen ist das Immunsystem in der Lage, sich die Beschaffenheit des Erregers zu merken, um bei einer erneuten Infektion mit dem gleichen Erreger schneller und wirkungsvoller reagieren zu können. Der Organismus erreicht so eine Immunität gegen den spezifischen Erreger und bildet zukünftig keine Krankheitssymptome mehr aus. Dieses Prinzip nutzt man auch bei Schutzimpfungen gegen Krankheitserreger.

Wenn der Organismus mit Krankheitserregern in Kontakt kommt, werden diese von dem komplexen Verteidigungssystem der Abwehr bekämpft, im Idealfall so lange, bis die Erreger erfolgreich ausgeschaltet sind. Das besondere Problem ist aber die unglaubliche „Intelligenz" mancher Erreger, die es immer wieder schaffen, das Immunsystem über Maskierungen, Tarnkappentechniken und Täuschungsmanöver

„auszutricksen". Sie nehmen andere Erscheinungsformen an und bilden neue Oberflächenmerkmale, um dem Erkanntwerden durch die Abwehr zu entgehen. Manchmal entledigen sie sich ihrer Zellwand, um für die Abwehr nicht mehr erkennbar und für Antikörper nicht mehr erreichbar zu sein, weil diese speziell die Zellwände angreifen können. Oder sie verstecken sich in schlecht durchbluteten Körperarealen (Bindegewebe, Fettgewebe, Knorpel, Faszien), in die die Abwehrzellen nicht oder nur unzureichend eindringen können. Jetzt wird die Infektion chronisch, das heißt, das Immunsystem kämpft dauerhaft gegen die Erreger, ist dadurch ständig gereizt und überfordert und produziert freie Radikale, bis es schließlich erschöpft ist.

Chronische Infektionen erschöpfen die Mitochondrien

Die Immunzellen sind – wie alle Körperzellen – abhängig von der Leistungsfähigkeit ihrer Mitochondrien. Chronische Infektionen führen zur dauerhaften Kommunikation der Immunzellen untereinander durch Entzündungsbotenstoffe (Interleukine), die die Zellen an der Mitochondrienmembran angreifen, die Membranspannung verändern und damit eine mitochondriale Funktionsschwäche auslösen. Die dabei entstehenden aggressiven oxidativen wie nitrosativen Radikale können ihrerseits die Mitochondrien zusätzlich in ihrer Funktion stören und sie sogar *zer*stören.

> „Man sollte sich bewusst sein, dass die ... Verstärkungsfaktoren, so zum Beispiel ein einfacher Infekt, aber auch jede Form von intensiver geistig-seelischer Belastung (Psychostress), den nitrosativen Stress ganz massiv verstärken können. Bei Virusinfekten stellt man eine bis zu 30-fache Verstärkung der krankhaft vermehrten Bildung von Stickoxid und Peroxynitrit fest."
>
> (Kersten 2011, S. 12)

Veranschaulichen wir das wieder an unserem Kraftwerksmodell: Die Kraftwerke werden durch Computer überwacht und in ihrer Funktion geführt. Die Kraftwerksmitarbeiter, die die Computer im Kraftwerk überwachen sollen, sind die Erreger, die durch Unachtsamkeit oder Unwissenheit die Computerprogramme mit Viren infizieren – was zu Fehlfunktionen führt. Im schlimmsten Falle wird das Kraftwerk abgeschaltet, es entsteht keinerlei Strom mehr.

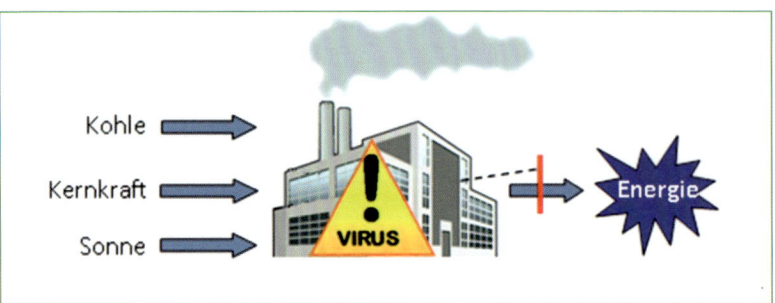

Die Unachtsamkeit der Mitarbeiter repräsentiert in diesem Modell ein geschwächtes Immunsystem und die Unwissenheit die fehlende Erinnerung unseres Immunsystems bei Erstkontakt zum Infektionserreger. Die falschen Befehle, die das Kraftwerk überhitzen lassen, sind die Entzündungsbotenstoffe, die in den Mitochondrien die Membranspannung verändern und damit die Mitochondrien schwächen oder gar ganz ausschalten. Ein trainierter, gesunder Mitarbeiter (= intaktes Immunsystem) ist Ziel eines jeden Kraftwerkbetreibers (eines jeden Körpers)!

> Infekterreger führen über Entzündungsbotenstoffe (Interleukine) zu einer Schwächung der Mitochondrienfunktion und über vermehrte Bildung von Radikalen zur Immunschwäche; das endet in einer chronisch aktiven Infektion.

Ein Immunsystem, das sich im ständigen Kampf gegen chronische Infekte erschöpft, kann eine wichtige Komponente beim Ausbruch einer chronischen Erschöpfung darstellen. Tatsächlich finden sich bei der Diagnose „chronisches Müdigkeitssyndrom" über spezielle Labor-Blutuntersuchungen sehr häufig Hinweise auf durchgemachte oder auch bestehende Infektionen wie Epstein-Barr-Virus-Infektionen oder Infektionen mit Coxsackie-Virus, Herpes-Virus, Varizella-Zoster-Virus (Windpocken, Gürtelrose), und immer häufiger auch chronische Borreliose. (Kersten 2011, S. 6)

Aber auch bei der Entstehung der multiplen Sklerose und anderer neurologischer Erkrankungen wird die Rolle der Virusinfektionen immer mehr diskutiert (siehe Fallbeispiel am Ende des Kapitels). Bei einer Untersuchung von Viren-DNS in der Cerebrospinalflüssigkeit wurde in Proben von Patienten mit MS und neurologischen Erkrankungen virale DNS nachgewiesen – im Gegensatz zu Proben von

Patienten *ohne* neurologischen Befund. Insbesondere das Varizella-Zoster-Virus trat bei Patienten mit multipler Sklerose vermehrt auf. (Mancuso u. a. 2007)

Wie chronische Infektionen aufgedeckt werden

Chronische Infektionen können bei einem normalen Bluttest nicht entdeckt werden. Nur spezielle Bluttests wie der Immuntoleranztest (ITT) schließen diese Lücke. Beim Immuntoleranztest (Anbieter: siehe Anhang) werden körpereigene T-Immunzellen mit den möglichen Erregern (Bakterien oder Viren) 24 Stunden lang in ein gemeinsames Medium zusammengebracht und konfrontiert. Nach 24 Stunden wird dann die Interleukinausschüttung der T-Zellen bestimmt (Entzündungsbotenstoffe IL-2, IFN-β, IL-10). Diese Interleukine belegen oder widerlegen eine chronisch aktive Infektion mit diesem Erreger. Wird vermehrt Interleukin-2 ausgeschüttet, ist die chronische Aktivität der Infektion erwiesen. Wird vermehrt IFN-β (Interferon-β) ausgeschüttet, besteht eine chronisch aktive Infektion mit Übergang zur Autoimmunität. Wird vermehrt Interleukin-10 ausgeschüttet, so ist die Infektion in der Abheilungsphase. Auch zum Nachweis einer entzündlichen Schwermetallbelastung ist dieser Test geeignet (siehe „Fallbeispiel: Colitis ulcerosa durch Amalgam" auf S. 88).

Fallbeispiel Nicole:
Multiple Sklerose durch Herpes-Zoster-Viren

Multiple Sklerose ist eine Autoimmunerkrankung, bei der Abwehrzellen des Körpers, die normalerweise Viren oder Bakterien unschädlich machen, sich gegen *körpereigene* (statt gegen *körperfremde*, nämlich durch Viren veränderte) Strukturen des Gehirns richten. Dies führt zu einer chronischen Entzündung im Nervensystem mit Zerstörung der Nervenscheiden. Die Symptome sind vielseitig: Sehstörungen, schmerzhafte Spastik und Lähmungen.

Nicole ist eine 39-jährige Versicherungsmaklerin (selbstständig) mit sehr hohem Firmendruck und hohem Arbeitsstress durch Neukundengewinnung. Nicole erlitt im Oktober 2010 eine Gürtelrose (Herpes Zoster) an der rechten Schulter mit starken Nervenschmerzen, die in Form schmerzhafter Gefühlsstörungen bis in die rechte

Hand zog. Ich empfahl Nicole eine kombinierte schulmedizinische (*Aciclovir* = verhindert die Virenvermehrung) und komplementärmedizinische Therapie aus klassischer Körperakupunktur der Zosterzone mit täglich hoch dosierter Vitamin-B-Komplex-Infusion. Hierunter waren ihre Beschwerden innerhalb von 10 Tagen komplett abgeheilt; Nicole beendete dann leider die empfohlene Vitamin-B-Komplex-Einnahme.

Auch konnte sie den stressigen Arbeitsdruck nicht reduzieren und entwickelte ein Jahr später, im November 2011, eine Arm- und Beinmuskelschwäche beidseits mit Gefühlsstörungen an beiden Händen und Füßen. Zusätzlich klagte sie über Doppelbilder, Müdigkeit und Abgeschlagenheit, Schlafstörungen, Konzentrations- und Merkfähigkeitsstörungen sowie eine Fußheberlähmung links. In der Universitätsklinik wurde eine multiple Sklerose festgestellt und Nicole eine Therapie mit Mitoxantrone empfohlen, die sie jedoch vehement ablehnte.

Nicoles Lebensstil war nur in ihrem Ernährungsverhalten auffällig: morgens kein Frühstück, tagsüber unregelmäßige Nahrungsaufnahme (Fastfood, meistens kohlenhydratlastig) und abends spät warmes Essen mit hohem Anteil an Transfetten und Kohlenhydraten sowie unregelmäßigem Rotweingenuss. Sie war Nichtraucherin, ihr Hobby war das Reiten.

Wie bei vielen anderen Patienten waren auch in meinen Untersuchungen bei Nicole das Routine-Blutbild und die Routine-Stoffwechsel-Parameter im November 2011 unauffällig. „Super, alles okay", wird man als Arzt verleitet zu sagen und als Patient ist man enttäuscht. Aber in der speziellen Laboruntersuchung (siehe Abbildung) zeigte sich das Drama. Bei Nicole kamen folgende **Befunde** zum Vorschein:

- **eine abgelaufene Herpes-Zoster-Infektion**: mehr als hundertfach erhöhte Langphase-Antikörper gegen das Varizellen-Zoster-Virus (VZV-IgG-AK > 5000 mIE/ml)!

- ein **Vitalstoffmangel** im Vollblut (bei MS-Erkrankungen typisch): Vitamin D massiv erniedrigt, Omega-3-Fettsäuren und Vitamin B_6 deutlich erniedrigt, Vitamin B_{12} und Folsäure waren bei Nicole im suboptimalen Bereich.

- eine **verminderte Virusabwehrfähigkeit**: Aktivität der natürlichen Killerzellen (NK-Zellfunktion basal) war mit 17 % eingeschränkt.

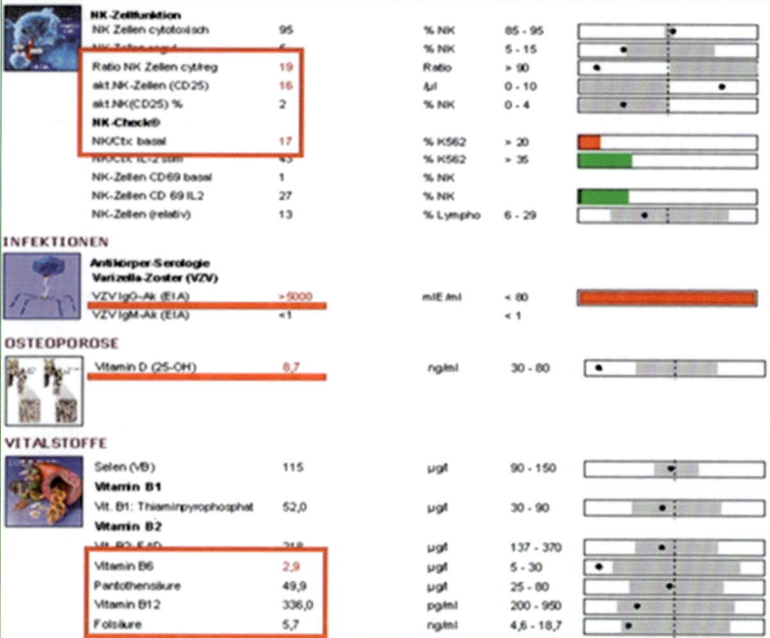

- eine **deutliche Erhöhung des Laktat-Pyruvat-Quotienten**: mit 113,60 % massiv erhöht

- eine **mitochondriale Dysfunktion**: ATP in der Zelle mit 62,2 % deutlich erniedrigt, GSH zellulär deutlich erniedrigt und die mangan-, kupfer- und zink-abhängige SOD grenzwertig niedrig. Nicole hatte also eine mangelhafte Zellschutzfunktion gegen Viren und freie Radikale.

Also: Volltreffer! Mit den Ergebnissen des *routinemäßigen* Labors wähnen sich die Patienten in Sicherheit, spüren aber, dass irgendetwas mit ihnen nicht stimmt, wie bei Nicole. Nicht relevante, normale Laborergebnisse *gefährden* ihre Gesundheit beziehungsweise ihre Heilungschancen, denn nun schwenkt der Arzt gewöhnlich zur psychosomatischen Medizin um und damit in die „Einbildung".

Nein, es ist keine Einbildung. Die *speziellen* Laboruntersuchungen zeigen dem Arzt den Weg zu Gesundheit und Heilung.

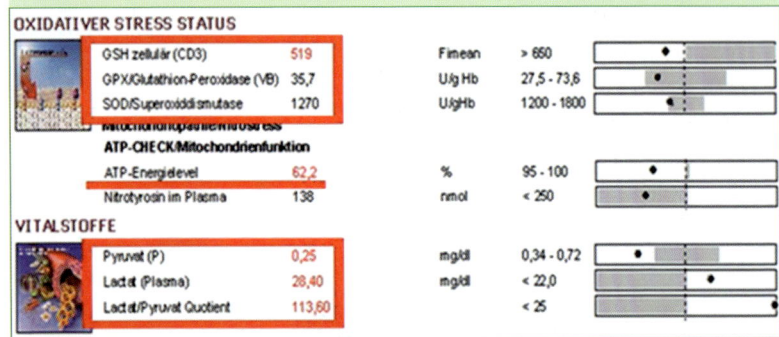

Wie sind diese speziellen Blutergebnisse für Nicole zu werten?
Nicole hatte über ein Jahr eine hohe chronisch aktive Virusbelastung mit Varizellen-Zoster-Viren und einen immensen beruflichen Stress, der über den Zusammenbruch der körpereigenen Virusabwehrleistung (NK-Zellaktivität) und der zellulären Abwehrleistung (GSH-GPX-SOD gegen Radikale) zur Entstehung entzündlicher Herde in der Hirnsubstanz und damit zu einer multiplen Sklerose führte. Warum? Die chronisch aktive Virusbelastung sowie der Zusammenbruch der zellulären Abwehrfähigkeit lassen bei Nicole nitrosativen Stress entstehen (Nitrotyrosin = 138).

Diese nitrosativen Radikale blockieren die Einschleusung des aus Glykose gebildeten Pyruvats in das Mitochondrium. Das Pyruvat verbleibt im Gewebe und wird unter Verbrauch von B-Vitaminen zu Laktat (Milchsäure) vergoren: Es entsteht eine Gewebeübersäuerung (Laktat-Pyruvat-Quotient = 114). Diese Gewebeübersäuerung führte bei Nicole letztlich zu den zusätzlich beklagten Symptomen: Abgeschlagenheit, Müdigkeit, Konzentrations-, Merkfähigkeits- und Schlafstörungen.

Vitamin D, Coenzym Q10 und Vitamin B_{12} sind in der Zelle wichtig für den Abbau jeglicher oxidativer oder nitrosativer Radikale. Bei einem Mangel an diesen Mikronährstoffen in der Zelle (insbesondere Vitamin-D-Mangel bei MS) ist der Abbau der Radikale nicht mehr möglich. Der Kreislauf bei Nicole schließt sich. Die Gewebeübersäuerung steigt, eine zelluläre Abwehr gegen Viren in den Hirnzellen ist nicht mehr möglich, die Nervenzellen werden angegriffen. Die Vitamin-B-abhängige Zuckereinschleusung und auch die Q10/Carnitin-abhängige Fettsäureeinschleusung in das Mitochondrium funktioniert nicht mehr: Die Energieproduktion in der Zelle wird blockiert (ATP = 62), es entsteht die mitochondriale Dysfunktion. Der zelluläre Schutz und die Abwehrfähigkeit der Hirnzellen fehlen. Es kommt zur chronischen Entzündung der Marklager und damit zur multiplen Sklerose.

Diagnosen:
- Durch Herpes Zoster induzierte multiple Sklerose

- Mitochondriale Dysfunktion
  - ATP-Mangel
  - Nitrosativer Stress (Nitrotyrosin)
  - Erhöhter Pyruvat-Laktat-Quotient (= Laktazidose)
  - Fehlender Zellschutz (GSH, SOD)

- Mikronährstoff-Mangel: Vitamin D und Vitamin B_6, Omega-3-Fettsäuren, Vitamin B_{12} (niedrig-normal), Folsäure (niedrig-normal)

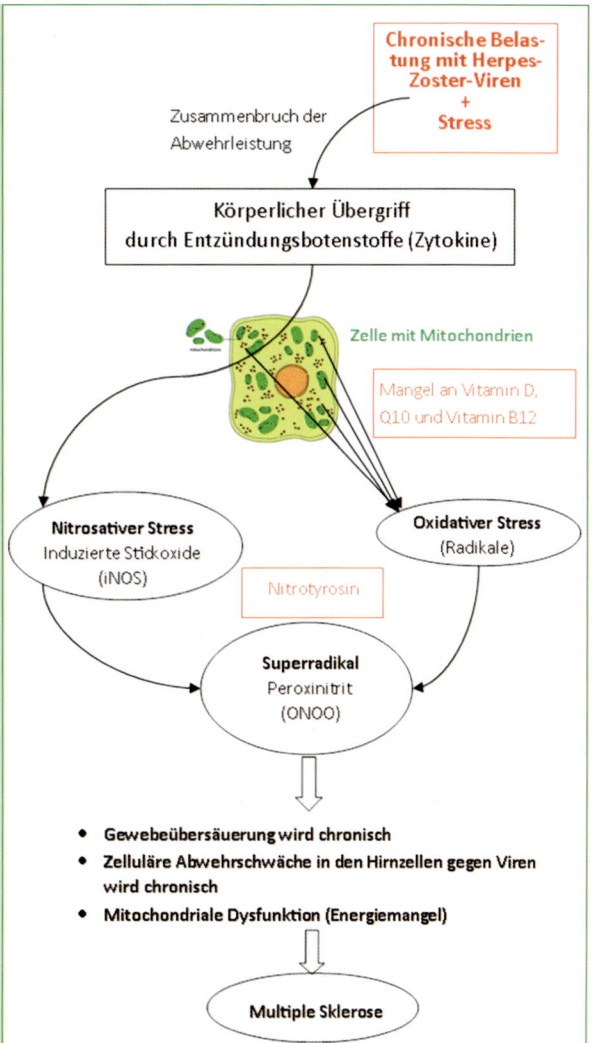

Therapieziele:
1. Die Virusbelastung (Varizellen-Zoster-Virus) und damit die neurogene Entzündung zu unterbrechen. Ich empfahl ihr β-Interferon und Omega-3-Fettsäuren.

2. Den Mikronährstoff-Mangel zu beseitigen. Ich empfahl ihr erneut einen Vitamin-B-Komplex und hoch dosiert Omega-3-Fettsäuren,

um die mitochondriale Dysfunktion zu beseitigen und die zelluläre Abwehrfähigkeit (GSH-SOD) wieder herzustellen. Ich empfahl ihr auch hoch dosiertes Vitamin D (das Schlüsselvitamin bei multipler Sklerose).

3. Die Gewebesäure (Laktat) zu reduzieren. Ich empfahl Nicole eine modifizierte LOGI-Kost, um ihre Kohlenhydratlast in der täglichen Nahrung deutlich zu senken. (Worm 2014)

Durch die hoch dosierte Gabe und Optimierung der B-Vitamine kann Nicole ihre Kohlenhydrate nun wieder problemlos in das Mitochondrium einschleusen und zu ATP umwandeln. Das überschüssige Laktat im Gewebe kann nun abgebaut werden und sinkt. Gleichzeitig nutzt Nicoles Körper die B-Vitamine zur Reparatur der geschädigten Nerven und Marklager. Wegen der Reduktion der Kohlenhydrate muss Nicole den Protein- und Fettanteil in ihrer Nahrung steigern, damit sie nicht abnimmt, was bei der modifizierten LOGI-Kost in 85 % der Fälle zu beobachten ist. Hierzu braucht sie Coenzym Q10 und L-Carnitin (bei ihr ausreichend vorhanden), um die Proteine und freien Fettsäuren in das Mitochondrium einzuschleusen und auf diesem Wege ATP bilden zu können. Die Reduzierung des Nahrungszuckers und die Optimierung der Mikronährstoff-Defizite führen damit zwangsläufig zur Beseitigung der Radikalenbelastung in Nicoles Zellen und über die Omega-3-Fettsäure-Optimierung mit gleichzeitiger β-Interferon-Therapie zu einer Reduzierung der Viruslast; damit kann Nicole die chronisch-neurogene Entzündung beziehungsweise die Symptome unterbrechen und die multiple Sklerose langfristig zum Abheilen bringen.

Therapie:
- Modifizierte LOGI-Kost
- Vitamin D: 40 000 IE täglich
- B100-Complex™: 3 x 1 täglich
- EPA/DHA Power™: 3 x 1 täglich
- Betaferon: 8 Mio IE alle 2 Tage s. c. (wurde schulmedizinisch beibehalten)

Wie ist es Nicole unter dieser Therapie ergangen?
Unter der Ernährungsumstellung, der schulmedizinisch gesicherten Betaferon-Therapie und der Mikronährstoff-Optimierung verschwanden Nicoles Gefühlsstörungen an Händen und Füßen und die Fußheberlähmung innerhalb von 8 Wochen. Bereits nach 4 Wochen waren die auffälligen Omega-3-Fettsäure-, Folsäure-, Vitamin-B_{12}- und Selen-Werte komplett optimiert. Die Optimierung des Vitamin-D-Spiegels im Blut konnte erst nach 8 Wochen Hochdosis erreicht werden. Die Energieproduktion in der Zelle normalisierte sich genauso wie der Laktat-Pyruvat-Quotient. Obwohl Nicoles Langphase-Antikörper des Varizellen-Zoster-Virus (VZV IgG-Ak) weiterhin bei über 5000 mIE/ml verweilten, konnte sie durch die kombinierte Therapie eine Normalisierung der körpereigenen Abwehrleistung erreichen (NK-Zellen, GSH -und SOD-Werte normalisierten sich). Nach insgesamt 6 Monaten unter Ernährungsumstellung (modifizierte LOGI-Kost) und Mikronährstoff-Optimierung wurde bei Nicole eine Kontroll-Kernspin-Tomografie des Kopfes durchgeführt. Ihr Resultat: 80 % Reduzierung der Marklagerläsionen (= Entzündungen).

Auch die übrigen Symptome (Polyneuropathie der Hände und Füße, Fußheberlähmung, Müdigkeit und Konzentrationsprobleme sowie Schlafstörungen) verschwanden komplett.

Nicole hatte bereits nach 8 Wochen ihren Hobbysport Reiten wieder aufgenommen. Sie wurde über nunmehr 1 Jahr nachbeobachtet. Unter der fortlaufenden Betaferon-Therapie, der modifizierten LOGI-Kost und einer Mikronährstoff-Erhaltungstherapie mit täglich 20 000 IE Vitamin D und 2 x 1 Kapsel EPA/DHA Power blieb Sie bis heute beschwerdefrei. Die typischen Betaferon-Nebenwirkungen (Leber-, Nieren-, Knochenmarkstoxizität, Kopfschmerzen, Gliederschmerzen) traten bei ihr unter der gleichzeitigen Mikronährstoff-Therapie und der Ernährungsumstellung bis heute nicht auf.

Wie Gifte uns langfristig fertigmachen

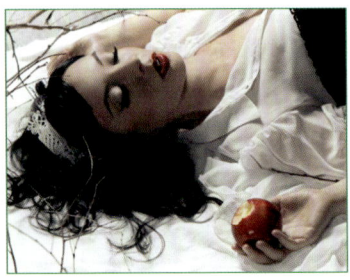

In unserem modernen Leben sind wir alle von Unmengen toxischer Metalle und chemischer Gifte umgeben, die unsere Zellen foltern, die uns „fertigmachen" und uns im schlimmsten Fall in den Rollstuhl bringen können.

Über Milchprodukte und Fleisch nehmen wir Dioxine zu uns, Schwermetalle ebenfalls über Nahrungsmittel sowie über das Trinkwasser oder über Zahnmetalle aus den Zähnen (siehe Fallbeispiel „Colitis ulcerosa durch Amalgam"). Hormonell aktive Umweltschadstoffe sind zum Beispiel die als Weichmacher in Kunststoffen verwendeten Phthalate (wie Bisphenol A), Moschusverbindungen in Parfümen oder bestimmte Abbauprodukte von Tensiden aus Waschmitteln. Schließlich nehmen wir noch große Mengen chemischer *Zusatzstoffe* über die Nahrung auf, etwa Konservierungsstoffe, Farbstoffe, Aromastoffe oder Antibiotika (aus Geflügel) und synthetische Duftstoffe sowie Bleichmittel, die sich in Kleidung, Kosmetika, Putz- und Waschmitteln befinden. In Flüssen, Seen und Bächen finden sich immer mehr Medikamentenrückstände: von Antibiotika über Betablocker, Schmerzmittel, Cholesterinsenker bis hin zu den massenhaft verbrauchten Röntgenkontrastmitteln. Besonders groß ist die Belastung in Ballungsgebieten. (*Kölner Stadt-Anzeiger* 21.8.2015, S. 2)

Umweltgifte stammen aus den Abgasen von Industrie und Verkehr, aus dem landwirtschaftlichen Einsatz von Pestiziden und Kunstdüngern und aus der Verklappung von Giftmüll. Die Umweltgifte reichern sich auch über große Entfernungen in der Natur und in Nahrungsmitteln an, sie lassen sich in jedem Teil der Erde nachweisen, in den Eismassen der Pole ebenso wie im Fettgewebe von Tieren. Die Gifte reichern sich im Körper an, befallen die Zellen und stören die Energiebereitstellung in den Mitochondrien. (Kim u. Lee 2014)

Problematisch sind nicht akute Vergiftungen, sondern die wesentlich häufiger auftretenden chronisch schleichenden Vergiftungen über eine lange Zeit hinweg, die zu schwerwiegenden Folgeerkrankungen führen. Kurt E. Müller (Vorsitzender des *Deutschen Berufsverbands für Umweltmediziner*) machte in seinem Beitrag „Risikoprognose als

Steuerungsinstrument im Gesundheitswesen" deutlich, dass der enorme Anstieg des Anteils an chronisch Kranken in der Bevölkerung mit einer *Dauerbelastung* von Chemikalien im *Niedrigdosisbereich* einhergeht. (Petersen 2002) Mittlerweile gibt es eine große Anzahl Menschen, die schon auf geringste Mengen Chemikalien mit Kopfschmerzen, Müdigkeit, Abgeschlagenheit, Schwindel, Atemnot und weiteren Symptomen reagieren. Da zeigt sich ein neues Syndrom: die „Multiple Chemikalienunverträglichkeit" (MCS = *Multiple Chemical Sensitivity*. Siehe hierzu auch Fallbeispiel Antonella auf S. 74).

Wie chronische Vergiftungen die Mitochondrien angreifen

Die dauerhafte, chronische Vergiftung schädigt den Organismus durch vermehrte Bildung freier Radikale. Es entstehen oxidativer und nitrosativer Stress in der Zelle und über Entzündungsbotenstoffe (Interleukine) chronisch schleichende Entzündungen vor allem im Nervengewebe. Interleukine und Radikale schädigen die Mitochondrienmembran und führen zur mitochondrialen Dysfunktion (mangelnde ATP-Synthese und damit mangelndes Energieniveau in der Zelle).

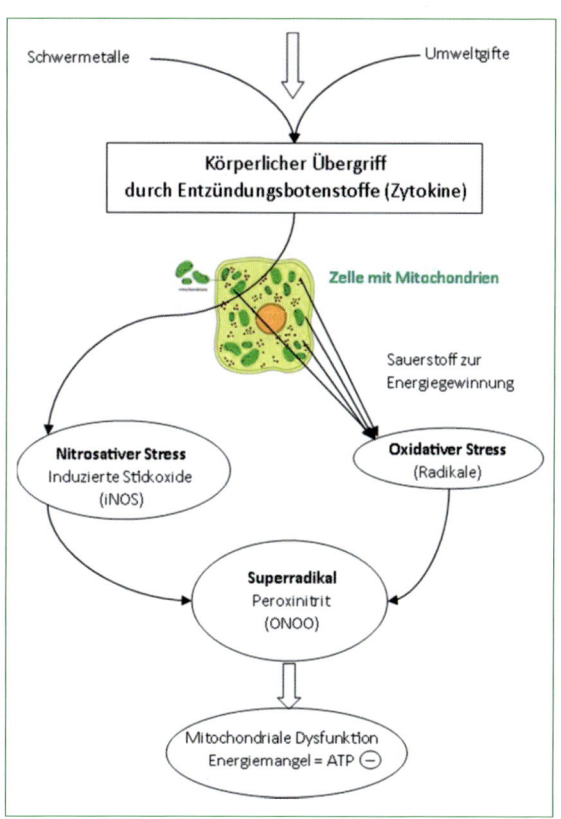

Der Umweltmediziner Klaus-Dietrich Runow spricht bei der zunehmenden Belastung durch Umweltgifte sogar von „Gehirnverschmutzung". Er weist darauf hin, dass die Mitochondrien als Kraftwerke in unseren Zellen nur dann optimal funktionieren könnten, wenn die Giftbelastung minimiert werde. Der Schutz der Mitochondrien habe höchste Priorität. (Runow 2012, S. 15 ff.)

Zeigen wir dies wieder an unserem Kraftwerkmodell. Die Kraftwerke bedürfen steter Kühlung und ein Motor bedarf ständiger Umflutung mit Öl, um

> Chronische Belastungen mit toxischen Chemikalien enden in einer mitochondrialen Dysfunktion mit erheblichem ATP-Mangel, hoher zellulärer Radikalenbelastung und Zelltod.

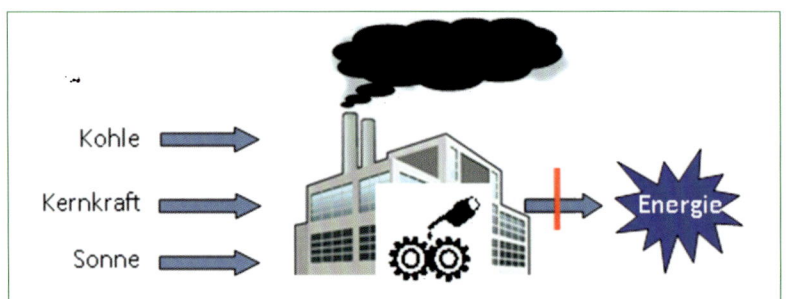

nicht heißzulaufen oder einen „Kolbenfresser" zu erleben. Wird das Wasser im Kraftwerk nun verunreinigt (durch Toxine) oder wird das Motoröl gegen Lösungsmittel oder andere Kohlenwasserstoffe ausgetauscht oder verunreinigt, so erhitzt sich das Kraftwerk innerhalb von Minuten und der Motor entwickelt zunächst schwarzen Dampf (vermehrt Radikale); das endet mit einem Kolbenfresser. Resultat: Das Kraftwerk wird abgeschaltet, denn der Motor ist blockiert. Nichts geht mehr: kein Strom, keine Power. Das bedeutet für uns Menschen: kein ATP, keine Energie aus den Mitochondrien.

Wenn Grenzwerte grenzwertig sind

Grenzwerte für Schadstoffe täuschen eine trügerische Sicherheit vor, die so nicht gerechtfertigt ist, denn Grenzwerte sind nicht alleine das Ergebnis wissenschaftlicher Untersuchungen der toxischen Wirkungen von Schadstoffen, sondern immer auch das Ergebnis von Kompromissen mit ökonomischem und soziologischem Hintergrund. (Hill 2012, S. 16 ff.) Die gegenwärtigen Grenzwerte müssen grundsätzlich infrage gestellt werden, sie berücksichtigen weder die Dauer der Belastung noch die individuelle Empfindlichkeit, sie berücksichtigen keine Kombinationswirkungen verschiedener Chemikalien und auch keine Synergismen mit anderen Umwelteinwirkungen wie Mobilfunk-Strahlenbelastung, Allergien und Stress. (Ebenda, S. 354) Es ist die *Summe* der Umweltbelastungen, die heutzutage den Anstieg der Erschöpfungssymptome fördert:

„Überflüssige Medikamentenverordnungen schädigen unseren Körper ebenso wie Pestizide, Schwermetalle und Panikmache durch die Medien. Mobbing und Psychostress, verbunden mit Umweltgiften, enden somit viel schneller als in der Vergangenheit in einer chronischen Müdigkeit oder Burn-out-Erschöpfung."

(Meyer 2011, S. 8–11)

Wenn die Wohnung uns krank macht

> **Fallbeispiel: Günther (42 Jahre alt)**
> Dieser Patient aus Köln hatte über Jahre hinweg ständig wiederkehrende Kopfschmerzen, besonders zu Hause und in der Nacht. Dazu kamen ständige Müdigkeit und Erschöpfung. Die vielen Ärzte, die er konsultierte, konnten ihm nicht helfen: Er hielt sich nur noch mit Schmerztabletten aufrecht. Schließlich landete er in meiner Praxis und ich riet ihm, sich mit meiner baubiologischen Beraterin (und Mitautorin) Heike Schröder in Verbindung zu setzen und eine Untersuchung seiner Wohnung auf Wohngifte durchführen zu lassen. Die Untersuchung ergab eine starke Belastung mit Formaldehyd im Wohnzimmer und im Schlafraum, die durch Deckenverkleidungen aus furnierten Spanplatten verursacht wurde. Mit dem Austausch der Deckenverkleidung gegen Vollholz verschwanden seine Kopfschmerzen und auch die Erschöpfung.

Wohngifte sind leichtflüchtige oder schwerflüchtige chemische Verbindungen, mit denen vor allem Baumaterialien, Möbel oder Fußbodenbeläge belastet sein können. Aus diesen Materialien entweichen die Schadstoffe zum Teil über sehr lange Zeiträume und reichern sich hauptsächlich in der Atemluft an; dadurch wird der Organismus allmählich vergiftet. Reizungen der Atemwege und Stimmbändern, Schwindel, Müdigkeit, Antriebslosigkeit, Schlafstörungen und Kopfschmerzen sind nur die ersten Symptome. Dabei liegt die schädliche Konzentration oft unterhalb der wahrnehmbaren Geruchsschwelle.

Zu den häufigsten und bekanntesten Wohngiften gehören Formaldehyd (Holzverarbeitung), Asbest (Dämmstoffe), Polyvinylchlorid (PVC-Bodenbeläge), perfluorierte Tenside (PFT) als Flammschutzmittel in Polstermöbeln und Teppichen, Pentachlorphenol (PCP) als Antimykotikum in Textilien und Möbeln, polychlorierte Biphenyle

(PCB) als Weichmacher in Lacken und Kunststoffen, Lindan als Holzschutzmittel, Chlorkohlenwasserstoffe (CKW) als nicht entflammbare Lösungsmittel.

Die gute Nachricht: Wohnraumgifte kann man messen! Eine baubiologische Raumluft- oder Hausstaubuntersuchung zeigt auf, ob Ihre Wohnung mit Schadstoffen belastet ist. Danach kann eine zielgerichtete Sanierung vorgenommen werden.

Auch Schimmelpilze in der Wohnung, die sich nach Wasserschäden im oder am Haus, aber vor allem in feuchten Bereichen des Hauses explosionsartig vermehren, können schwerwiegende Gesundheitsstörungen hervorrufen. Die Luft in den Innenräumen ist meist wärmer als die Außenluft. Wenn diese Luft durch Lüften nicht ausreichend ausgetauscht wird, kann sie an verschiedenen Stellen im Haus kondensieren. Die feuchten Stellen sind ein idealer Nährboden für Bakterien und Pilze. Hiervon betroffen sind vor allem Fensterstürze oder Zimmerecken, Schlafzimmerwände oder Schrankrückseiten. Aber auch Tapeten, Möbel, Problemstellen im Mauerwerk oder Decken nach Wasserschäden und defekte Duschdichtungen können befallen sein. Schimmelpilze bilden in kurzer Zeit Millionen von mikroskopisch kleinen Sporen, die über die Luft verteilt werden und sich auf Oberflächen wie Staub ablegen. Gesundheitsstörungen, die dadurch ausgelöst werden können, sind vor allem Atemwegserkrankungen wie chronischer Schnupfen, Husten, Asthma oder Bronchitis. Aber auch Haut- und Augenreizungen, chronische Müdigkeit, Konzentrationsstörungen und erhöhte Infektanfälligkeit können Symptome einer Schimmelpilzbelastung sein.

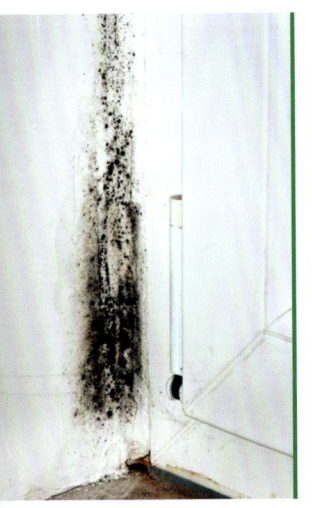

Fallbeispiel: Sophia (32 Jahre alt)

Sophia und ihren beiden Söhne Marc (14) und Martin (12) litten seit 3 Jahren (nach einem Wasserschaden im Haus – wie sich im Nachhinein herausstellte) trotz schulmedizinischer Therapie an progressivem Asthma bronchiale. Zu erwähnen ist, dass im Urlaub die Asthmasymptome bei allen innerhalb einer Woche komplett verschwanden. Sobald sie aber wieder nach Hause zurückgekehrt waren, begannen die Asthmasymptome innerhalb von 2 Tagen erneut.

Die Routine-Laborparameter ihrer Hausärztin und des Kinderarztes waren bei allen dreien – wie zu erwarten – völlig normal. Lediglich im Blutbild war bei ihnen eine Eosinophilie nachweisbar.

> Eosinophile Immunzellen produzieren Allergieantikörper Typ IgE, die die allergischen Symptome (im Falle von Sophia, Marc und Martin das Asthma) auslösen. Haus- und Kinderarzt hatten bereits einen Allergietest durchgeführt, der jedoch weder bei Sophia noch bei den Kindern Schimmelpilze umfasste. Reaktionen auf Gräser- oder Baumpollen waren bei ihnen nicht nachweisbar.
>
> Ich führte bei Sophia und ihren Kindern einen Allergietest gegen Schimmelpilze im Blut durch: Bei allen war eine hochgradige allergische Reaktion gegen Cladiosporum und Aspergillus (= Schimmelpilze) nachweisbar. Ich fragte Sophia, ob sie in ihrem Haus einen Wasserschaden oder Schimmelpilzspuren habe. Sofort fiel ihr der Wasserrohrbruch zwischen Badezimmer und Küche (3 Jahre zuvor) wieder ein. Sophias Mann fand daraufhin sowohl hinter dem Badezimmer-Hängeschrank als auch hinter der Schrankwand in der Küche Schwarzschimmelspuren: In der Abstrichkultur dieser Schimmelpilzflecken wurden Cladiosporen und Aspergillen nachgewiesen. Nach Abschluss der Pilzsanierung verschwanden Sophias, Marcs und Martins Asthmabeschwerden innerhalb von 2 Wochen. Nach 2 Monaten haben alle drei ihre schulmedizinische Asthmatherapie eingestellt.

Viele Bakterien und Pilze produzieren Giftstoffe und andere Stoffwechselprodukte, die über den typischen Keller- oder Modergeruch wahrnehmbar sind. Die Giftstoffe werden über die Atemwege aufgenommen und können extreme Müdigkeit, Allergien und Wahrnehmungsstörungen bewirken.

Wer richtig lüftet, schafft ein besseres Raumklima

Viele Probleme entstehen durch mangelnde oder falsche Lüftung. Vor allem bei neuen Häusern, die relativ luftdicht gebaut werden, gelangt kaum frische Außenluft in die Räume. Verbrauchte, feuchte und mit Schadstoffen belastete Luft verbleibt in der Regel viel zu lange in den Innenräumen. Mit regelmäßigem Lüften kann man bereits sehr viel zur Verbesserung der Innenraumluft tun. Lüften bedeutet aber nicht, die Fenster zu kippen, denn damit erreicht man keinen Luftaustausch. Die effektivste und energiesparendste Art des Lüftens ist die sogenannte Querlüftung. Dabei werden Fenster und gegenüberliegende Türen für etwa 3 Minuten weit geöffnet. Die Luft wird auf diese Art und Weise sehr schnell ausgetauscht.

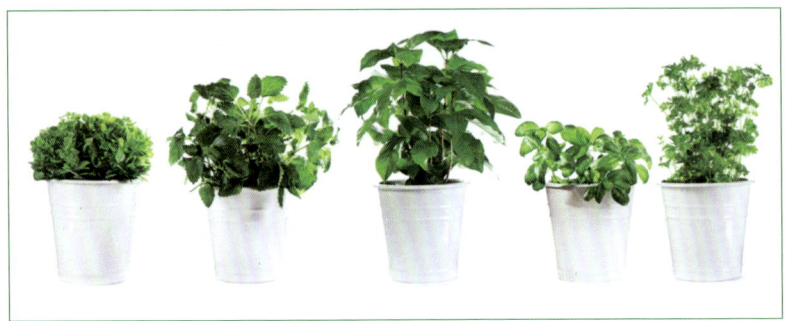

Warum Ihr Zuhause ein Dschungel sein darf

Pflanzen in der Wohnung schaffen ein gutes Raumklima, weil sie Kohlendioxid aus der Luft aufnehmen und Sauerstoff abgeben. Aber sie können noch viel mehr. Untersuchungen eines amerikanischen Forschungslabors haben bestätigt, dass Zimmerpflanzen Schadstoffe aufnehmen und damit zur Luftreinigung beitragen können! (Wolverton u. a. 1989) Grünpflanzen wirken wie ein Entgiftungssystem und filtern einen Teil der Schadstoffe aus der Luft, sodass die Schadstoffkonzentration reduziert wird. Dabei wandeln spezielle Enzyme in den Pflanzen die aufgenommenen Gifte in harmlosere Stoffe um, die dann von der Pflanze weiterverwertet werden können. Gegen Formaldehyd wirken vor allem Efeu, Birkenfeige (Ficus), Grünlilie und Schwertfarn. Gegen Xylol und Toluol hilft die Birkenfeige. Gegen Benzol und Trichloräthylen wirken Efeu, Gerbera und Chrysanthemen, gegen Ammoniak Birkenfeige und Azaleen. Außerdem erhöhen Zimmerpflanzen die Luftfeuchtigkeit eines Raumes um bis zu 10 %; eine großblättrige Pflanze gibt am Tag fast einen Liter Wasser ab.

Wie wir uns gedankenlos selbst vergiften

Duschgel, Parfüm, Zahnpasta, Seife, Gesichtscreme, Lotion, Make-up, Lippenstift, Haarspray, Deo – diese oder andere Produkte benutzen wir jeden Morgen nach dem Aufstehen mit einer gewohnheitsmäßigen Selbstverständlichkeit, ohne über die gesundheitsschädigenden Wirkungen nachzudenken. Wir fühlen uns gepflegt, hübsch, riechen gut – und vergiften gleichzeitig unseren Körper, ohne es zu wissen. Kein anderes Organ wird derart mit Umweltgiften und Chemikalien belastet wie die Haut.

Tausende chemischer Duftstoffe werden in Kosmetika verwendet. Moschusverbindungen wie Moschus-Xylol, Moschus-Keton, Tonalide (AHTN), Galaxolide (HHCB) sind dabei die gefährlichsten Stoffe. Konservierungsmittel, die in Kosmetika am häufigsten verwendet werden, obwohl ihre toxischen Wirkungen bekannt sind, sind Parabene: Methylparaben, Ethylparaben, Butylparaben, Propylparaben. Parabene verursachen Hautausschläge, sind stark krebsverdächtig (in hoher Konzentration im Brustkrebsgewebe zu finden) und gehören mit den Mineralölen zu den häufigsten Allergieauslösern.

Die Verwendung von Deodorants ist besonders bedenklich, die Chemikalien werden in die Achselhöhlen gesprüht und sofort von den Lymphknoten aufgenommen. Viele Deos enthalten Aluminium, das in hohen Mengen hochtoxisch ist. Deos ohne Aluminiumsalze sind mittlerweile im Handel erhältlich und deutlich als solche gekennzeichnet.

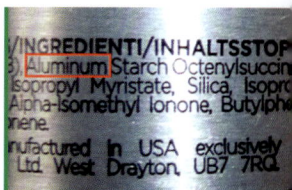

Trägersubstanzen der normalen Hautpflegecremes sind Mineralöle (Mineral Oil, Petrolatum, Cera Microcristallina, Microcrystalline Wax, Ceresin, Eucerin, Ozokerit, Paraffinum Liquidum, Paraffinwachs, Paraffinöl, Silicone). Sie bilden einen öligen Film auf der Haut und verschließen die Poren, wodurch die normale Hautatmung und die Ausleitung von Giftstoffen und Schlacken unterbunden werden. Mineralöle sind dazu noch stark allergisierend und begünstigen die vorzeitige Hautalterung. (Babyöl ist zu 100 % Mineralöl!). Gute Kosmetik sollte grundsätzlich auf potenzielle Allergieauslöser, Duftstoffe und Konservierungsmittel verzichten. (Ramos-e-Silva 2007)

Nicht nur unsere Kosmetik, auch Wasch- und Putzmittel sind belastet. Duftstoffe wie künstliche Moschusverbindungen atmen wir direkt oder über die gewaschene Kleidung ein. Putzmittel, die Natriumhypochlorit („mit Chlor") enthalten, erkennt man an dem lange anhaltenden, stechenden Geruch.

Dies alles soll kein Schreckensszenario auslösen, sondern Sie zum Nachdenken anregen: Wie kann ich Giftbelastungen reduzieren oder gar vermeiden, um meine Mitochondrien zu schonen? Wie kann ich meine Ernährung gestalten, um Toxine zu vermeiden? Setzen Sie sich einfach kritisch mit Ihren täglichen Pflegemitteln, mit Ihrer Ernährung und damit zwangsläufig mit dem Thema Umweltgifte auseinander. Dass diese Mittel einen Menschen völlig aus dem Leben reißen und „fertigmachen" können, zeigt Antonellas Beispiel sehr eindrücklich.

Fallbeispiel: Antonella (36 Jahre alt)
Antonella erkrankte 5 Jahre, bevor sie mich in meiner Sprechstunde aufsuchte, an einem multiplen chemischen Syndrom (MCS). Sie arbeitete als Zahntechnikerin in einer Universitätsklinik und war in ihrem Arbeitsraum – wie sich später in den Raumluftanalysen herausstellte – ständig Dioxinen, Formaldehyden und Toluolen (= Lösungsmittel) ausgesetzt. Diese Toxine führten bei Antonella über massive Radikalenbelastung zu einer schweren mitochondrialen Dysfunktion und zu einem überschießenden Immunsystem, dass im späteren Verlauf der Erkrankung auf *alle* Allergene reagieren lässt. Antonella reagierte auf Auspuffgase, auf Parfüms, Pflegecremes, Hausstaub und auf Tierhaare sofort mit lähmender Müdigkeit, schwerer Luftnot, geschwollenen Armen und Beinen und starken Kopfschmerzen. Sie konnte ihr Haus nicht mehr verlassen.

Auch bei Antonella waren in diesen 5 Jahren – trotz der schweren Erkrankung – alle Routine-Blutparameter mehrfach völlig normal. Sie wurde nicht nur von *einem* Arzt als psychosomatisch krank abgestempelt. Ein fünfwöchiger Kuraufenthalt brachte keinerlei Besserung. Leider war eine spezielle Labordiagnostik (Mitochondrien-Immuntoleranztest auf die oben genannten Toxine und eine Mikronährstoff-Analyse) wegen finanzieller Schwierigkeiten bei ihr nicht möglich, sodass ich leider keine für diese Erkrankung (MCS) typischen Werte darstellen kann.

Ich empfahl Antonella, ihre Ernährung auf die modifizierte LOGI-Kost umzustellen und im Akutfall Guaifenesin (Methorphan) einzunehmen (Pall 2009, S. 302–303). Innerhalb von 3 Monaten verlor Antonella unter der modifizierten LOGI-Kost 13 Kilo Gewicht. Das Methorphan half ihr, einen beginnenden Anfall auf die Gifte sofort zu unterbrechen. Pflegemittel, die von Konservierungsstoffen frei waren, konnte sie bereits bald wieder vertragen. Leider war eine spezifische Therapie aus finanziellen Gründen nicht möglich, sodass Antonella weiterhin mit ihrem MCS leben muss. Ein Antrag auf Kostenübernahme wurde von ihrer gesetzlichen Krankenkasse leider – und das ist in Deutschland die Regel – abgelehnt.

Die tägliche Ration Gift – Pestizide in Obst und Gemüse

Neurotoxische und zellschädigende Pestizide finden sich vor allem in Obst und Gemüse; Rückstände hiervon sind heutzutage in fast allen Lebensmitteln. Pestizide sind krebserregend, lösen Allergien aus, schädigen das Erbgut und haben Einfluss auf das Hormon- und Nervensystem.

Oft sind mehrere Pestizide gleichzeitig an oder in den Lebensmitteln nachweisbar. Dabei kann vor allem die Kombination verschiedener Chemikalien – auch schon bei geringen Konzentrationen, wie sie in Obst und Gemüse vorkommen – fatal sein, da sich die Giftigkeit bei Mehrfachbelastungen verstärkt. Auch durch die Kombination mit Weichmachern (zum Beispiel aus Verpackungen) kann die schädigende Wirkung von Pestiziden erhöht werden.

Selbstverständlich gibt es auch hier wieder Grenzwerte. Doch wen schützen sie wirklich? Im Jahr 2001 haben die EU-Kommission und das deutsche Verbraucherministerium die Grenzwerte von 33 Spritzmitteln für pflanzliche Lebensmittel teilweise drastisch erhöht. (Runow 2012, S. 49 f.) Hierzu schrieb M. Krautter, Chemieexperte von *Greenpeace*, in einer Presseerklärung:

> „Anstatt gefährliche Pestizide zu verbieten, erhöhen die staatlichen Verbraucherschützer die Grenzwerte und servieren uns Lebensmittel mit immer höherem Giftgehalt. So werden zwar die Interessen der Chemieindustrie und besonders spritzwütiger Landwirte geschützt, aber die Gesundheit der Verbraucher bleibt auf der Strecke. Nur von Bio-Ware können Verbraucher heute pestizidfreie Qualität erwarten."
>
> (Greenpeace 2005)

So funktioniert das also, jetzt können höher belastete Lebensmittel wieder problemlos verkauft werden, alle Grenzwerte werden ja eingehalten und statistisch heißt es in offiziellen Berichten, dass im Vergleich zu früher nur noch wenige Lebensmittel oberhalb der Grenzwerte mit Pestiziden belastet seien. Dennoch zeigt der Kundenwunsch nach weniger belasteten Lebensmitteln beim Handel Erfolg: Große Supermarktketten und Discounter haben ihr Bio-Sortiment erweitert und fordern von ihren Produzenten Obst und Gemüse mit deutlich niedrigeren Pestizidrückständen, als sie durch die Grenzwerte erlaubt sind.

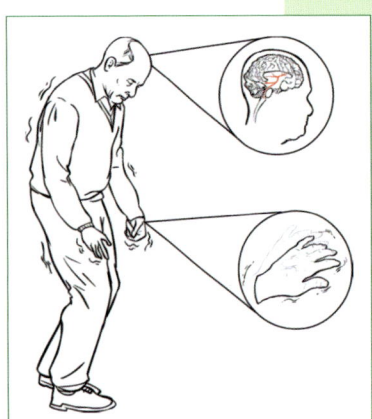

Fallbeispiel: Morbus Parkinson durch Pestizide

Morbus Parkinson ist eine neurodegenerative Erkrankung, bei der Toxine (Metalle, Pestizide, Lösungsmittel) die Spannung der Mitochondrienmembranen herabsetzen, es zu einer massiven Radikalenbelastung der Zelle kommt und das Entgiftungssystem gegen Radikale – insbesondere die Superoxiddismutase SOD – versagt.

Die Mitochondrien werden geschädigt und in der Nervenzelle wird der Zelltod eingeleitet. Im Gehirn sterben Massen von Nervenzellen ab. Die Symptome sind Gangunsicherheiten und -schwäche, verwaschene Sprache sowie das typische Maskengesicht.

Hans-Joachim – 69-jähriger ehemaliger Vorstandsvorsitzender eines großen Technologiekonzerns – war in seiner aktiven Berufszeit ein Langstrecken-Vielflieger und leidet seit 8 Jahren an Morbus Parkinson. Viele unterschiedliche Therapieansätze – auch in Spezialkliniken – blieben bei ihm ohne greifbaren Erfolg. Zum Zeitpunkt seines Besuchs in meiner Sprechstunde klagte er über eine progressive Zunahme der Hypokinesie (Bewegungen werden seltener und sind schwächer ausgeprägt) und Gangstörungen, massive Kraftlosigkeit und Erschöpfung, extreme Verschlechterung der Sprache (leise, unverständlich) mit Sprachstörungen, Antriebslosigkeit und Depressionen und einer Erstarrung der Gesichtsmuskulatur (Maskengesicht). Er konnte nur noch kurze Strecken laufen, auf den Gehwagen gestützt oder mithilfe seiner Ehefrau.

Sein Lebensstil war völlig unauffällig: Er rauchte nicht, er ernährte sich ausgewogen und vollwertig, ohne Alkoholkonsum. Sport war ihm nicht mehr möglich. Er nahm lediglich ein Multivitaminpräparat ein. Auch bei Hans-Joachim war das Routine-Blutbild und die Routine-Stoffwechsel-Parameter – wie so oft – unauffällig. Aber in den speziellen Laboruntersuchungen konnten folgende Befunde nachgewiesen werden:

- **Bei ihm lag eine Hämopyrrollaktamurie vor:** HPU-Ausscheidung von 1,96 µMol/24h (siehe Kapitel zur Stoffwechselstörung HPU)

	Wert	Bezugswert
Hemopyrrollactam Komplex	0,98	< 1 µMol/L
Volumen 24 Std. Urin	2000	1100-2100 ml
Total ausgeschiedene Menge HPL	1,96	sehe Tabelle

Interpretation des HPU-Testes
Ergebnisse dieses Testes werden unterteilt in:
- < 0.60 µMol/24 Std. HPU nicht vorhanden
- 0.60 - 0.85 µMol/24 Std. HPU schwach, zweifelhaft
- 0.85 - 1.40 µMol/24 Std. HPU vorhanden, leicht positiv
- 1.40 - 3.50 µMol/24 Std. HPU positiv
- 3.50 - 5.60 µMol/24 Std. HPU stark positiv
- > 5.60 µMol/24 Std. HPU sehr stark positiv

- Trotz des Multivitaminpräparats hatte er einen **Selenmangel** sowie eine **suboptimale Versorgung mit Vitamin D und Q10**.

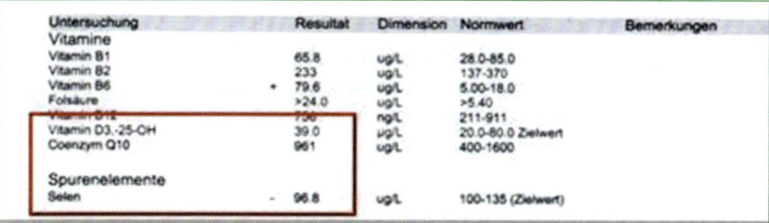

- Er hatte eine **schwere mitochondriale Dysfunktion**: Zellenergiebildung ATP mit 39,2 % massiv eingeschränkt. Die intrazelluläre Radikalenabwehr (GSH, GPX, SOD) war jedoch noch vollständig intakt, der Laktat-Pyruvat-Quotient mit 37,2 % erhöht.

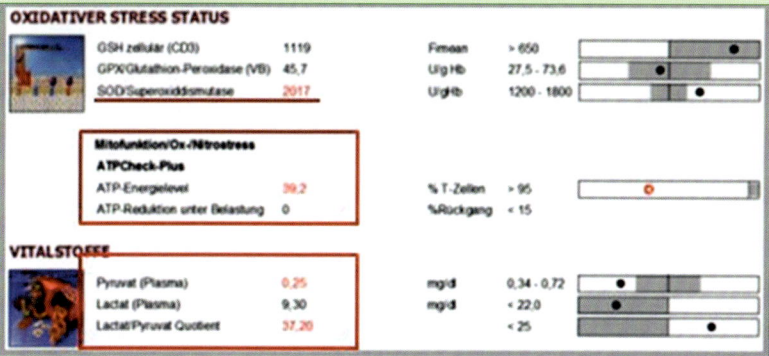

- In seiner umweltmedizinischen Urinuntersuchung (24-Stunden-Sammelurin) waren erhöhte Pestizidwerte (Pyrethroide) nachweisbar.

```
Pyrethroid-Metaboliten i. H.

Metabolit 1 (Cl2CA)                                    0.4        µg/L                < 0.5
   (cis u. trans )-(2,2-Dichlorvinyl)-2,2-Dimethylcyclopropancarbonsäure)
   Abbauprodukt von Permethrin, Cypermethrin, Cyfluthrin und Transfluthrin.
Metabolit 2 (m-PBA)                                    1.2        µg/L                < 0.5
   (3-Phenoxybenzoesäure)
   Abbauprodukt von Permethrin, Deltamethrin, Cypermethrin, Cyhalothrin, Cyphenothrin, Fenpropathrin und
   Fenvalerat.
Metabolit 3 (BR2CA)                                    0.6        µg/L                < 0.5
   (cis 3-(2,2-Dibromvinyl)-2,2-Dimethylcyclopropancarbonsäure)
   Abbauprodukt von Deltamethrin.
Metabolit 4 (4F3PBA)                                 < 0.3        µg/L
   4-Fluor-3-Phenoxybenzoesäure (Abbauprodukt von Cyfluthrin).
```

Wie sind diese speziellen Laborergebnisse nun zu werten?

Die Pestizidbelastung mit Pyrethroiden (Insektizid) wurde wahrscheinlich durch die Vielfliegerei ausgelöst (Kabinen und Cockpits von Flugzeugen werden mit Pyrethroiden ausgegast, um das Einschleppen von Krankheiten zu verhindern – gesetzliche Vorschrift für jeden Transkontinentalflug). Diese Pyrethroide schädigen die Membranspannung der Mitochondrien und führten bei Hans-Joachim zur mitochondrialen Dysfunktion in den Nervenzellen. Die dadurch entstehenden Radikale leiteten schließlich den Zelltod in seinen Gehirnzellen und letztlich den Morbus Parkinson ein. Wie Sie ja bereits wissen, blockieren diese Radikale die Einschleusung des aus Glykose gebildeten Pyruvats

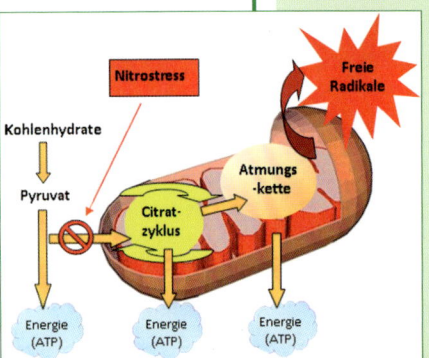

in die Mitochondrien. Das Pyruvat verbleibt im Gewebe und wird unter Verbrauch von B-Vitaminen zu Laktat (Milchsäure) vergoren:

Der Patient übersäuert im Gewebe (Laktat-Pyruvat-Quotient = 37 %). Das Laktat löste Hans-Joachims zusätzlich beklagte Symptomen aus: Abgeschlagenheit, Müdigkeit, Konzentrations-, Merkfähigkeits- und Schlafstörungen. Vitamin D, Coenzym Q10 und Vitamin B_{12} sind in der Zelle neben Selen, Mangan, Kupfer und Zink extrem wichtig dafür, dass alle oxidativen oder nitrosativen Radikale folgenlos abgebaut werden. Bei Mangel an diesen Mikronährstoffen in der Zelle (bei Hans-Joachim insbesondere der Selen- und Vitamin-D-Mangel) ist ein Abbau der Radikale nicht mehr möglich: Die

Gewebeübersäuerung nimmt zu und damit auch die zelluläre Radikalenbelastung in den Hirnzellen. Seine Energieproduktion in der Zelle wurde komplett blockiert (ATP = 39), sein zellulärer Schutz gegen Radikale und die Entgiftungsfähigkeit der Hirnzellen fehlte. Es kam zum chronischen Untergang der Hirnzellen und damit zu Morbus Parkinson.

Diagnosen:

- Pestizidinduzierter Morbus Parkinson

- Ausgeprägte mitochondriale Dysfunktion
  – ATP-Mangel
  – Nitrosativer Stress (Pestizidradikale)
  – Erhöhter Pyruvat-Laktat-Quotient (= Laktazidose)

- Mikronährstoff-Mangel: Selen, Vitamin D (niedrig-normal), Q10 (niedrig-normal)

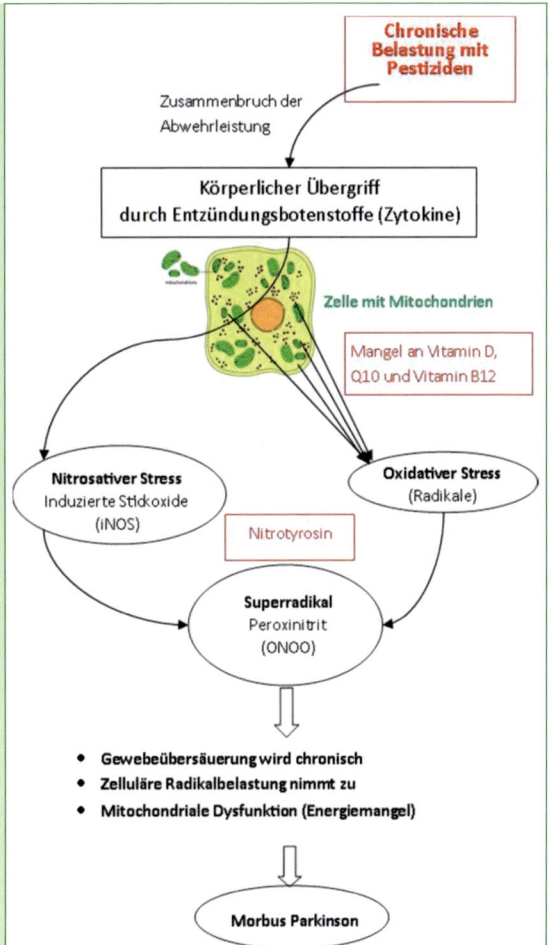

Therapieziele:

1. die Pestizidbelastung und damit die neurogene Radikalenbelastung zu beseitigen. Ich empfahl ihm DMPS-Infusionen und eine tägliche SANZA-Therapie (siehe Kapitel über die SANZA-Therapie, S. 174)
2. den Selenspiegel und damit die intrazelluläre Radikalenabwehr zu optimieren. Ich empfahl ihm, im Zuge seiner Ernährungsumstellung (s. u.) vermehrt Paranüsse zu essen, denn sie enthalten sehr viel natürliches Selen.
3. die schwere mitochondriale Dysfunktion durch Optimierung der Mikronährstoffe Vitamin D, Selen und Q10 zu beseitigen. Ich empfahl ihm, Vitamin D und Q10 hoch dosiert einzunehmen. Zusätzlich empfahl ich ihm die Anwendung einer intermittierenden Hypoxie-Hyperoxie-Therapie (IHHT), um die Regeneration

der Mitochondrien massiv zu unterstützen (siehe Kapitel zur IHHT-Methode).
4. die Gewebesäure (Laktat) zu reduzieren. Ich empfahl Hans-Joachim eine modifizierte LOGI-Kost, um seine Kohlenhydratlast in der täglichen Nahrung deutlich zu senken.
5. die Hirnleistung durch insulinunabhängige, liquorgängige Alternativzucker zu steigern. Ich empfahl ihm Galaktose.
6. die HPU-Ausscheidung zu unterstützen. Ich empfahl ihm aktives Vitamin B_6 (siehe Kapitel über HPU).

Therapie:
- Modifizierte LOGI-Kost (Ref. Worm)
- Vitamin D: 20 000 IE täglich
- Aktives Pyridoxal-5-Phosphat (B-Life protect): 2 x 1 täglich
- Q10 400 mg: 2 x 1 täglich
- Galaktose: 3 x 1 EL täglich
- Chelat-Infusionen mit DIMAVAL: 3 x wöchentlich über 2 Wochen
- Täglich pulsierende elektromagnetische Frequenztherapie (PEMF) mit kombinierten Biofrequenzen (SANZA-Therapie)
- Intermittierende Hypoxie-Hyperoxie-Therapie (IHHT)

Wie ist es Hans-Joachim unter dieser Therapie ergangen?
Unter der Ernährungsumstellung, den DIMAVAL-Infusionen, der täglichen SANZA-Therapie und der Mikronährstoff-Optimierung verschwanden die Gangstörungen und die verwaschene Sprache innerhalb der Intensivtherapie von 2 Wochen. Bereits nach 8 Wochen waren die auffälligen Blutwerte für Selen, Q10 und Vitamin D bei Hans-Joachim komplett optimiert. Die Energieproduktion (ATP-Bildung) in seinen Zellen normalisierte sich genauso wie der Laktat-Pyruvat-Quotient. Ab der 4. Woche integrierte Hans-Joachim zwei Mal wöchentlich die IHHT in seinen Therapieplan. Nach insgesamt 6 Monaten unter Ernährungsumstellung (modifizierte LOGI-Kost), SANZA-Therapie, IHHT, intensiver Krankengymnastik und Mikronährstoff-Optimierung konnte der Patient bis zu 6 Kilometer laufen, ohne jegliche Hilfe und ohne Erschöpfung. Seine Sprachstörungen waren verschwunden. Auch seine übrigen Symptome (Antriebslosigkeit, Müdigkeit und depressive Verstimmungen) verschwanden komplett.

Gefährliche Weichmacher aus Kunststoffen

Ein besonderes Problem sind die Schadstoffe aus den allgegenwärtigen Kunststoffen. Ein Leben ohne Plastikflaschen, Plastikfolien Plastikfrischeboxen oder Plastikspielzeug ist kaum noch vorstellbar. Gehen Sie doch einmal mit Ihren jetzt kritisch geschulten Augen in einen Supermarkt und versuchen Sie, Produkte ohne Plastik zu finden! Fast ein Ding der Unmöglichkeit. Joghurt, Käse, Wurst, Butter, Milch oder Obst – alles steckt oft in Kunststoffverpackungen, selbst Gemüse und Salat werden mittlerweile mit Kunststoff verpackt. Abgesehen von den Schadstoffen wird damit ein riesiger Müllberg erzeugt. Wenn in Deutschland nur noch in Plastikfolie eingeschweißte Gurken gegessen würden, könnten mit der Folie mehrere Tausend Fußballfelder bedeckt werden …

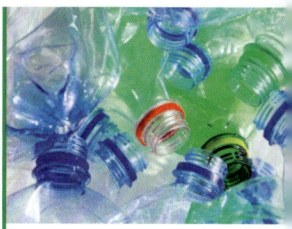

Plastik schützt Lebensmittel vor Schmutz und Keimen, verhindert, dass sie austrocknen oder verderben, ist leicht, gut transportabel und widerstandsfähig. Für die Flexibilität sorgen Weichmacher wie etwa Diethylhexylphthalat (DEHP) und Bisphenol A (BPA). Aber: Gelangen diese chemischen Substanzen aus den Kunststoffverpackungen über die Lebensmittel in den Körper, können sie toxisch sein und sogar den Hormonhaushalt beeinflussen. Hierzu schreibt das Bundesinstitut für Risikobewertung (BfR): „Es bestehen hinreichende Anhaltspunkte für die Annahme, dass DEHP durch seine hormonähnliche Wirkung die menschliche Fortpflanzungsfähigkeit beeinflussen bzw. zu schädlichen Wirkungen auf die Entwicklung von Kindern im Mutterleib führen kann." (BfR 2013)

Fatal: Jeder von uns ist mit Plastik belastet!

In der Sendung „Der große Küchen-Check" fand der NDR den Weichmacher DEHP bei Stichproben in verschiedenen Lebensmitteln deutscher Supermärkte, darunter Weichkäse, Pesto und Butter. Die Werte lagen zwar unter den gesetzlich vorgeschriebenen Grenzwerten der EU, bei übermäßigem Verzehr können gesundheitliche Schäden aber nicht ausgeschlossen werden. Die Toxikologin Marike Kolossa vom Umweltbundesamt (UBA) warnt: „Vor diesem Hintergrund hat das UBA in den letzten zehn Jahren in verschiedenen Studien die Belastung von Kindern, Müttern und Studierenden mit Weichmachern und anderen Chemikalien aus Plastik untersuchen lassen – mit eindeutigen

Ergebnissen. Es gab keine Probe, die frei von diesen Stoffen war." (Kolossa-Gehring 2015)

Kinder sind mit Weichmachern oft stärker belastet als Erwachsene. Sie nehmen die Substanz nicht nur über die Nahrung, sondern auch (beim Spielen) über den Hausstaub und über Mundkontakt mit Plastikspielzeug auf. Untersuchungen, die das Umweltbundesamt im Zeitraum von 2003 bis 2006 im Rahmen des Kinder-Umwelt-Surveys durchführte, haben Abbauprodukte von Weichmachern in nahezu *allen* Urinproben von Kindern nachgewiesen.

Wenn Sie Schadstoffe aus Weichmachern vermeiden möchten, sollten Sie grundsätzlich auf Plastikverpackungen bei Lebensmitteln, insbesondere auf „weiche" Kunststoffe und Getränke aus Plastikflaschen verzichten. Es gibt frische, unverpackte Lebensmittel an der Frischetheke, in Bio-Läden oder auf Märkten. Setzen Sie auf Stoffbeutel anstelle von Plastiktüten, auf Glasflaschen und -schüsseln anstatt Kunststoff. Supermärkte reagieren auf den Markt, die Nachfrage bestimmt das Angebot, daher kann jeder von uns etwas dazu beitragen. Je mehr Menschen Plastik und Kunststoffverpackungen meiden, umso eher steigen die Supermärkte und Discounter ins „hüllenlose" Geschäft ein. Der verpackungsfreie Einkauf in speziellen Supermärkten ist heute bereits ein neuer positiver Trend.

Wie toxische Metalle die Mitochondrien schädigen

Unter den Umweltgiften nehmen die Schwermetalle und ihre Verbindungen eine Sonderstellung ein. Sie zählen zu den schädlichsten Substanzen weltweit. Zu den toxischen Metallen gehören unter anderem: Arsen (As), Blei (Pb), Quecksilber (Hg), Cadmium (Cd), Nickel (Ni), Kupfer (Cu), Palladium (Pd), Titan (Ti), Aluminium (Al).

Schwermetalle und Zahnmetalle können die Mitochondrien nachhaltig schädigen. Sie lösen durch die Bildung von freien Radikalen, reaktiven Stickstoffverbindungen und Peroxynitrit oxidativen und nitrosativen Stress aus, wodurch die Membranspannung der Mitochondrien herabgesetzt wird und die ATP-Synthese und das Energieniveau der Körperzellen sinkt. Dies führt letztlich zu einer mitochondrialen Dysfunktion oder sogar zum Absterben der Zelle. Symptome sind Müdigkeit, Erschöpfung, Schwindel, Konzentrationsprobleme, Kopfschmerzen, Nervenschmerzen und Depressionen bis hin zu chronischen Erkrankungen und Zivilisationskrankheiten. (Jennrich 2007)

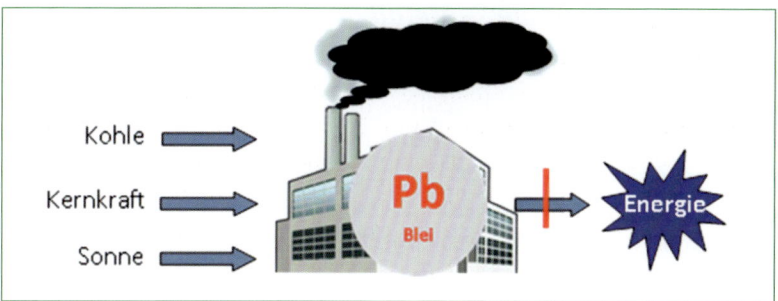

Veranschaulichen wir dies wieder an unserem Kraftwerkmodell: Die Kohle im Kraftwerk oder das Benzin im Motor kann durch zu viel Blei (repräsentativ für alle Schwermetalle) verunreinigt sein. Sowohl im Kraftwerk als auch im Motor führt das zu einer massiven Hitzeentwicklung und damit zu vermehrtem Dampf (Radikale). Das Kraftwerk muss abgeschaltet werden, der Motor bekommt Zylinderrisse. Kein Strom mehr, keine Power mehr.

Fast jeder ist mit Schwermetallen belastet

Heute kann man davon ausgehen, dass toxische Belastungen durch Schwermetalle bei fast jedem Menschen gemessen werden können. (Jennrich 2012) Wie stark der Einzelne durch potenziell toxische Metalle belastet ist, das ist natürlich abhängig von den konkreten Umwelteinflüssen, Ernährungs- und Lebensgewohnheiten. Das Ausmaß der Aufnahme wird bestimmt über die Qualität des Trinkwassers, der Atemluft, der Nahrungsmittel und Genussgifte, der verwendeten Kosmetika und Medikamente, durch Körperschmuck (Piercings, Tattoos etc.) und dauerhaft in den Körper eingebrachte Metalle wie Zahnmetalle (Füllungen, Kronen, Brücken, Implantate, Zahnspangen) oder Prothesen (Gelenkersatz). Mit zunehmendem Lebensalter nimmt die Belastung mit toxischen Metallen zu, der Belastungsgrad steigt durch Metallkumulation mit den Jahren an und die Metalle binden sich in Körperzellen an Eiweiße, wodurch die natürliche Ausscheidung kaum mehr stattfinden kann. (Boeger o. J.)

Tickende „Zeitplombe" – Metall im Mund

Seit Jahren ist Amalgam in aller Munde. Für viele gilt es als praktisches Material zum Füllen defekter Zähne, für andere ist es ein hochtoxisches Gift, dessen Einsatz verboten werden sollte. Amalgam enthält neben anderen Schwermetallen über 50 % Quecksilber, das mit Abstand das giftigste Element in Amalgam ist. Quecksilber verdampft in sehr gut aufnehmbarer Form aus Amalgamfüllungen – im Gegensatz zu anderen Legierungsbestandteilen. (Mutter 2009, S. 32 ff.) Quecksilber kann sich im gesamten Körper ablagern, im Bindegewebe genauso wie in den Organen und im zentralen Nervensystem. Dort, wo sich Gifte über längere Zeit abgelagert haben, zeigen sich auch Symptome.

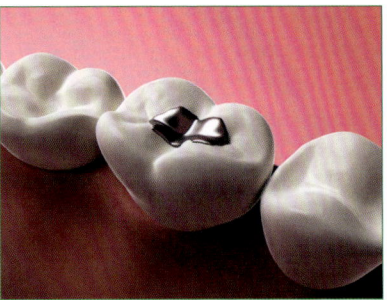

Auch andere Zahnmetalle wie Palladium, Gold oder Titan stellen eine besondere Expositionsquelle dar, da sie über lange Zeit Metallionen an den Körper abgeben können. Diese Zahnmetalle, die in Kronen, Brücken oder Zahnfüllungen verarbeitet oder wie bei Implantaten direkt in den Kieferknochen eingebracht werden, sind in der Mundhöhle einer ständigen hohen mechanischen Belastung durch den Kauvorgang sowie der ständigen Einwirkung von Speichel, Nahrungsmitteln und Getränken ausgesetzt. Dadurch entstehen Abrieb und Korrosion, die damit freigesetzten Metallionen gelangen in den Organismus und können schwerste Reaktionen auslösen. (Jennrich 2013)

Zudem können Zahnfüllungen, Brücken, Kronen und Zahnprothesen aus unterschiedlichen Metallen im Mund elektrische Phänomene verursachen:

- **Batterie-Effekt:** Die unterschiedlichen Metalle bewirken zusammen mit dem stromleitenden Speichel einen Batterie-Effekt im Mund. Nach dem Prinzip der einfachen Batterie fließt in einer Flüssigkeit, dem Elektrolyt, zwischen zwei Elektroden aus unterschiedlichen Metallen ein Strom von der unedleren zur edleren Elektrode. Dadurch lösen sich Ionen aus dem unedleren Metall, wandern zum edleren Metall und lagern sich dort an. Im Mund ist der Speichel die Elektrolytlösung, die von Metallionen durchwandert wird, sobald unterschiedliche Metalle im Mund vorliegen. Gelegentlich spüren betroffene Patienten diese Strombildung in Form metallischer Geschmacksstörungen (Metallgeschmack).

- **Spannungsfeld-Effekt:** Zwischen den verschiedenen Metallen im Mund bauen sich elektrische Felder auf, durch die die Mundschleimhaut und die Kieferknochen aufgeladen werden. Auch das Zentralnervensystem kann hierdurch irritiert werden. Die hohen Spannungswerte aufgrund der Metalle im Mund können zu vielfältigen Störungen führen.

- **Verstärker-Effekt:** Zahnmetalle können mit elektromagnetischen Feldern und Wellen außerhalb des Körpers in gefährliche Wechselwirkung treten (Antenneneffekt). Insbesondere die Strahlung eines Handys wird durch Implantate, Kronen oder Füllungen verstärkt und über die Zahnnerven weitergeleitet.

Diese elektrischen Phänomene und Spannungen stören nicht nur die Nervenimpulse, sondern führen auch zur Membranspannungsveränderung an den Mitochondrien und damit zur mitochondrialen Dysfunktion. Zellen mit über diesen Weg entstandener Mitochondrien-Schädigung sind natürlich empfindlich für aggressive Radikale und das kann schließlich in chronischen Erkrankungen enden. Typische begleitende Erstsymptome der mitochondrialen Dysfunktion durch Schwermetalle sind: Müdigkeit und Erschöpfung, Kopfschmerzen und Konzentrationsprobleme.

Heute stehen dank moderner Keramik und Glasfasern körperverträgliche metallfreie Werkstoffe für Füllungen, Inlays, Kronen und auch Brücken zur Verfügung. Kunststoffe sind wegen der möglicherweise Allergie auslösenden Inhaltsstoffe zu vermeiden. Wo fehlende Zähne durch Prothesen zu ersetzen sind, kann noch nicht immer auf Metalle verzichtet werden. In diesem Fall sollte man aber darauf achten, dass nur ein einziges, hochwertiges Metall verwendet wird.

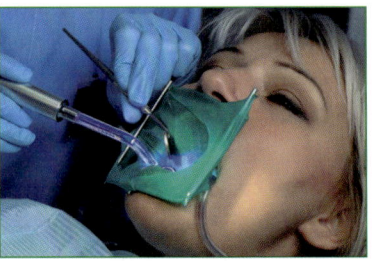

Die Entfernung von Amalgam muss durch einen spezialisierten Zahnarzt mit Kofferdamm und unterstützender Entgiftung (Chlorella, Mikronährstoffe, Chelat-Infusionen) erfolgen. Kofferdamm verhindert das Einatmen durch den Bohrakt entstandener Metallgase und das Verschlucken von Metallpartikeln.

Die wichtigsten toxischen Metalle:

Quecksilber gehört zu den giftigsten nicht radioaktiven Elementen. Es ist giftiger als Arsen oder Blei. (Nascimento u. a. 2003) Die Hauptbelastungsquellen sind Zahnfüllungen aus Amalgam. Auch in der Umwelt und insbesondere im Fisch hat der Quecksilbergehalt zugenommen. Da Quecksilber in der Umwelt nicht abgebaut werden kann, reichert es sich immer mehr an. In Norwegen, Schweden und Dänemark wurde der Einsatz von Amalgam inzwischen verboten oder stark eingeschränkt. Erstaunlich ist vor diesem Hintergrund, dass aktuell in den Energiesparlampen wieder Quecksilber zum Einsatz kommt – mit ersten Fällen von akuten Vergiftungen durch eingeatmete Quecksilberdämpfe von zerbrochenen Lampen. Ein wesentliches Merkmal der toxischen Wirkung von Quecksilber ist der oxidative Stress mit Hemmung der Mitochondrienfunktion und verringerter Energieerzeugung (ATP) in der Zelle. (Monnet-Tschudi u. a. 2006)

Aluminium ist eigentlich kein Schwer-, sondern ein Leichtmetall. Wir alle haben unendlich viel Aluminium um uns herum, es ist zu einem allgegenwärtigen Begleiter in unserem Alltag geworden – man denke nur an die „Gemeinde" der Nespresso-Trinker. Aluminium kommt aus antihaftbeschichteten Teflonpfannen und Aluminiumtöpfen, aus Konserven und Alufolie, es ist in Lebensmitteln als Zusatzstoff oder unsichtbar in der Luft und im Trinkwasser. Weitere Quellen sind Zahnfüllungen und Medikamente (zum Beispiel gepuffertes Aspirin und Magensäure bindende Arzneimittel oder einige Medikamente gegen Durchfall sowie diverse Impfmittel). Auch Kosmetikprodukte, insbesondere Deodorants, können Aluminiumverbindungen enthalten. Es wird als das Metalltoxin der neurodegenerativen Erkrankungen (Parkinson, ALS, Alzheimer) diskutiert. (Chin-Chan u. a. 2015)

Aluminium ist auch Bestandteil verschiedener Lebensmittelzusatzstoffe. Im Einzelnen versteckt es sich hinter den folgenden E-Nummern: E173, E520, E521, E523, E554, E555, E556 und E598.

Wenn Sie Aluminium vermeiden wollen, achten Sie auf die E-Nummern bei den Lebensmitteln. Vorsicht bei der Aufbewahrung oder dem Abdecken von sauren oder salzigen Lebensmitteln in Alugeschirr oder mit Alufolie: Aluminium löst sich unter dem Einfluss von Säure und Salz. Es ist sehr häufig auch Auslöser für Demenz, Alzheimer und Parkinson.

Palladium wird hauptsächlich in Goldlegierungen als Zahnfüllmaterial eingesetzt. Seit Ende 1990 wird es auch für die Abgaskatalysatoren der Autos verwendet, wo es als Feinstaub in die Umwelt gelangt. Bereits geringe Mengen Palladium, wie sie in Goldlegierungen vorkommen, können Beschwerden auslösen und wichtige körpereigene Enzyme behindern.

Blei ist durch die langjährige Nutzung in unserem täglichen Leben sehr verbreitet. Vor allem durch die Beimengung von Tetraethylblei als Antiklopfmittel zum Benzin gelangte es über die Auspuffrohre in die Umwelt. Seit 2000 ist es zwar verboten, aufgrund der hohen Halbwertszeit von 30 Jahren sind aber heute immer noch hohe Bleikonzentrationen im Staub messbar, vor allem in Städten. (Die Halbwertszeit ist die Zeitspanne, nach deren Ablauf eine Substanz zur Hälfte zerfallen ist.) Blei wird hauptsächlich über die Luft mit Feinstaub aufgenommen, aber auch über Lebensmittel (bleihaltige Konservendosen) und Trinkwasser (nicht sanierte Bleileitungen in Altbauten, Bleikeramik-Trinkgefäße, Bleiglasgefäße). Aktuelle Meldung:

> „Nach dem Lebensmittelskandal bei Maggi-Fertignudeln in Indien fordert die dortige Regierung vom Hersteller Nestlé Schadenersatz in Höhe von umgerechnet 90 Millionen Euro. Der Konzern musste die Nudeln aus dem Verkauf nehmen, nachdem Lebensmittelkontrolleure in einigen Paketen bedenklich hohe Bleikonzentrationen gefunden hatten."
> (Kölner-Stadt-Anzeiger 13.8.2015, S. 11)

Cadmium ist ein weiteres bedeutsames Schwermetall, das in verschiedenen Legierungen, im Klärschlamm, im Hausmüll, in einigen Leuchtfarben und in Düngemitteln vorkommt. Es wird hauptsächlich aufgenommen über die Atemluft (Verbrennungsabgase) und durch Phosphatdünger, aber auch über kontaminierte Nahrung und Zigarettenrauch.

Kupfer ist in geringen Mengen lebensnotwendig, hoch dosiert jedoch toxisch. Es wird aufgenommen über Trinkwasser (Kupferrohre), Kochgeschirr oder Intrauterinspiralen. Kupfer ist auch Bestandteil von Amalgam.

Fallbeispiel: Colitis ulcerosa durch Amalgam

Unter *Colitis ulcerosa* – der chronisch entzündlichen Darmerkrankung – versteht man eine Autoimmunerkrankung mit wiederkehrenden oder kontinuierlichen Krankheitsschüben, die auch ohne äußeren Anlass beginnen können. Die beiden häufigsten chronisch entzündlichen Darmerkrankungen sind Morbus Crohn (die Entzündung betrifft den gesamten Magen-Darm Trakt) und Colitis ulcerosa (die Entzündung betrifft ausschließlich den Dickdarm).

Gregor (43) ist Geschäftsführer einer großen Holzimportfirma mit sehr stressigem Job und suchte mich in meiner Sprechstunde auf, weil er seit 6 Jahren an wiederkehrenden Durchfallattacken litt. Eine Darmspiegelung wurde bis dato nicht durchgeführt. Selbst seine über Jahre bestehende Eisenmangelanämie (Blutarmut) wurde nicht abgeklärt und lediglich mit Eisentabletten (erfolglos) behandelt. Unter der Diagnose „chronischer Reizdarm" brachte ihm auch die Langzeitbehandlung mit Iberogast nicht den gewünschten Erfolg. Gregor klagte zusätzlich über Abgeschlagenheit und Müdigkeit, Konzentrations- und Merkfähigkeitsstörungen, Einschlafstörungen, kalte Hände und Füße und Schwindel, insbesondere unter Belastungen. Seine Darmerkrankung begann nach der zahnärztlichen Entfernung seiner acht Amalgamfüllungen. Schutzmaßnahmen gegen Amalgamdämpfe wurden nicht beachtet.

Gregors **Lebensstil** war lediglich bei der Ernährung auffällig: Er aß tagsüber nur unregelmäßig (Fastfood, meistens kohlenhydratlastig) und abends stets warmes Essen mit hohem Anteil an Kohlenhydraten. Er war Nichtraucher. Körperliche Betätigung: Hobbysport (Fußball).

Bei der von mir veranlassten **Darmspiegelung** war eine aktive Colitis ulcerosa des gesamten Dickdarms nachweisbar.

In Gregors **Routine-Laboruntersuchung** war lediglich Eisenmangel im Serum nachweisbar. Alle übrigen Laborparameter, insbesondere die Leukozyten und das sCRP als Entzündungsmarker, waren im Normbereich. **In seiner *speziellen* Laboruntersuchung** waren folgende Befunde nachweisbar:

- ein breiter Mikronährstoff-Mangel: Vitamin D war stark erniedrigt, die Spurenelemente Eisen, Kupfer, Zink, Chrom und Selen sowie die B-Vitamine B_{12} und Folsäure waren grenzwertig erniedrigt.

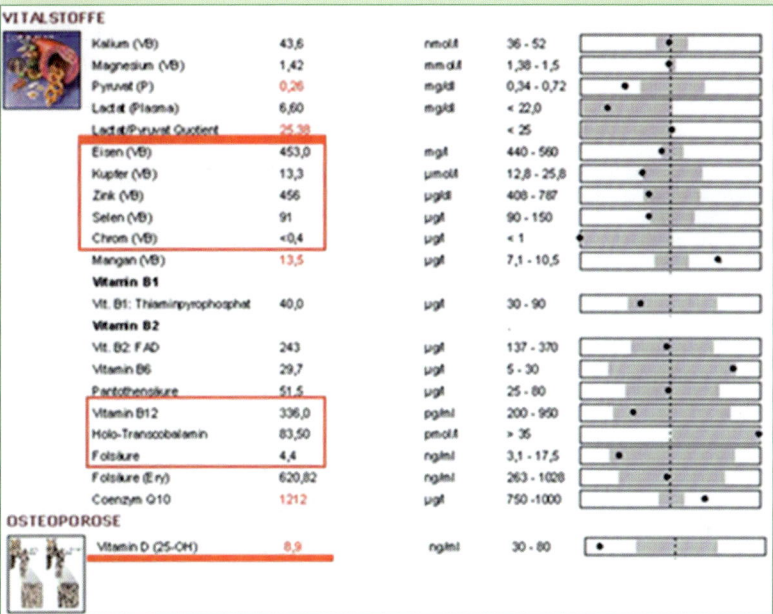

- Der Laktat-Pyruvat-Quotient als Gewebesäuremarker war mit 25,38 % grenzwertig erhöht.

- eine mitochondriale Dysfunktion: Der Energielevel (ATP) in der Zelle war mit 43,7 % extrem erniedrigt. Gleichzeitig bestand eine hohe Radikalenbelastung. (Nitrotyrosin: 1928 nmol)

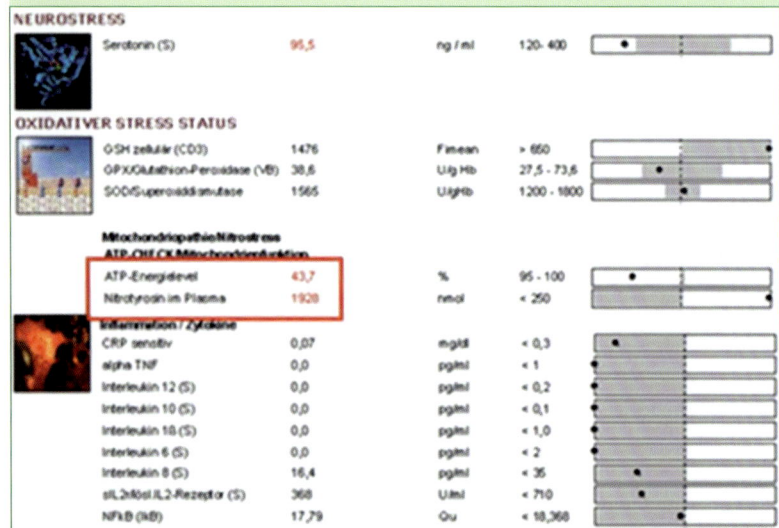

- Die Entgiftungsfähigkeit in seinem Blut (SOD, GPX, GSH) war normal. Es konnte keine Entzündung nachgewiesen werden (Inflammationszytokine normal).

- Eine bakteriell induzierte Colitis konnte bei ihm ausgeschlossen werden: Antikörper gegen Helicobacter-Camphylobacter-Shigellen-Yersinien negativ

- Der M2PK-Test (Nachweis der erhöhten Zellproliferation = Zellwachstum im Darm) war bei ihm positiv, was bei entzündlichen wie tumorösen Schleimhautveränderungen im Darm möglich ist.

INFEKTIONEN

Antikörper-Serologie

Chl. trachomatis-IgG	negativ	Titer	<1:16	
Chl. trachomatis IgA	negativ	Titer	<1:16	

Chlamydia pneumoniae

Chl. pneumoniae IgG (EIA)	1:32	Titer	<1:16	
Chl. pneumoniae IgM (EIA)	negativ	Titer	<1:16	
Campylobacter jejuni IgG-EIA	<20	U/ml	< 20	
Campylobacter jejuni IgA-EIA	<20	U/ml	< 20	
Campylobacter jejuni IgM	<40	U/ml	< 40	
Shigella dysent. 1 (Widal)	negativ	Titer	<1:100	
Shigella dysent. 2 (Widal)	negativ	Titer	<1:100	
Shigella flexneri	negativ	Titer	<1:100	

Yersiniose

		Index		
Vers. enterocol. IgG-EIA	negativ	Index	< 1	
Vers. enterocol. IgA-EIA	negativ		< 1	
Yersinien IgG-Blot	negativ		negativ	
Yersinien IgA-Blot	negativ		negativ	
Yersinien IgM-Blot	negativ		negativ	

Helicobacter pylori

Helicobacter pylori IgG-EIA	negativ		< 1	
Helicobacter pylori IgA-EIA	negativ		< 1	

ONKOLOGIE

Tumorscreening

NSE (Roche)	4,4	µg/l	< 18,3	
S-100 (Roche)	42	pg/ml	< 105	
M2-PK TumorM2-PK (St)	11,4	U/ml	< 4	

- In seinem intestinalen Ökogramm – auch Kyberstatus genannt – (Kultur auf pathogene Keime, biologische Darmflora, Darmpilze, Stuhleigenschaften, Stuhlausnutzung und intestinale Entzündungsparameter) konnte das Fehlen pathogener Keime (Helicobacter-Camphylobacter-Yersinien-Salmonellen-Shigellen-Clostridien) oder Pilze bestätigt werden. Die Schutzflora seines Dünndarms (Bifidobakterien, Laktobazillen, Bacteroides) war leicht, die Schutzflora seines Dickdarms (physiologische E. coli, Enterokokken) war massiv erniedrigt. Sein Schleimhautschutz sIgA war dadurch stark erniedrigt. Fette konnte er nur schlecht resorbieren. Eine massive intestinale Schleimhautentzündung (Calprotectin und alpha-1-Antitrypsin) war nachweisbar.

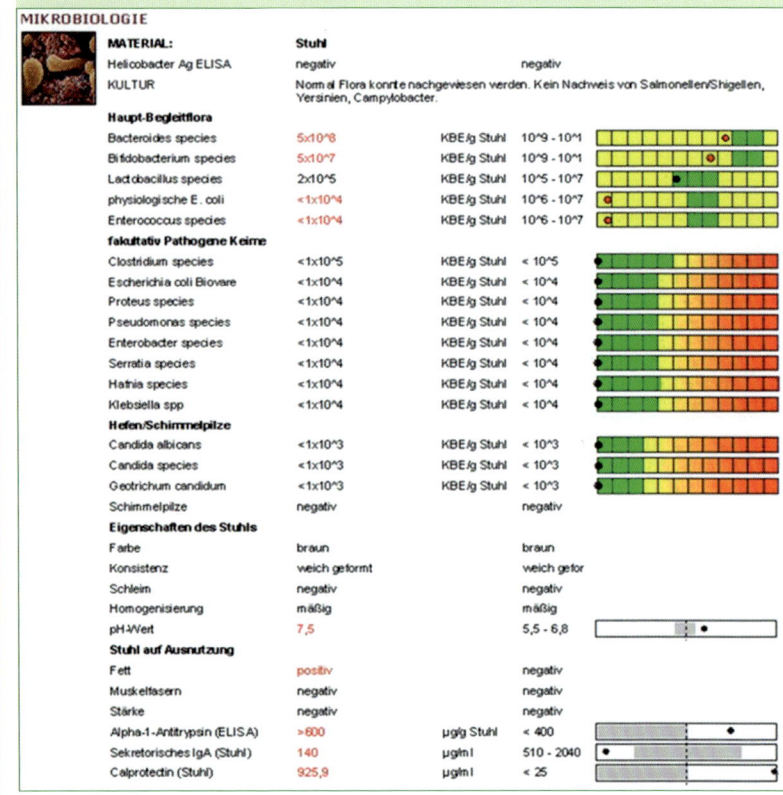

- Der Immuntoleranztest (ITT) ist eine spezielle Blutuntersuchung der körpereigenen Immunzellen (T-Lymphozyten) und ihrer Reaktion auf Umweltstoffe (in seinem Fall auf die Inhaltsstoffe des Amalgams). Unstimuliert (= basal) konnte bei ihm bereits eine hohe Ausschüttung an Interleukin-10 und Tumornekrosefaktor-α nachgewiesen werden. IL-10 wirkt begrenzend und hemmend auf Abwehrvorgänge. Der TNF-α ist bei lokalen und systemischen Entzündungen stets beteiligt und typisch bei chronisch entzündlichen Darmerkrankungen. Nach Stimulation seiner T-Lymphozyten mit Quecksilber – Silber – Zinn (den Inhaltsstoffen von Amalgam) im Laborblut konnte eine massive Ausschüttung von TNF-alpha nach Kontakt mit Quecksilber und weniger stark nach Kontakt mit Zinn nachgewiesen werden und damit als Auslöser der Colitis aufgedeckt werden.

ITT Unverträglichkeitsreaktion				
Basaltransformation				
IL2 basal	0	pg/ml	< 2	
IFNg basal	0	pg/ml	< 3	
IL10 basal	11	pg/ml	< 3,0	
TNFalpha basal	26	pg/ml	< 2	
Mitogen: PWM				
IL2 PWM	885	pg/ml	> 50	
IFNg PWM	423	pg/ml	> 200	
IL10 PWM	84	pg/ml	> 50	
TNFalpha PWM	4137	pg/ml	> 20	
ITTU Material 1	**Quecksilber**			
ITT Mat 1 IL2	0	pg/ml	< 2	
ITT Mat 1 INFg	0	pg/ml	< 3	
ITT Mat 1 IL10	20	pg/ml		
ITT Mat 1 TNFα	473	pg/ml	< 2	
ITTU Material 2	**Silber**			
ITT Mat 2 IL2	0	pg/ml	< 2	
ITT Mat 2 INFg	0	pg/ml	< 3	
ITT Mat 2 IL10	5	pg/ml		
ITT Mat 2 TNFα	0	pg/ml	< 2	
ITTU Material 3	**Zinn**			
ITT Mat 3 IL2	0	pg/ml	< 2	
ITT Mat 3 INFg	0	pg/ml	< 3	
ITT Mat 3 IL10	11	pg/ml		
ITT Mat 3 TNFα	45	pg/ml	< 2	

Wie sind diese speziellen Blutergebnisse für Gregor zu werten?

Die Quecksilber- und Zinnintoxikation unter seiner Amalgamentfernung führte über die Stimulation der T-Lymphozyten mit nachfolgender massiver Freisetzung des Zytokins TNF-alpha zur entzündlichen Reizung seiner ungeschützten Darmschleimhaut (Schutzflora und Schleimhautschutz sIgA fehlte bei ihm) und damit zur Entstehung der Colitis ulcerosa. Die chronische Darmentzündung sowie der massiv entzündungsfördernde Botenstoff (TNF-alpha) ließen bei Gregor irreversible oxidative Radikale (Nitrotyrosin = 1928) entstehen, die wie in den Fällen zuvor die Einschleusung des aus Glykose gebildeten Pyruvats in das Mitochondrium blockieren. Das Pyruvat verbleibt im Gewebe und wird unter Verbrauch von B-Vitaminen zu Laktat (Milchsäure) vergoren: Es entsteht wie immer die Laktazidose (Laktat-Pyruvat-Quotient = 26).

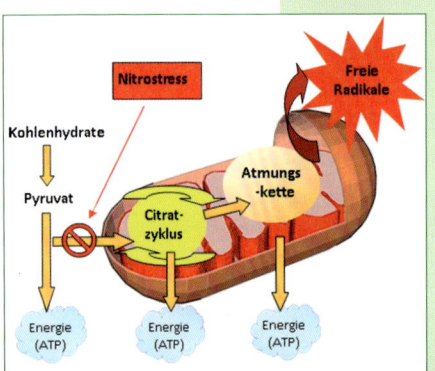

Diese Übersäuerung führte letztlich zu Gregors zusätzlich beklagten Symptomen: Abgeschlagenheit, Müdigkeit, Konzentrations- und Merkfähigkeitsstörungen, kalte Hände und Füße und über den Eisenmangel zu Schwindel unter Belastung. Wie Sie ja schon wissen, sind die Mikronährstoffe Vitamin D, Coenzym Q10 und Vitamin B_{12} neben Selen, Mangan, Kupfer und Zink in der Zelle wichtig für den Abbau und die Entgiftung jeglicher oxidativer oder nitrosativer Radikale. Bei einem Mangel an diesen Mikronährstoffen in der Zelle (damit also Messung im Vollblut wichtig) ist ein Abbau der Radikale (in Gregors Fall: Nitrotyrosine) nicht mehr möglich. Die Energieproduktion in der Zelle wird blockiert (ATP = 44), der zelluläre Schutz gegen Radikale und die Regenerationsfähigkeit der Darmzellen fehlt. Es kommt zur chronischen Entzündung der Darmschleimhaut.

Diagnosen:

- **Colitis ulcerosa:**
  durch Amalgam induziert
  fehlende Darmschutzflora und fehlendes sIgA
  chronische Entzündung des Darms (Calprotectin und α-1-Antitrypsin erhöht)
  ungenügende Fettresorption durch unzureichende Fettverdauung

- **mitochondriale Dysfunktion**
  ATP-Mangel
  nitrosativer Stress (Nitrotyrosin)
  erhöhter Pyruvat-Laktat-Quotient (Laktazidose)

- **Mikronährstoff-Mangel**
  Vitamin D
  Vitamin B_{12} (niedrig-normal)
  Folsäure (niedrig-normal)
  Eisen, Kupfer, Zink, Selen (niedrig-normal)

Therapieziele:

1. die Radikalenbelastung (Amalgam = Nitrotyrosin) und damit die Darmschleimhaut-Entzündung zu unterbrechen. Ich empfahl Gregor hoch dosiertes Vitamin D und ein hoch dosiertes Multivitaminpräparat.

2. die mitochondriale Dysfunktion (ATP-Mangel und erhöhter Laktat-Pyruvat-Quotient) zu beseitigen. Ich empfahl ihm die modifizierte LOGI-Kost.

Therapie:
- Modifizierte LOGI-Kost
- Vitamin D: 40 000 IE täglich
- BIONOVELIA Immun Pro™: 1 x 1 täglich
- Salofalk: 2 x 1 g täglich (wurde schulmedizinisch beibehalten)

Wie ist es Gregor unter dieser Therapieempfehlung ergangen?
Unter der Ernährungsumstellung und der Mikronährstoff-Optimierung waren seine Durchfälle innerhalb von 4 Wochen verschwunden. Nach insgesamt 8 Wochen waren seine auffälligen Blutwerte für Vitamin D, Folsäure, Vitamin B_{12} und die Spurenelemente komplett optimiert. Die Energieproduktion in seinen Zellen normalisierte sich. Lediglich der Laktat-Pyruvat-Quotient stieg auf 43 % (vorher 26 %), was bei Symptomfreiheit als Entsäuerung des Gewebes zu werten ist.

Nach insgesamt 5 Monaten unter Ernährungsumstellung (modifizierte LOGI-Kost) und Mikronährstoff-Optimierung wurde bei Gregor eine Kontrollkoloskopie (= Darmspiegelung) durchgeführt. Es zeigte sich eine komplette Abheilung der Schleimhaut. Auch mikroskopisch konnte keine Entzündung mehr in seinem Darm nachgewiesen werden. Alle übrigen Symptome waren bei ihm ebenfalls komplett verschwunden. Ich habe Gregor mehr als 2 Jahren nachbeobachten können. Unter der modifizierten LOGI-Kost, die ihm mittlerweile zur Routine wurde, und einer Erhaltungstherapie mit täglich 5000 IE Vitamin D und einem Beutel Bionovelia Immun Pro ist Gregor ohne Einnahme von Salofalk bis heute beschwerdefrei und hat über insgesamt 3 Jahre keinen Rückfall seiner Colitis erlebt.

Alle Toxine bewirken über Entzündungsbotenstoffe und durch sich selbst eine Schädigung der Mitochondrienfunktion (die Membranspannung sinkt) und lassen massiv freie Radikale entstehen.

Wenn Elektrosmog auf die Nerven geht

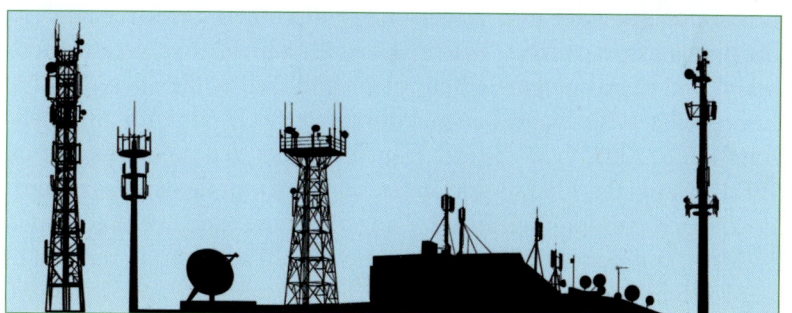

Ein typischer Fall aus unserer alltäglichen Praxis:
Frank (48) aus Düsseldorf klagte über ständige Erschöpfung, Müdigkeit und Antriebslosigkeit. Jeden Morgen quälte er sich aus seinem Bett, nachts konnte er nicht schlafen und tagsüber fühlte er sich wie gerädert. Dazu kamen Kopfschmerzen und Konzentrationsprobleme, sein Blutdruck stieg an, sodass er Tabletten nehmen musste. Die vielen Ärzte, die er konsultierte, konnten ihm nicht helfen. Als er schließlich zu uns in die Praxis kam, riet ich ihm zu einer baubiologischen Untersuchung seiner Räumlichkeiten. Die Messung seines Schlafraumes ergab eine starke Belastung mit hochfrequenter Strahlung durch einen WLAN-Router in unmittelbarer Nähe und ein DECT-Schnurlostelefon im Nebenzimmer, das ständig mit Maximalleistung strahlte. Ein zusätzlicher Störfaktor war seine Federkernmatratze: Die Stahlfederkerne nahmen die elektrischen Felder der neben dem Bett stehenden Nachttischlampe auf (Antennenwirkung); gleichzeitig verzerrte die Matratze durch Magnetostatik das Erdmagnetfeld.

Nach Austauschen seiner Matratze gegen eine metallfreie Matratze, nach Ausschaltung des WLAN-Routers in der Nacht und nach Einstellung eines ECO-Modus bei dem DECT-Telefon, der die Dauerstrahlung abschaltete, konnte Frank endlich, nach Jahren, wieder gut schlafen. Bereits eine Woche später waren seine Müdigkeit, die Erschöpfung und die Kopfschmerzen verschwunden, er hatte mehr Energie und war ein völlig neuer Mensch. Nach einiger Zeit normalisierte sich sogar sein Blutdruck, sodass er auf die Tabletten verzichten konnte.

Frank hatte ein großes Problem mit Elektrosmog gehabt und damit steht er nicht alleine. Immer mehr Menschen reagieren auf diese unsichtbaren Felder und Wellen mit Symptomen. „Elektrosmog" ist die umgangssprachliche Umschreibung für alle elektrischen, magnetischen und elektromagnetischen Felder und Wellen, die unerwünschte biologische Wirkungen haben könnten. (Bundesamt für Strahlenschutz u. a. 2005, S. 39) Dieser Begriff umfasst den niederfrequenten Elektrosmog, der überall dort entsteht, wo Strom fließt (Hausstromnetz, Hochspannungsleitungen, Endgeräte), und den hochfrequenten Elektrosmog, der durch Mobil- und Kommunikationsfunk verursacht wird (Handys, Mobilfunkmasten, Schnurlostelefone, WLAN, WiFi, Bluetooth, Notebooks, Computer, kabellose Tastaturen, DECT-Babyphone, Kinderspiele wie Wii, Xbox, kabellose Playstations etc.).

Unerwünschte Nebenwirkungen von Strom und Funk

Noch niemals zuvor waren wir so starker künstlicher Strahlung ausgesetzt wie heute. Wir stecken in einem immer dichter werdenden Netz elektromagnetischer Schwingungen und elektrischer sowie magnetischer Felder, die es bis vor 150 Jahren auf unserem Planeten so noch gar nicht gab. Vor allem in den letzten Jahren gab es eine rasante Entwicklung bei Mobilfunk und Internet; eine Entwicklung, die unser Leben durch vereinfachte Kommunikation und unkomplizierten Zugang zu Informationen revolutioniert hat. Und diese Entwicklung ist noch lange nicht abgeschlossen.

Schalten Sie doch einfach einmal Ihr Laptop, Tablet oder Smartphone an und schauen Sie nach, welche potenziellen WLAN-Verbindungen Ihnen angezeigt werden. Wie viele sind es? Sie kennen zwar wahrscheinlich nicht alle Ihre Nachbarn, aber Sie bekommen von jedem WLAN in Ihrer Nachbarschaft ständig Besuch – ein „Besuch", der Ihnen und Ihren Zellen ganz und gar nicht guttut.

WLAN und Schlaflosigkeit

Fallbeispiel: Anna (68 Jahre alt)

Bereits seit einigen Jahren litt Anna unter massiven Schlafproblemen. Sie fühlte sich tagsüber wie gerädert und konnte sich immer schlechter konzentrieren; nachts wanderte sie durch ihre Wohnung, weil sie einfach nicht schlafen konnte. Bei unserer baubiologischen Messung wurde eine massive Belastung durch einen WLAN-Router festgestellt, der sich in einem Raum unter dem Schlafzimmer befand. Ebenfalls störte sie eine Nachttischlampe, die aufgrund der falschen Steckerposition im Kopfbereich 80 mV Spannung erzeugte. Verstärkt wurde das Ganze bei ihr noch durch eine Federkernmatratze. Durch die Antennenwirkung der Stahlfederkerne wurden die elektrischen Felder aufgenommen und dadurch war Anna die ganze Nacht „unter Spannung".

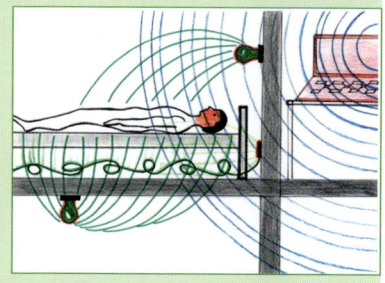

Nach dem Ausschalten des WLAN, dem Austauschen der Federkernmatratze gegen eine metallfreie Matratze und dem Umdrehen des Lampensteckers in der Steckdose konnte Anna endlich wieder entspannt schlafen. Die Konzentrationsprobleme verschwanden und sie hatte wieder mehr Energie.

Auch hier können wir die Problematik an unserem Kraftwerkmodell veranschaulichen: Das Kraftwerk funktioniert, die Programme laufen, die Kohle ist einwandfrei. Die Mitarbeiter sind ausgeschlafen und gesund. Doch plötzlich zieht ein Gewitter auf und mehrere 100 Millionen

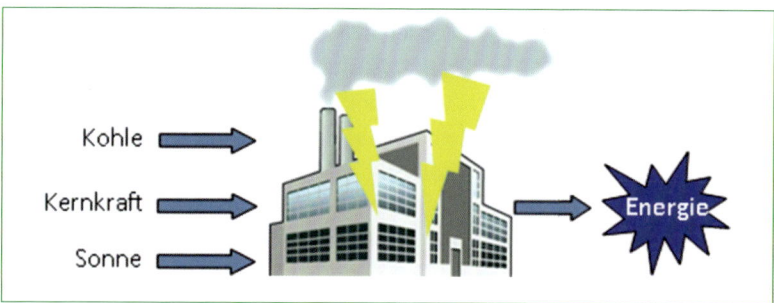

Volt starke Blitze treffen das Kraftwerk. Die Sicherungen fliegen raus (die Membranspannung der Mitochondrien sinkt), das Kraftwerk steht still. Kein Strom, keine Power.

Die künstlichen Felder und Wellen dieser neuen vernetzten Welt gehen *nicht* einfach spurlos durch uns hindurch. Sie stören die natürlichen Lebensabläufe (die elektrische Zellkommunikation wird gestört), sie greifen in biologische Prozesse ein und verändern sie (die mitochondriale Membranspannung wird vermindert), sie bedeuten Stress für Körper und Psyche (freie Radikale entstehen), kultivieren Krankheit und verhindern Heilung (durch die Entstehung der mitochondrialen Dysfunktion). Appelle von Ärzten wie der Freiburger Appell und der Bamberger Appell warnen bereits seit 2002:

> „Unsere therapeutischen Bemühungen um die Wiederherstellung der Gesundheit bleiben immer häufiger ohne Erfolg. Denn das ungehinderte Eindringen der Dauerstrahlung in Wohn- und Arbeitsbereiche, speziell in Kinder- und Schlafzimmer, die wir als äußerst wichtige Orte der Entspannung, Regeneration und Heilung ansehen, verursacht pausenlosen Stress und verhindert eine grundlegende Erholung des Kranken."
> (FREIBURGER APPELL 2002, siehe unter:
> www.igumed.de/images/fa_1_03.pdf)

Wir können das bestätigen. Nach jahrelangen Erfahrungen aus Elektrosmogmessungen und Reduzierung von ständig einwirkendem Elektrosmog in Schlaf- und Arbeitsbereichen stellen wir fest, dass Kopfschmerzen, Migräne und Schlafprobleme verschwinden, Erschöpfte wieder vital werden, dass Bluthochdruck und Herzrhythmusstörungen sich normalisieren und Schmerzen, Schwindel und viele andere Symptome sich in Luft auflösen. Sicher geschieht dies nicht bei allen Menschen, aber bei verdächtig vielen – während die Wissenschaftler sich immer noch streiten, ob und ab wann die Strahlung schädlich ist.

Fallbeispiel: Hyperaktiv – ständig unter Strom

Max, ein Schüler aus Jülich, war hyperaktiv und in der Schule auffällig. Die Ärzte diagnostizierten bei Max ein ADHS und empfahlen der Mutter das Amphetamin *Ritalin* für den Jungen. Nachts schlief er nach Aussagen der Mutter sehr schlecht und wachte stündlich auf. Die baubiologische Untersuchung zeigte massive elektrische und

> elektromagnetische Probleme durch Trafozuleitungen von außen, massive Funksmogbelastung durch einen Mobilfunksender in der Nähe, selbst verursachte Felder durch eine Kompakt-Stereoanlage und einen Radiowecker im Kopfbereich. Nach Entfernen der Geräte sowie effektivem Abschirmen schlief der Junge nachts wieder durch und wurde zusehends ruhiger. In der Schule fiel innerhalb von 4 Wochen auf, dass er sich viel besser konzentrieren konnte; das *Ritalin* konnte bereits nach 2 Monaten wieder abgesetzt werden.

Epidemiologische Studien über die bei Anwohnern von Mobilfunk-Basisstationen regelmäßig auftretenden Symptome verdeutlichen dies. Ein besonders typisches Beispiel ist die Santini-Studie aus Frankreich. (Santini u. a. 2001) Die statistische Auswertung zeigt die Häufigkeit von Symptomen in Abhängigkeit von der Entfernung zur Basisstation: Symptome wie Übelkeit, Appetitlosigkeit oder Sehstörungen gab es in einer Zone nahe der Basisstation, bis 10 m Entfernung. In einer Zone bis zu 100 m Entfernung konnte ein deutlicher Anstieg von Beschwerden wie Reizbarkeit, Depression, Konzentrationsprobleme und Schwindel beobachtet werden. In einer Entfernung von circa 300 m dominierten die Symptome für chronische Müdigkeit.

Auch das Krebsforschungsinstitut (IARC) der Weltgesundheitsorganisation (WHO) warnt, dass Handystrahlung „möglicherweise krebserregend" sei. Häufiger Gebrauch von Mobiltelefonen könne das Risiko von Hirntumoren erhöhen, heißt es in der Studie, an der 31 Wissenschaftler aus 14 Ländern mitgewirkt haben. (IARC 2011) Heute nutzt fast jeder Mensch den Mobilfunk. Alleine in Deutschland gibt es mehr als 100 Millionen Handyverträge, weltweit sind es Milliarden. Doch mit Sicherheit wissen nur sehr wenige etwas von den gesundheitlichen Gefahren, die von diesen Geräten ausgehen.

Zunehmend weisen Studien auch Auswirkungen der Mobilfunkstrahlung auf die neuro-endokrine Stressachse nach. Die Rimbach-Studie zum Beispiel zeigt auf, dass eine Hochfrequenzbelastung durch einen Mobilfunksender Auswirkungen auf die Stresshormone Adrenalin und Noradrenalin hatte (signifikanter Anstieg), während die Dopaminwerte sanken (= Auswirkungen wie bei akutem Stress). (Buchner u. Eger 2011) Das ECOLOG-Institut warnte bereits in seiner Veröffentlichung vom Dezember 2010 (Neitzke u. a. 2010):

„Mit der gegenwärtigen und der in absehbarer Zeit zur Verfügung stehenden Technik werden die AACC-Visionen einer allgegenwärtigen, jeder Zeit verfügbaren Informations- und Kommunikationstechnik nicht gesundheitsverträglich zu realisieren sein." (AACC= Anytime, Anywhere Communication and Computing)

> **Die Vision einer digitalisierten, vernetzten Welt wird nicht gesundheitsverträglich zu realisieren sein!**

Wie Mobilfunk die Mitochondrien schädigt

Die Digitalisierung unserer Welt bedeutet radikalen Dauerstress für unsere Zellen. Es ist vor allem die ständig ansteigende Belastung durch die nicht ionisierende, digital gepulste Strahlung des Mobil- und Kommunikationsfunks, die störend in die Zellprozesse eingreift (Warnke u. Hensinger 2013):

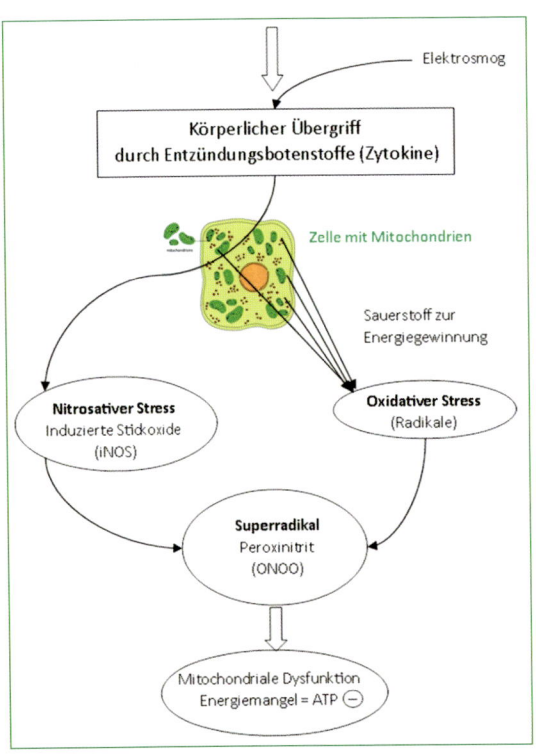

- Die hochfrequenten elektromagnetischen Felder erzeugen oxidativen und nitrosativen Stress und bewirken so eine Überproduktion von zellschädigenden freien Radikalen und Superradikalen, die die Membranspannung der Mitochondrien vermindert und dadurch deren Funktion (Zellenergiebildung) reduziert.

- Die körpereigenen Abwehrstoffe, die Antioxidantien (Radikalenfänger) werden durch vermehrten Verbrauch vermindert.

- In den Mitochondrien entstehen Mikronährstoff-Defizite, die Bildung von Zellenergie (ATP) sinkt und reduziert die Leistungsfähigkeit der Zellen.

- Die Blockierung der ATP-Produktion und die mitochondriale Dysfunktion schwächen schließlich das Gesamtsystem. Multisystemerkrankungen können entstehen.

Diese pathologische Kaskade zeigt auf, dass die nicht ionisierende Strahlung des Mobil- und Kommunikationsfunks zwar nicht unmittelbar Zellschäden verursacht wie die ionisierende Strahlung (Atomkraftwerke, Röntgen etc.), sondern auf indirektem Weg über die Überproduktion zellschädigender freier Radikale oxidativen und nitrosativen Stress erzeugt.

> „Das Krankheitsbild des ‚Aquired Energy Dyssymbiosis Syndroms' (‚Erworbenes Energie-Dyssymbiose-Syndrom') bezeichnet einen Mangel an Zellenergie – bei gleichzeitiger Entgleisung des Zellmilieus. Das führt zur (Anmerkung der Verfasser: erworbenen) ‚mitochondrialen Dysfunktion': Die Energiebildung ist blockiert; die Kraftwerke der Zellenergie verwandeln sich in ergiebige Quellen freier Radikale."
>
> (Warnke 2007)

Die Folgen dieser Prozesse sind gravierend, sie führen zu verschiedensten Erkrankungen, vor allem zu neuro-degenerativen Erkrankungen, Burn-out und chronischem Müdigkeitssyndrom. Genau dies erleben wir in unserer Praxis immer wieder. Extreme Müdigkeit, Erschöpfung, Energielosigkeit, Abgeschlagenheit, morgens wie gerädert aufstehen, nicht schlafen können – all diese Symptome bedeuten Energiemangel; Energiemangel wegen gestresster Zellen, wegen schwacher Mitochondrien! Also holen wir die Mitochondrien aus dem Stress: durch Messen und Reduzieren der stressenden Strahlung. Und dann können wir beobachten, wie die Symptome verschwinden!

Eine aktuelle Information dazu: Die Deutsche Telekom plant bundesweit die Einrichtung von 2,5 Millionen zusätzlichen öffentlichen WLAN-Hotspots über private Anschlüsse. Das Konzept „WLAN TO GO" sieht vor, dass Kunden ihren heimischen Anschluss mit anderen Nutzern teilen und somit selbst zum Hotspot-Anbieter werden. Damit soll WLAN flächendeckend zur Verfügung stehen. Diese Nutzung hat aber nur Sinn, wenn der öffentliche Teil des WLAN-Routers rund um die Uhr eingeschaltet bleibt und auf Maximalleistung sendet. Das heißt für uns: Superstress für die Mitochondrien! Und was passiert, wenn die Mitochondrien gestresst sind? Sie erzeugen weniger Energie … und wir sind „voll fertig".

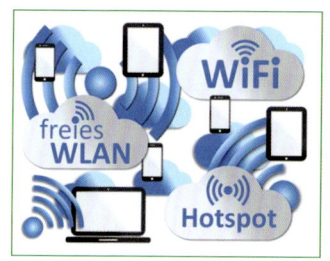

„Was wir in unserem Praxisalltag erleben ist alles andere als hypothetisch! Wir sehen die steigende Anzahl chronisch Kranker auch als Folge einer unverantwortlichen Grenzwertpolitik, die, anstatt den Schutz der Bevölkerung vor den Kurz- und besonders Langzeitauswirkungen der Mobilfunkstrahlen zum Handlungsmaßstab zu nehmen, sich dem Diktat einer längst hinreichend als gefährlich erkannten Technologie unterwirft. Es ist für uns der Beginn einer sehr ernst zu nehmenden Entwicklung, durch welche die Gesundheit vieler Menschen bedroht wird."

(FREIBURGER APPELL 2002, siehe unter: www.igumed.de/images/fa_1_03.pdf)

Immer mehr Menschen sind elektrosensibel – Tendenz steigend. Und die Dunkelziffer ist hoch, denn die meisten wissen nicht, dass ihre Beschwerden durch Dauereinwirkung von Strahlung ausgelöst werden. Positiv ist, dass immer mehr Ärzte erkennen, dass Elektrosmog krank macht und eine Therapieblockade darstellt. Die Basis ihrer Therapien ist die Elektrosmog-Messung und -Reduzierung in der Wohnung der Patienten.

> Elektrosmog produziert massiv freie Radikale, die über die Veränderung der Membranspannung die mitochondriale Funktion zerstören und zusätzlich über die Aktivierung der Hirnhormone (Neurotransmitter) die Mitochondrien belasten.

Wie man strahlungsbedingte Radikalenbelastung reduzieren kann

Jede Art von dauerstrahlendem Elektrosmog führt zu Stress, Überforderung des Immunsystems und Energieverlust. Er sollte daher insbesondere in Schlafbereichen (= Regeneration) auf ein unvermeidbares Mindestmaß reduziert werden. Auch wenn die Strahlung von außen kommt, gelingt dies mithilfe von Abschirmungsmaterialien oder Entstörungen.

Unsere Patienten sind jedes Mal schockiert, wenn wir beim Messen der Funkbelastung im Schlafbereich unsere Geräte einschalten. Auch wenn ihnen die Messwerte selbst nicht viel sagen – das knatternde, pulsierende Geräusch aus den Geräten bleibt im Bewusstsein. Und ebenso die Ruhe, die einkehrt, sobald wir das WLAN am Router ausschalten und das dauerstrahlende Schnurlostelefon vom Netz nehmen (– sofern die Strahlung nicht von außen kommt).

DECT-Schnurlostelefone: Die Basisstationen der meisten DECT-Schnurlostelefone sind Dauerstrahler, sie senden rund um die Uhr gepulste hochfrequente Strahlung aus, auch wenn man nicht telefoniert – das ergibt überhaupt keinen Sinn, aber die Belastung ist extrem.

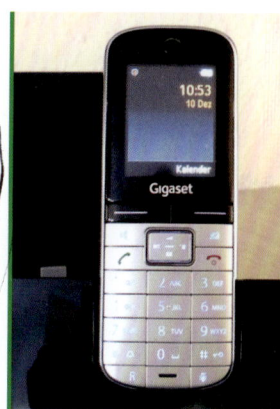

Es gibt mittlerweile strahlungsarme DECT-Schnurlostelefone, bei denen die Dauerstrahlung der Basisstation abgeschaltet ist. Diese haben die Kennzeichnung „Eco Low Radiation" (Orchid), „fulleco" (Swissvoice), „Eco Modus +" (Siemens) oder „Full Eco Mode" (Telekom). Achtung: Die Eco-Mode-Funktion muss bei den meisten DECT-Geräten über das Menü aktiviert werden! Vielleicht haben Sie ja bereits ein solches Telefon. Versuchen Sie doch einfach einmal, über Ihr Mobilteil die Basis einzustellen (zum Beispiel auf diesem Weg: Menü – Einstellungen – Basis – Sonderfunktionen – Eco Modus Plus /Full Eco Mode oder ähnlich). Oder schauen Sie in die Bedienungsanleitung.

Abgesehen von der Basisstation strahlt auch das Mobilteil, sobald telefoniert wird; die Strahlung dringt direkt in den Kopf. Nutzen Sie bei längeren Gesprächen grundsätzlich ein einfaches Schnurtelefon ohne Funk, das Sie zusätzlich zu Ihrem Schnurlostelefon anschließen können.

Interessant ist folgende Studie: Die kanadische Biologin Magda Havas untersuchte den Pulsschlag von Probanden unter dem Einfluss der Strahlung eines DECT-Schnurlostelefons. Der biologische Effekt war vor allem bei elektrosensiblen Personen gravierend; hier hatte sich der Pulsschlag bereits unmittelbar nach Einschalten des DECT-Schnurlostelefons beinahe verdoppelt. (Havas u. a. 2010)

DECT-Babyphones: Babyphones nach aktuellem DECT-Standard sind nicht empfehlenswert, die Strahlungsintensität ist extrem hoch! Viele DECT-Babyphones funken zudem nonstop, also auch, ohne dass das Baby Laute von sich gibt. Baubiologisch empfehlenswert sind elektrosmogreduzierte Babyphones. (Näheres im Anhang unter „Adressen")

Handys und Smartphones: Schalten Sie Ihr Handy aus, wann immer das möglich ist. Im eingeschalteten Zustand sollten Handys möglichst weit entfernt vom Körper aufbewahrt und mitgeführt werden (Handtasche). Vor allem Menschen mit Herzschrittmachern sollten das Handy nicht in der Brusttasche tragen. Telefonieren Sie nur bei gutem Empfang, sonst verstärkt das Handy seine Sendeleistung. Die Gespräche sollten kurz sein – bevorzugen Sie SMS. Noch besser: Benutzen Sie das Festnetz.

Vermeiden Sie Telefonate im Auto, auch nicht mit Freisprecheinrichtung (hohe Sendeleistung wegen abschirmender Karosserie und Strahlungskonzentration durch vielfache Innenreflexion).

Das Bundesamt für Strahlenschutz (BfS) warnt: *„Insbesondere sollte die Nutzung von Handys durch Kinder auf das Notwendigste beschränkt bleiben."* (BfS 2015) Die Strahlung wird vom Gehirn eines Kindes stärker absorbiert als vom Gehirn eines Erwachsenen, weil die Schädeldecke bei Kindern dünner, noch nicht vollständig verknöchert ist; es sind größere Hirnbereiche betroffen, auch solche, die für die intellektuelle Entwicklung relevant sind. (RNCNIRP 2011)

WLAN: Die Abkürzung WLAN bedeutet bekanntlich: *Wireless Local Area Network,* wörtlich übersetzt: „drahtloses lokales Netzwerk". Es sollten, wann und wo immer es geht, leitungsgebundene Datenübertragungssysteme, also herkömmliche Kabelverbindungen für die Internetverbindung genutzt werden. Steht eine Kabelverbindung zur Verfügung, sollte man am Router das WLAN ausschalten und beispielsweise das Notebook über LAN-Kabel mit dem Router verbinden. Ansonsten: Das WLAN nur dann einschalten, wenn es gebraucht wird, mindestens aber in der Nacht ausschalten (gegebenenfalls mit Zeitschaltuhr)! Generell sollte der WLAN-Sender nicht in der Nähe von Schlafräumen und Arbeitszimmern platziert werden. Eine strahlungsärmere, wenn auch nicht strahlungsfreie Alternative zu WLAN ist das Stromnetzwerk DLAN.

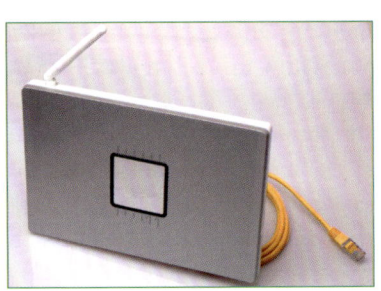

WLAN-Router

Funktastatur und Funkmaus: Diese Geräte sollten gegen Kabeltastatur und Kabelmaus ausgetauscht werden.

Notebook: Wie erwähnt kann es über ein LAN-Kabel mit dem WLAN-Router verbunden werden. (Dann am Router WLAN ausschalten!) Nicht vergessen: Auch die Funkfunktion am Notebook ausschalten (Bluetooth, WLAN) – das geht über eine Funktionstaste oder über das Menü (Flugmodus einschalten).

Mobilfunksender, Funktürme: Eine baubiologische Messung ist sinnvoll, nur dann erfährt man genauer, wie stark die Belastung der eigenen Wohnung ist. Es gibt Möglichkeiten der Abschirmung, zum Beispiel spezielle Gardinenstoffe oder Spezialfolien. Schlafräume sollten in unteren Etagen liegen, weil dort die Strahlung geringer ist. Mittlerweile ist es übrigens nicht mehr so einfach, die Sender zu entdecken. Die Phalanx aus Schüsseln und Spießen auf Hausdächern ist zwar unübersehbar, aber heute treten vermehrt *getarnte* Sender auf. Die neuen Antennen passen sich perfekt der Gebäudefarbe an und verbergen sich hinter Formen, die scheinbar etwas ganz anderes sind. Man findet sie zum Beispiel in Form von Kaminen, die keine sind, oder als getarnte Blitzableiter auf Kirchturmspitzen oder Fahnenmasten.

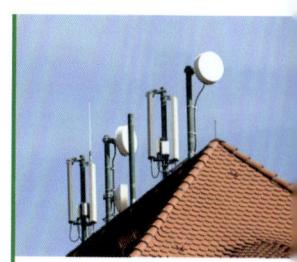

Federkernmatratzen: Sie sollten gegen metallfreie Matratzen ausgetauscht werden. Die Metallfedern können elektrische Felder von elektrischen Geräten in der Nähe aufnehmen und das gesamte Bett unter Spannung setzen, sie können aber auch das Erdmagnetfeld verzerren. Prüfen kann man das, indem man einen Kompass in Abständen von circa 10 cm auf eine Federkernmatratze legt. Wenn die Nordausrichtung der Kompassnadel nicht in jeder Position in die gleiche Richtung zeigt, sollte die Matratze entsorgt werden. Bei sehr vielen Federkernmatratzen wurden Erdmagnetfeld-Verzerrungen von bis zu 180 Grad gemessen! Schließlich sei noch die *Antennenwirkung* der metallenen Federkerne erwähnt. In unserem Funkzeitalter sind sie sozusagen Hochleistungsantennen und unsere Zellen sind dann die Empfänger – mit allen oben beschriebenen Folgen für die Mitochondrien. (Boxspringbetten haben übrigens auch Metallfederkerne.)

Wasserbetten: Die Heizung in Wasserbetten erzeugt ein starkes elektromagnetisches Feld. Wenn man nicht auf das Wasserbett verzichten will, sollte man wenigstens nachts den Stecker ziehen. (Im Winter empfiehlt es sich, Lammfelldecken unterzulegen.)

Radiowecker können sehr stark belasten. Sie erzeugen starke elektromagnetische Felder. Wir empfehlen batteriebetriebene Wecker oder: einen Mindestabstand von 2 Metern einhalten!

Elektrogeräte und Kabel im Schlafzimmer sollten mindestens 1 Meter Abstand zum Körper haben. Eine Alternative ist, bei Belastung durch elektrische Felder einen Netzfreischalter im Sicherungskasten einbauen zu lassen. Dieser schaltet – sobald alle „Verbraucher" (Geräte, Glühbirnen) ausgeschaltet sind – die Netzspannung ab. Kabel und Verlängerungsleitungen sollten niemals unter dem Bett verlegt werden.

Nachttischlampen: Wichtig ist die richtige Steckerposition der Euro-Flachstecker in der Steckdose, damit elektrische Felder so klein wie möglich gehalten werden. Es besteht eine Chance von 50 %, dass das stromableitende Kabel auf den Pluspol der Steckdose trifft. Im ungünstigen Fall läuft der Strom erst einmal durch die ganze Lampe, bevor er am ausgeschalteten Schalter unterbrochen wird. Dadurch entsteht ein elektrisches Feld um die ganze ausgeschaltete Lampe herum. Da diese sich meist auf dem Nachttisch in unmittelbarer Kopfnähe befindet, steht man auch nachts unter Spannung. Zur Überprüfung kann man die Glühbirne herausdrehen und mit einem Stromprüfer an der Lampenfassung messen. Wenn er aufleuchtet, muss der Stecker herumgedreht werden. Grundsätzlich sind Schutzkontaktstecker (Schuko-Stecker) zu empfehlen, da sie geerdet sind.

Leuchtstoffröhren und Energiesparlampen erzeugen ebenfalls sehr starke elektromagnetische Felder. Die Vorteile von Energiesparlampen liegen beim Dauereinsatz in Korridoren, Kellern und im Außenbereich, also in Bereichen, in denen sich Menschen eher selten aufhalten. *Auf keinen Fall sollten Energiesparlampen oder Leuchtstoffröhren im Nahbereich des Kopfes eingesetzt werden, zum Beispiel als Nachttisch-, Schreib- oder Leseleuchten.* In diesen Bereichen sollte man ausschließlich abgeschirmte Lampen oder Hochvolt-Halogenlampen (die keinen Trafo haben) verwenden.

Transformatoren (Trafos) verbrauchen Energie, um aus 220 Volt ein Niedervoltsystem von 12 Volt zu schaffen. Somit entsteht um die Trafos herum ein gewaltiges Magnetfeld! Nachttischlampen mit Trafos sind demnach nicht zu empfehlen; falls unvermeidbar, sollte man einen Mindestabstand von 2 Metern einhalten.

Ein **Mikrowellenherd** bzw. -gerät gehört nicht in eine gute, baubiologisch vertretbar ausgestattete Küche. Die Auswirkungen auf unsere Nahrung sind zwar noch nicht eindeutig belegt, es gibt noch keine Langzeitstudien. Aber die natürliche Zusammensetzung der Zellen wird durch die hochfrequente Mikrowellenstrahlung zerstört, die Nahrung wird in einen unnatürlichen Zustand versetzt. Dies kann zu Blutbildveränderungen und vermehrter Radikalenbildung führen und so den Organismus stressen. Problematisch ist auch die Leckstrahlung, denn in der Regel ist kaum ein Mikrowellengerät richtig dicht. Wenn man nicht auf eine Mikrowelle verzichten möchte, dann sollte man sie zumindest so wenig benutzen wie möglich und Abstand halten, ja, am besten den Raum verlassen, wenn sie angeschaltet ist.

Wenn Anomalien aus der Erde den Schlaf rauben – Geopathie

Erdstrahlen – das ist ein Reizthema, das immer wieder heftige Pro- und Kontra-Reaktionen auslöst. Dabei sind Erdstrahlen ein ganz natürliches Phänomen. Radioaktive Gammastrahlung aus dem Boden ist überall messbar. Auch die magnetische Kraft der Erde ist allgegenwärtig und mit einer einfachen Kompassnadel nachweisbar.

Geopathische Störungen sind Zonen mit *veränderter* Erdstrahlung, mit Magnetfeldanomalien oder Veränderungen der natürlichen Radioaktivität. Das heißt, durch geologische Gegebenheiten wie unterirdisch fließendes Wasser (sogenannte Wasseradern), geologische Brüche, Verwerfungen oder Spalten wird lokal die natürliche Erdstrahlung erhöht oder herabgesetzt. Diese Anomalien bringen uns aus unserer Harmonie und bedeuten „Radikalenstress" für unsere Mitochondrien. Problematisch ist das insbesondere dann, wenn wir diesen Störfeldern *dauerhaft* ausgesetzt sind, vor allem am Schlafplatz, wo wir normalerweise regenerieren sollten. Der Dauerstress macht die Regeneration unmöglich und belastet das Immunsystem; das kann zu Schlafstörungen und Konzentrationsproblemen führen, uns „fertigmachen" und zu Erkrankungen aller Art führen. (Bachler 2006)

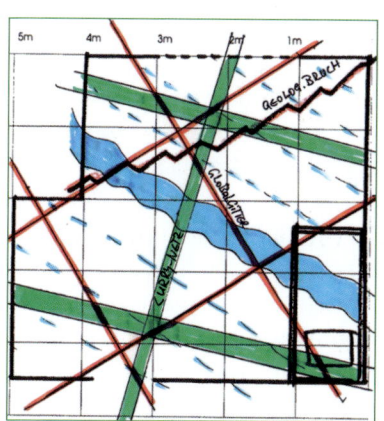

Grafische Darstellung der Ergebnisse einer Schlafplatzuntersuchung auf geopathische Strahlungen

> **Fallbeispiel: Bettflucht wegen Strahlung**
> Pascal (5) aus Neuss konnte nachts nie durchschlafen und kam jede Nacht zwischen 0 und 2 Uhr zu seiner Mutter ins Bett, wo er dann jedes Mal sehr gut weiterschlafen konnte. Sein Kinderbett stand immer am gleichen Platz. Die Mutter erzählte, dass er sich bereits als Baby immer im Bettchen gedreht habe, soweit es ihm möglich

> war, und immer sehr unruhig geschlafen habe. Bei der Schlafplatzuntersuchung stellten wir fest, dass Pascals Bett über einer großen Wasserader stand. Die Lösung war einfach: Verschieben des Bettes im Raum. Pascal konnte daraufhin nachts endlich ohne Probleme durchschlafen.

In der Vergangenheit wurden zum Aufspüren geopathischer Störfelder radiästhetische Messinstrumente (Ruten) verwendet; Rutengehen ist eine jahrhundertealte Tradition. Heute gibt es neben dem „Muten" mit der Rute auch sehr empfindliche Strahlenmessgeräte (sogenannte Szintillationszähler) und Magnetfeldmessgeräte (sogenannte 3D-Magnetometer), die geologische Anomalien physikalisch nachweisen.

Durch Messen mit einem 3D-Magnetometer kann man erkennen, ob magnetische Anomalien vorliegen, die einen Hinweis auf eine geologische Störung geben können. Hierbei ist es wichtig, dass man messtechnisch unterscheiden kann, ob die Magnetfeld-Anomalie technische oder geologische Ursachen hat. Technische Ursachen sind in der Regel Baumaterialien oder Bettmaterialien, die aus Eisen bestehen. Geologische Ursachen können Verwerfungen, geologische Brüche oder Wasseradern sein. Die nachfolgende 3D-Grafik zeigt das Beispiel einer Magnetfeldmessung mit einem Geomagnetometer an zwei Schlafplätzen. Der linke Schlafplatz ist *nicht* durch magnetische Anomalien belastet, während der rechte Schlafplatz starke Magnetfeldstörungen aufweist. An einem solchen Platz sollten Sie nicht schlafen, wenn Sie Ihre Gesundheit erhalten möchten.

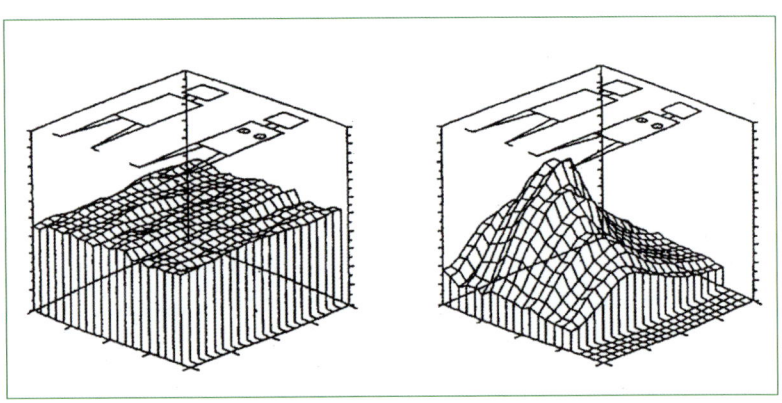

Quelle: Hans-Konrad Weis, siehe Bildquellenverzeichnis

Geopathische Störzonen, die unsere Mitochondrien stressen

Wasserader

Die bekannteste geopathische Störzone ist die Wasserader, das heißt: unterirdisch fließendes Wasser. Stehendes Wasser stellt keine Belastung dar. Durch den natürlichen Kreislauf gelangt das Wasser unterirdisch auf wasserundurchlässige Schichten. Es bilden sich Rinnsale, die sich schließlich zu großen Wasseradern sammeln können. Andere Arten von Wasseradern sind Strömungen im Grundwasser oder Untergrundströme. Die Erde bietet dem Wasserfluss Widerstand, dieser Reibungswiderstand erzeugt ein schwaches elektrisches Feld, das ab einer bestimmten Fließmenge und -geschwindigkeit Stress für den Organismus bedeutet.

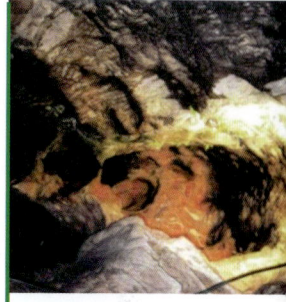

Ehemalige Wasserader in einem unterirdischen Höhlensystem

Geologischer Bruch

Die tektonische Erdplattenverschiebung verursacht Brüche, Abrutschungen und Verwerfungen über die ganze Erde. In Gebirgslandschaften sind diese oft gut sichtbar; aber auch in flacheren Gegenden, wo man sie eigentlich nicht vermutet (zum Beispiel in ehemaligen Braunkohletagebau-Gebieten), können geologische Brüche auftreten. Abrutschungen werden oft vom Bergbau verursacht. Über diesen geologischen Anomalien messen wir oftmals Magnetfeldveränderungen und auch erhöhte radioaktive Gammastrahlung, die ebenfalls Stress für den Organismus bedeutet. Aus gesundheitlichen Gründen sollten daher Schlafplätze direkt über diesen Anomalien vermieden werden.

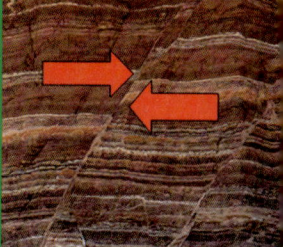

Gitternetze

Neben den physikalisch messbaren geologischen Einflüssen soll es auch noch Gitternetzstrukturen geben, die sich rasterförmig über die Erde erstrecken. Die bekanntesten sind das „Hartmann-Gitter" (auch als Globalgitter bezeichnet) und das „Curry-Netz" (beide benannt nach den beiden Ärzten, die sie entdeckt haben wollen). Diese aus Linien und Kreuzungspunkten bestehenden Gitternetze sollen negative Auswirkungen auf den Menschen haben; der Schlafbereich sollte daher nicht über solchen Kreuzungspunkten liegen. Allerdings sind sie nicht physikalisch nachweisbar und können nur mit radiästhetischen Instrumenten wie der Rute gemutet werden.

Geopathische Störfelder führen zum Auftreten extrem vieler freier Radikale, die die Mitochondrien ebenso wie Elektrosmog massiv belasten.

Wie eine instabile Halswirbelsäule krank macht

Wer würde schon vermuten, dass ein orthopädisches Problem wie die Instabilität der Halswirbelsäule (HWS) Multisystemerkrankungen verursachen kann? Weder Ärzte noch Patienten glauben, dass hinter chronischer Müdigkeit, Burn-out, Depressionen, ADHS, ADS, Allergien, Migräne, Herzrhythmusstörungen, Anstrengungsasthma, Nasennebenhöhlen-Entzündungen, Tinnitus, Bluthochdruck oder Rückenschmerzen eine Schädigung der Halswirbelsäule als Ursache stecken kann. Viele denken bei einer Schädigung der HWS nur an lokale Schmerzen, Kopfschmerzen und Schwindel. Dabei kann sie den gesamten Zellstoffwechsel und die Energiegewinnung des Organismus beeinträchtigen – wie Sie weiter unten im Fallbeispiel noch sehen werden. Die Instabilität der Halswirbelsäule hat in unserer zivilisierten Welt große Ausmaße angenommen. Sie ist nach Dr. Bodo Kuklinski die häufigste unerkannte gesundheitliche Schädigung des Menschen, Auslöser von nitrosativem Stress und wichtigster Initiator von Multisystemerkrankungen. (Kuklinski 2006, S. 237)

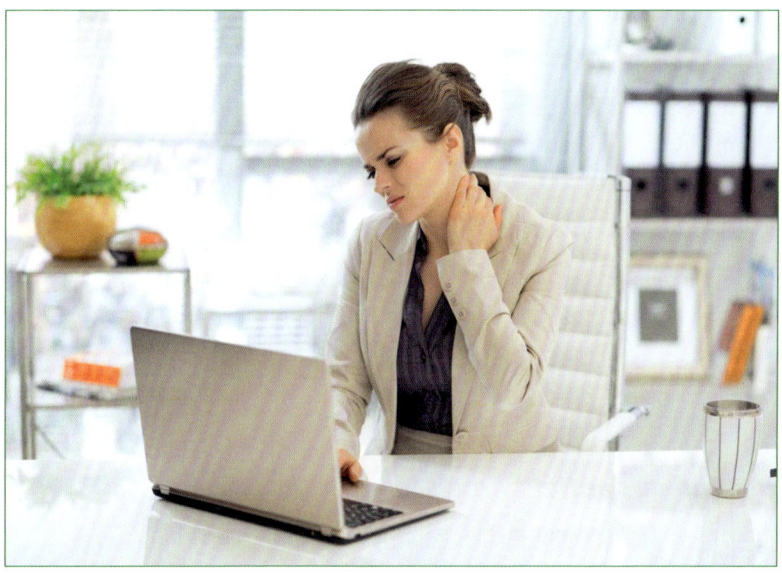

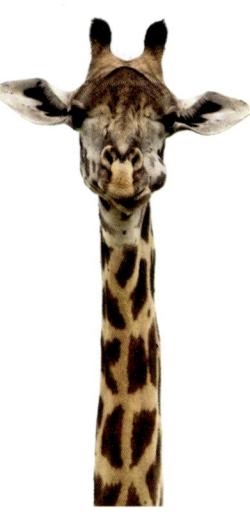

Was die Halswirbelsäule instabil macht

Das Leben in unserer Mobilitäts- und „Eventgesellschaft" führt dazu, dass der Durchschnittsmensch heute *mehrfach* Gewalteinwirkungen auf Kopf, Hals, Schultern und Wirbelsäule erfährt, die eine zunehmende HWS-Instabilität erzeugen – mit gravierenden Auswirkungen auf die Gesundheit. Auslöser sind nicht nur Schleudertraumen durch Verkehrsunfälle, sondern vorwiegend kleinere Unfälle im häuslichen Umfeld, im Freizeitbereich, durch „waghalsige" Sportarten oder auch durch Operationen in Vollnarkose, bei denen die Halswirbelsäule überstreckt wird. (Kuklinski u. Schemionek 2013, S. 17 ff.) All diese kleineren Unfälle verursachen zunehmend eine Blockierung oder Instabilität, die im Vorschulalter beginnt und sich als Ereigniskette durch das ganze Leben zieht, zum Beispiel so:

- Autounfälle, insbesondere Auffahrunfälle
- Stürze von Leitern, Stufen, Stühlen, Gerüsten, Wickeltisch, Etagenbett; Aufschlagen auf dem Kinn, mit dem Kopf auf Bettkanten; Stürze auf das Steißbein, Stürze durch Ausrutschen etc.
- Ballsportarten, vor allem Kopfbälle oder unbeabsichtigtes Treffen des Kopfes mit einem Ball; Boxschläge an den Kopf, Kampfsport, Fallschirmspringen, Skifahren, Snowboarden, Leichtathletik
- Aufschlagen auf dem Kopf durch Ausrutschen oder durch Unfälle mit Rad, Rollschuhen, Inlinern, Skateboard; Kopfaufschlag bei Kopfsprung in flachem Wasser
- Riskante „halsbrecherische" und „waghalsige" Freizeit- und Sportaktivitäten, die im Trend liegen
- Schweres und plötzliches Heben (Verheben)
- Unnatürliche Entbindungen (Kaiserschnitt, Zangengeburt)
- Vollnarkosen mit HWS-Überstreckung

Der Aufbau der Halswirbelsäule

Die HWS ist aus sieben Wirbeln aufgebaut und bildet eine Art „Nadelöhr", denn alle Stränge, die den Kopf versorgen, die Blutbahnen und die Nerven sowie das Rückenmark müssen dort hindurch. Durch eine Instabilität kann die wechselseitige Kommunikation zwischen dem

Gehirn und dem Körper gestört werden. Die HWS besteht aus zwei Bereichen. Die ersten beiden Halswirbel Atlas und Axis bilden das Genickgelenk, sie sind völlig anders aufgebaut als die anderen fünf Wirbel der HWS. Die ersten beiden Wirbel und deren Position zum Schädelknochen beeinflussen die Ausrichtung der nachfolgenden Wirbel.

Auf dem Atlas lastet das gesamte Gewicht des Schädels, das beim Erwachsenen bis zu 6 kg betragen kann. Der Axis ist durch einen zahnförmigen Keil mit dem Atlas verbunden. Eine Bandscheibe gibt es zwischen den beiden Wirbeln nicht. Atlas und Axis arbeiten als Einheit (Kipper und Dreher) zusammen und ermöglichen damit den größtmöglichen Bewegungsspielraum in der HWS, wie das Nicken und das Kopfdrehen. In der oberen HWS befinden sich sehr viele hochempfindliche Rezeptoren (Propriorezeptoren), die für unser Empfinden von Lage und Bewegung des Körpers im Raum verantwortlich sind. Bei einer Instabilität können diese Rezeptoren beeinträchtigt werden, zu einer permanenten Überaktivität verschiedener Nervenstränge führen und damit zu permanentem Ausschütten unserer Stresshormone.

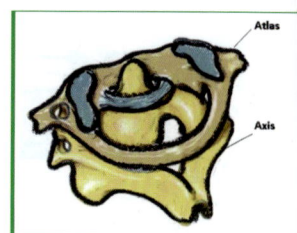

Atlas und Axis

Warum ein HWS-Trauma die Mitochondrien schädigt

Nach Kuklinski sind die Auswirkungen von Blockierungen oder Instabilitäten der Halswirbelsäule auf die Gesundheit gravierend. Sie äußern sich zunächst als chronisch-funktionelle Störungen und können unbehandelt in manifeste Multiorganerkrankungen übergehen.

Eine instabile Halswirbelsäule belastet das Halsmark (wo alle Nervenstränge gebündelt sind, die vom Gehirn in den Körper führen und umgekehrt) sowie die arterielle Durchblutung, die durch diese Engstelle ins Großhirn eingeleitet wird. Eine dauerhafte arterielle Durchblutungsstörung in diesem Segment und die Dauerreizung

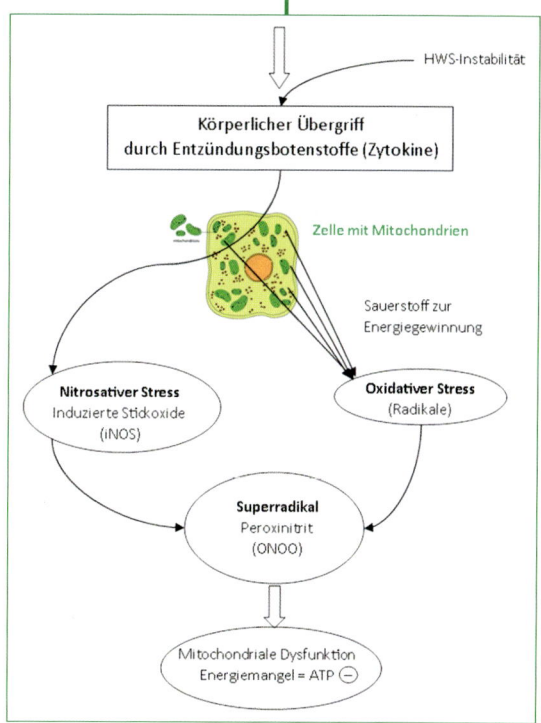

des Halsmarks können so zu einer permanenten Überaktivierung des Nervensystems führen (Adrenalin, Noradrenalin, Cortisol) und sich auf alle Organe, Muskeln und Drüsen auswirken (siehe Kapitel über akuten Stress). Die Nervenreizung setzt Stickstoffmonoxid frei und sorgt für nitrosativen Stress, der die mitochondriale Dysfunktion in Gang setzt und die Bildung von ATP mindert.

Auswirkungen von Blockierungen und Instabilitäten im Bereich der HWS (vgl. Kuklinski 2006, S. 92 ff.):

- Sie klemmen die das Gehirn versorgenden Arterien ein oder sogar ab und beeinträchtigen damit die Durchblutung des Kopfes.

- Sie reizen extrem die Gehirnnerven und lassen nitrosativen Stress mit Störungen der mitochondrialen Energiegewinnung entstehen, wenn der nitrosative Stress chronisch wird.

- Chronische Überaktivität durch dauerhafte Reizung des Sympathikus führt zu Durchblutungsstörungen des Hirns und zur Öffnung der Blut-Hirn-Schranke, im schlimmsten Fall zu Gehirnschädigungen.

> Ein Trauma des Kopf-Genick-Gelenks führt zu einem schnellen und dauerhaften Anstieg der Stresshormone, die ihrerseits massiv freie Radikale produzieren und letztlich die mitochondriale Funktion einschränken oder dauerhaft abschalten.

Die Therapie der instabilen Halswirbelsäule

Die Behandlung der blockierten oder instabilen Halswirbelsäule muss auf mehreren Ebenen stattfinden, weil sie in der Regel auch eine mitochondriale Dysfunktion auslöst. Zunächst müssen die Ursachen so weit wie möglich ausgeschaltet werden, indem die Halswirbelsäule stabilisiert und die Muskulatur gestärkt wird. Zusätzlich werden Vitalstoffe und Mikronährstoffe eingesetzt, um den nitrosativen Stress zu verringern und die Energiebereitstellung in den Mitochondrien zu fördern. Die Ernährung sollte auch hier kohlehydratreduziert durchgeführt werden (modifizierte LOGI-Kost).

Die HWS-Komplextherapie
(nach Kuklinski u. Schemionek 2013, S. 64 ff.)

Lösung der Blockaden und Kräftigung der Muskulatur:

- Manualtherapien durch ausgebildete Fachkräfte (zum Beispiel Atlas-Orthogonal-Technik, Atlastherapie nach Arlen, Brügger-Therapie, Craniosacral-Therapie, Osteopathie, Dorn-Therapie, Myofaszial-Techniken)

- Isometrisches Training (effektive Muskelkräftigung ohne Bewegung durch Anspannung über Druck oder Zug)

Den Nacken in der Nacht stützen:

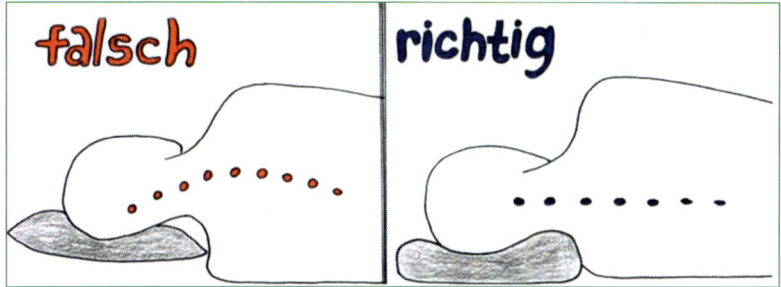

- Ein guter und erholsamer Nachtschlaf ist Voraussetzung für jeden Therapieerfolg. Nachts kann ein instabiler Nacken stark gereizt werden, deshalb sind ein optimales Nackenstützkissen und eine gute Matratze unabdingbar. Dies gewährleistet die Erholung, Regeneration und Stabilisierung der Biorhythmen. (In guten Bettenfachgeschäften erhalten Sie individuelle Beratung und können dort in der Regel auch „probeliegen".)

Ernährung und Mikronährstoffe gegen die mitochondriale Dysfunktion:

- Siehe Kapitel über Mikronährstoffe und über Ernährung!

Vorbeugung: Vermeiden von HWS-Belastungen im Alltag:

- Bei HWS-Schwäche sollten keine die HWS belastenden Sportarten gewählt werden wie Joggen, Ballsport, Reiten und Brustschwimmen mit erhobenem Kopf. Besser sind Radfahren mit aufrechtem Sitzen, Walking und Wandern oder Sportarten mit moderaten Bewegungen.

- Im Alltag sollte auf funktionell richtiges Sitzen, Bücken und Gehen geachtet werden und der Arbeitsplatz sollte angepasst werden, damit er ein lotrechtes Sitzen ohne Kopfdrehung zulässt. Die Freizeit sollte risikoarm gestaltet werden.
- Entspannungsmethoden wie Yoga, Tai-Chi, Qigong, progressive Muskelentspannung oder autogenes Training können die Übererregbarkeit des Sympathikus und damit Radikalenstress abbauen.

Fallbeispiel:
Chronische Müdigkeit durch Atlasinstabilität

Albert war früher Torwart in einer Mannschaft der Hockey-Bundesliga, er ist verheiratet und hat einen Sohn. 1989 erlebte Albert in einem Bundesligaspiel eine Gehirnerschütterung (Zusammenprall mit einem Gegner) mit HWS-Schleudertrauma und wurde im Krankenhaus einen Tag stationär überwacht. Er ist seit dem achten Lebensjahr Typ-1-Diabetiker. Seit 9 Monaten ist Albert nun stark müde und abgeschlagen, beklagt Kopf-Nacken-Schmerzen mit Schwindel, Konzentrationsstörungen, Schlafstörungen mit Albträumen, Angstzustände und depressive Episoden (seine Stresstoleranz wurde immer schlechter), ein Reizdarmsyndrom sowie eine chronische Infektanfälligkeit (besonders der Nasennebenhöhlen). Damit erfüllt Albert alle Kriterien eines chronischen Müdigkeitssyndroms nach Holmes. (Holmes u. a. 1988)

Der **Lebensstil** des ehemaligen Leistungssportlers ist vorbildlich: normale Vollwerternährung, Nichtraucher, nur gelegentlicher Genuss von Rotwein, Tätigkeit als Hockeytrainer.

In der **Röntgen-Funktionsdiagnostik** der HWS konnte bei Albert eine Atlasinstabilität mit Bandinsuffizienz des *Ligamentum flavum* nachgewiesen werden. Die Funktionsaufnahmen von HWS/Atlas/Axis nach Sandberg zeigen in der Front-, Seit-, Rechts- und Linksseitneigung eine Atlasinstabilität mit Mobilität des ersten Halswirbels in der Horizontalen um 3 mm (Abb. 2 – blaue Pfeile). Der Axis (= 2. Halswirbel) ist nach links verkippt (Abb. 1 – rote Linien und Abb. 2 – rote Pfeile). Bei Inklination (Abb. 2 – rote Pfeile) und Seitaufnahme (Abb. 1 – roter Pfeil und Linie) erkennt man eine

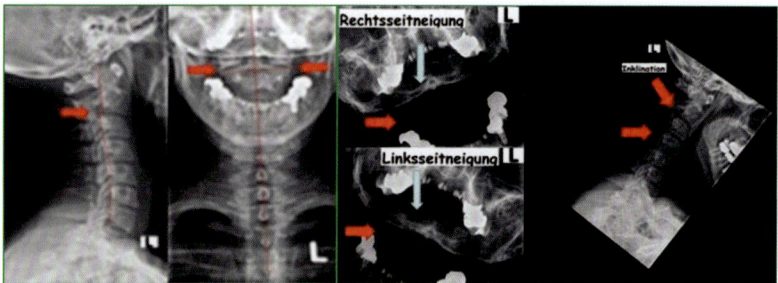

Bandinsuffizienz des Lig. flavum mit einer Pseudospondylolisthesis (= Wirbelgleiten) von C2/3 und C3/4.

Seine **Routine-Laboruntersuchungen** waren bis auf einen erhöhten Langzeitzuckerwert HBA1c (typisch für Typ-1-Diabetes) mehrfach normal. Sein Hausarzt empfahl Albert eine Psychotherapie! In seiner speziellen Laboruntersuchung konnte ich folgende Befunde nachweisen:

- eine durch die Atlasinstabilität erworbene Hämopyrrollaktamurie (siehe Kapitel über HPU). Es war eine erhöhte Ausscheidung von 1,485 µMol Hämopyrrollaktam über 24 Stunden in seinem Urin nachweisbar. (Norm < 0,6 µMol/24 Std.)

- eine mitochondriale Dysfunktion mit Laktazidose (Laktat-Pyruvat-Quotient 61,3 %). Seine initiale Energiebildung von ATP war normal, brach aber unter Mikronährstoff-Entzug um 54 % auf damit 45 % ATP-Bildung erheblich ein.

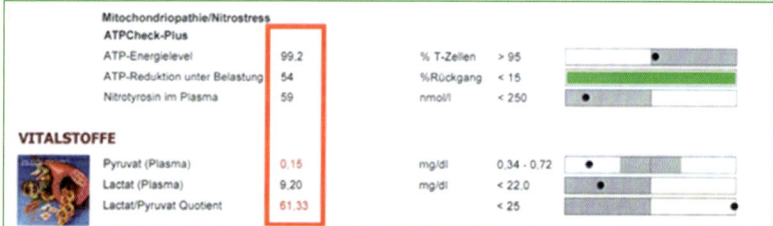

- einen ausgeprägten Vitamin-D- und Q10-Mangel mit suboptimaler Vitamin-B_{12}-Versorgung und deutlich erhöhtem Vitamin B_6 (was als fehlendes aktives Vitamin B_6 zu werten und für die HPU typisch ist – siehe Kapitel über HPU).

- eine intestinale Dysbiose mit Glutenintoleranz. Seine Schutzflora im Dünndarm zeigte einen kompletten Verlust an *Lactobacillus*

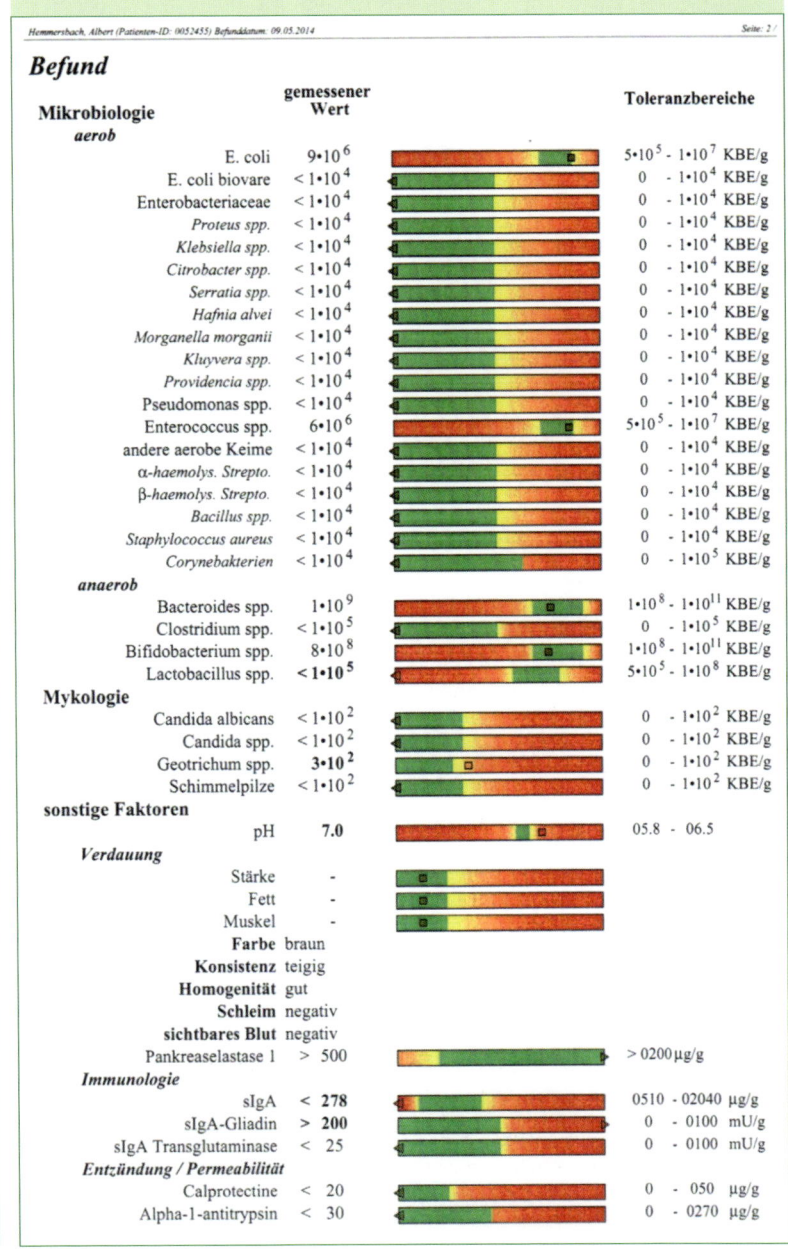

- mit leicht erhöhtem Nachweis an Schimmelpilzen (*Geotrichum*) und deutlich erhöhtem Nachweis an Gluten-Antikörpern Typ sIgA; das ist als Weizenkleber-Unverträglichkeit zu werten.

Wie sind diese speziellen Laborergebnisse für Albert zu werten?

Sein früh erlebtes Trauma des Atlantodentalgelenks führt über die Instabilität dieses Gelenks zu ständig wechselnden Durchblutungsverhältnissen intrazerebral und somit zu Stress (Adrenalinanstieg); das führt zu massiver Entstehung induzierter Stickoxide (iNOS) und langfristig zu irreversiblen oxidativen Radikalen. Diese Radikale blockieren– wie Sie ja bereits aus anderen Fallbeispielen wissen – die Einschleusung des aus Zucker gebildeten Pyruvats in das Mitochondrium.

Das Pyruvat verbleibt im Gewebe und wird unter Verbrauch von B-Vitaminen zu Laktat (=Milchsäure) vergoren: Es entsteht eine Gewebeübersäuerung. Diese Übersäuerung führt letztlich zu seinen zusätzlich beklagten Symptomen: Müdigkeit, Konzentrations- und Merkfähigkeitsstörungen, Schlafstörungen und Angstzustände. Vitamin D, Coenzym Q10 und Vitamin B_{12} (bei Albert erniedrigt bzw. niedrig normal) sind in der Zelle wichtig für den Abbau jeglicher oxidativer oder nitrosativer Radikale.

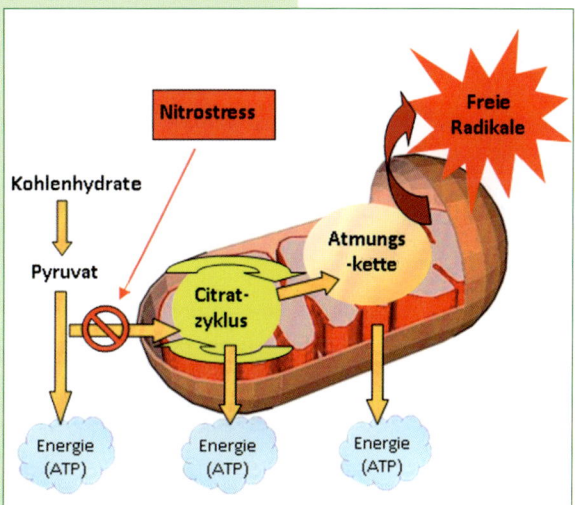

Bei Mangel an diesen Mikronährstoffen in der Zelle ist der Abbau der Radikale nicht mehr möglich. Die Gewebeübersäuerung wird chronisch. Gleichzeitig bricht die Energieproduktion in seinen Zellen um 54 % ein, der zelluläre Schutz und die Abwehrfähigkeit der Gehirnzellen fehlen. Es kommt zur chronischen Entzündung der Marklager und zur verstärkten Anfälligkeit genetisch bedingter Radikale (Hämopyrrollaktam). Die Entgiftung des Hämopyrrollaktams entzieht seinem Körper aktives Vitamin B_6, Zink und Mangan. Alberts Stresstoleranz sinkt (siehe Kapitel über HPU).

Diagnosen:

- Atlasinstabilität mit Bandverletzung des 2./3./4. Halswirbels mit leichtem Wirbelvorschub und dadurch erworbener Hämopyrrollaktamurie
- Mitochondriale Dysfunktion
  - ATP-Mangel
  - erhöhter Pyruvat-Laktat-Quotient (= Laktazidose)
- Intestinale Dysbiose mit Glutenintoleranz
- Mikronährstoff-Mangel an:
  - Vitamin D
  - Q10
  - Vitamin B_{12} (niedrig-normal)
  - aktivem B_6 (typisch bei HPU)

Therapieziele:

1. Die Atlasinstabilität und die Verschiebung des 2./3./4. Halswirbels beheben und die Bandverletzung stabilisieren. Ich empfahl Albert eine craniosacrale und myofasziale Therapie mit speziellem Myofaszialtraining bei einem Spezialisten.

2. Die Radikalenbelastung durch die Hämopyrrollaktamurie und die Darmschleimhaut-Fehlbesiedlung beseitigen. Ich empfahl ihm ein Spezialpräparat, das aktives Vitamin B_6, Mangan und Zink enthält (B-Life-protect), und eine mikrobiologische Darmsanierung sowie die Vermeidung von Gluten (= Weizenkleber) in seiner täglichen Nahrung.

3. Die mitochondriale Dysfunktion (ATP-Absturz und erhöhter Laktat-Pyruvat-Quotient) beseitigen. Ich empfahl ihm die modifizierte LOGI-Kost (wobei er Gluten in seiner täglichen Nahrung wie erwähnt vermeiden sollte).

4. Den Vitamin-D- und Q10-Mangel beheben. Ich empfahl ihm die hochdosierte Einnahme von 40 000 IE Vitamin D und 800 mg Q10 täglich.

Therapie:
- Atlastherapie mit craniosacralen und myofaszialen Techniken
- Modifizierte LOGI-Kost und Vermeiden von Gluten
- Bionovelia Q10 – 400 mg – MCT: 2 x täglich 1 Teelöffel
- B-Life-Protect: 2 x 1 täglich
- Vitamin D 20 000 IE: 2 x 1 täglich
- Probiotic PB_6: 2 x 1 täglich

Wie es Albert unter dieser Therapieempfehlung ergangen ist
Nach 4 Wochen waren die Müdigkeit und die Abgeschlagenheit zu 90 % reduziert, ebenso seine Ängste und Depressionen und das Reizdarmsyndrom. Seine Kopf-Nacken-Schmerzen und der Schwindel verschwanden unter der speziellen craniosacralen und myofaszialen Therapie innerhalb von 4 Monaten, auch die Schlafstörungen und Albträume. Nach einem Jahr hatte Albert seine volle Leistungsfähigkeit zurück: „Ich fühle mich wieder so wie zu meinen besten Zeiten als Sportler."

Wenn die Hormone nicht mehr im Gleichgewicht sind

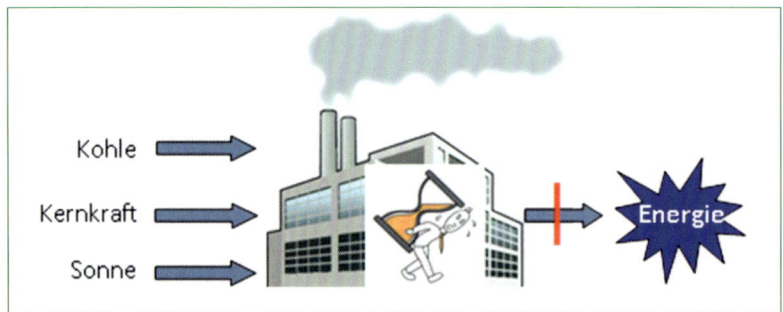

Auch hier schauen wir uns zunächst wieder unser Kraftwerkmodell an: Für die Kraftwerkfunktion wurde ein neues Computerprogramm-Update aufgespielt. Die Mitarbeiter sind für dieses Update noch nicht ausreichend geschult und geraten unter erheblichen Stress. Dadurch entstehen Bedienungsfehler: Es wird zu viel Kohle (Cortisol) zugefahren, es wird zu wenig Wasser für die Kühlung (Serotonin) bereitgestellt, der Dampfauslass (Adrenalin und Noradrenalin) ist zu gering. Das Kraftwerk ist überlastet, schaltet ab oder entwickelt Defekte in seinem Umfeld (Schilddrüse und Sexualorgane).

Das Hormonsystem hat einen überragenden Einfluss auf unser Wohlbefinden und unsere Gesundheit. Hormone sind körpereigene Botenstoffe, die aus einer endokrinen Drüse (wie Hypothalamus, Hypophyse, Schilddrüse, Nebennieren, Bauchspeicheldrüse, die Sexualorgane Eierstöcke und Hoden) in den Blutkreislauf abgegeben werden, um ihre spezifische Wirkung zu erzielen. Es gibt im Körper kaum eine Aufgabe, bei der nicht direkt oder indirekt Hormone beteiligt sind. Sie haben eine übergeordnete Stellung in der Steuerung sämtlicher Stoffwechselvorgänge. Es ist daher nachvollziehbar, dass Schwankungen in diesem Regelkreis der fein aufeinander abgestimmten Informationsübermittler zu höchst sensiblen Reaktionen führen. Die drei hauptsächlichen „Hormonebenen" sind die Schilddrüsen-, die Sexual- und die Nebennierenhormon-Ebene. Bei einer Störung sind meistens mehrere Hormonebenen im Ungleichgewicht.

Hormonstörungen haben in den letzten Jahren zugenommen, sie bleiben aber meistens noch unerkannt. Ihre Symptome sind so vielseitig, dass sie oft nicht mit einem Hormonungleichgewicht in Verbindung gebracht werden. Das auffallendste Symptom ist die ständige Müdigkeit und Erschöpfung.

Testen Sie selbst:

Prüfen Sie, ob auch bei Ihnen schon Zeichen einer hormonellen Dysfunktion vorliegen, die für Ihre Erschöpfung oder Müdigkeit verantwortlich sein können.

Selbsttest	Ja	Nein
Sind Sie dauernd müde oder erschöpft?	☐	☐
Frieren Sie oft und schnell?	☐	☐
Neigen Sie zu Verstopfung?	☐	☐
Neigen Sie zu Wassereinlagerungen an den Beinen?	☐	☐
Brauchen Sie lange Erholungsphasen nach Anstrengungen?	☐	☐
Haben Sie Gewicht zugenommen?	☐	☐
Haben Sie (als Frau) geschrumpfte oder hängende Brüste?	☐	☐
Haben Sie trockene Schleimhäute (Auge-Mund-Vagina)?	☐	☐
Haben Sie keine oder eine sehr schwache Regelblutung?	☐	☐
Haben Sie zu kurze oder zu lange Zyklen mit wenig Blutung?	☐	☐
Haben oder hatten Sie Konzentrations-/ Merkfähigkeitsstörungen?	☐	☐
Leiden Sie an Kopfschmerzen oder Migräne während der Regelblutung?	☐	☐
Haben Sie Hitzewallungen?	☐	☐
Haben Sie Haarausfall?	☐	☐
Leiden Sie an Depressionen?	☐	☐
Haben Sie einen geringen oder nachlassenden Geschlechtstrieb?	☐	☐
Schwitzen Sie nachts?	☐	☐
Leiden Sie an Osteoporose?	☐	☐

Leiden Sie an schmerzhaften Brustschwellungen?	☐	☐
Leiden Sie vor der Regel an Hand- oder Fußschwellungen?	☐	☐
Haben Sie eine starke Regelblutung?	☐	☐
Leiden Sie an Regelschmerzen (prämenstruelles Syndrom)?	☐	☐
Leiden Sie an Kopfschmerzen oder Migräne vor der Regelblutung?	☐	☐
Haben Sie Angstzustände?	☐	☐
Sind Sie leicht reizbar und nervös?	☐	☐
Haben Sie Schlafstörungen?	☐	☐
Haben Sie Konzentrationsverluste?	☐	☐
Haben Sie Zysten an Brust oder Eierstöcken?	☐	☐
Haben Sie Knoten in der Gebärmutter?	☐	☐
Leiden Sie an Muskelschwund oder erschlafften Muskeln?	☐	☐
Haben Sie einen Verlust an Achsel- und Schambehaarung?	☐	☐
Haben Sie Muskel- oder Gelenkschmerzen?	☐	☐
Sind Sie überempfindlich auf Stress?	☐	☐
Haben Sie mangelndes Selbstbewusstsein oder Selbstzweifel?	☐	☐

Auswertung

a) Haben Sie die Fragen 1 bis 6 mit Ja beantwortet, so sollten Sie Ihre Schilddrüsenfunktion prüfen lassen (fT3, fT4, TSH, Antikörper; siehe Seite 132 ff.).

b) Haben Sie die Fragen 1 und 7 bis 18 mit Ja beantwortet, so sollten Sie Ihre Östrogene (Östron, Östradiol) überprüfen lassen (siehe Seite 133 ff.).

c) Haben Sie die Fragen 1 und 19 bis 29 mit Ja beantwortet, so sollten Sie Ihr Progesteron überprüfen lassen (siehe Seite 133 ff.).

d) Haben Sie die Fragen 1, 18 und 30 bis 34 mit Ja beantwortet, so sollten Sie Ihr Testosteron (freies und gebundenes Testosteron, SHBG) überprüfen lassen.

e) Haben Sie die Fragen 1, 11, 13, 15, 24 bis 27 und 33 mit Ja beantwortet, so sollten Sie Ihre Neurotransmitter überprüfen lassen (Stresshormone; siehe Seite 29 ff.).

Wenn die Nebennieren schlappmachen

Bei vielen Menschen mit Erschöpfungssymptomen (insbesondere nach oder unter dauerhaftem psychischem wie physischem Stress) kann eine Schwächung der Nebennieren die Ursache sein. Wenn die Nebennieren als wichtigste Drüsen für diesen Dauer-Stressabbau nicht mehr ausreichend funktionieren, endet dies in einem stetigen Abfall der körperlichen Leistungsfähigkeit.

Eine Erschöpfung der Nebennierenfunktion entsteht stets unter anhaltender Belastung durch Stress in jeglicher Form: körperlich, seelisch, umwelt- oder krankheitsbedingt (siehe in den entsprechenden Kapiteln). Die Produktion von Adrenalin, Noradrenalin, Cortisol und Aldosteron bricht ein: Fehlende Stresstoleranz (Adrenalin-, Noradrenalinmangel) und Immunschwächen (Cortisolmangel) entstehen und führen über die Entstehung der mitochondrialen Dysfunktion zu nachlassender oder abgeschalteter metabolischer Energiebildung. Erschöpfung und Burn-out sind die Folgen.

Eine durch Dauerstress erworbene Nebennierenschwäche ist nicht zu verwechseln mit der Autoimmunerkrankung *Morbus Addison* (= Cortisolmangel) oder mit dem genetisch bedingten Conn-Syndrom (Überschuss an Aldosteron), die die Nebennieren einerseits angreifen und zerstören, andererseits genetisch fehlregulieren. Auch hier sind die totale Erschöpfung und die Müdigkeit als Symptome führend.

Die erworbene Nebennierenschwäche ist heutzutage ein weitgehend unbekannter Krankheitszustand und eine häufig übersehene Ursache für chronische Müdigkeit und Burn-out. Als Hauptproduzenten der Stresshormone im Körper sollten die Nebennieren bei chronischer Müdigkeit, Erschöpfung und Burn-out-Syndrom immer im Fokus sein.

Die Symptome von Nebennierenschwäche sind:
- Chronische Müdigkeit und/oder Erschöpfung
- Neigung zur Gewichtszunahme u. Probleme, wieder abzunehmen
- Energiemangel am Morgen und nachmittags (15 bis 17 Uhr)
- Geringe Stresstoleranz, Neigung zum Zittern unter Stress
- Infektanfälligkeit
- Verlangen nach salzigen, fettreichen und eiweißreichen Lebensmitteln wie Fleisch und Käse
- Man benötigt Kaffee oder andere Stimulanzien, um morgens in Gang zu kommen.
- Besserung des Befindens, wenn der Stress nachlässt (im Urlaub)
- Kurzzeitige Besserung nach Mahlzeiten
- Verminderte Libido
- Schmerzen im oberen Rücken- oder Nackenbereich ohne erkennbare Ursachen

Da die Stresshormone unser Überleben unmittelbar sichern, haben sie Priorität gegenüber allen anderen Hormonen wie den Sexualhormonen oder den Schilddrüsenhormonen. Bei anhaltendem Stress (egal, ob psychischer oder körperlicher Stress) werden Adrenalin, Noradrenalin, Serotonin und insbesondere Cortisol in hohen Mengen benötigt (siehe Kapitel über Stress). Geschwächte Nebennieren produzieren jedoch zu wenig von diesen Hormonen: Die Produktionswege werden am Beginn der Stressphase zugunsten der Cortisolproduktion umgestellt. Dadurch werden Adrenalin, Noradrenalin, Serotonin und auch die Sexualhormone Progesteron, Östradiol und Testosteron sowie die Schilddrüsenhormone dauerhaft blockiert beziehungsweise inaktiviert. Progesteronmangel mit der eventuellen Folge einer Östrogendominanz (siehe Kapitel zu Östrogendominanz) oder Schilddrüsenunterfunktion können die Folgen sein. Der „Supergau" ist der komplette hormonelle Zusammenbruch: Neurotransmitter, Nebennieren-, Sexual- und Schilddrüsenhormone sind dann alle erniedrigt. In diesem Stadium sind wir total erschöpft (im *Adrenal Fatigue*).

Da die Nebennierenschwäche eine durch chronische Überlastung (Stress, Infekte, Traumen, Toxine, Autoimmunerkrankungen oder gar Krebs) erworbene Erkrankung ist und keine Zerstörung der Drüse, kann der resultierende Hormonmangel auch wieder komplett rückgängig gemacht werden. Um eine Nebennierenschwäche zu diagnostizieren, sind die Spiegel der Hormone Adrenalin, Noradrenalin (einmalige Bestimmung am Morgen) und Cortisol (Bewertung als

Tagesprofil 8 – 12 – 20 – 24 Uhr) sowie DHEA (8 – 20 Uhr) am besten geeignet. Speichel- und Urintests werden bevorzugt, da diese die Menge der freien und zirkulierenden Hormone oder deren Abbauprodukte messen, statt die der gebundenen (inaktiven) Hormone, die üblicherweise bei Bluttests gemessen werden. Zur Sicherung der Diagnose Nebennierenschwäche sind aber zusätzlich auch die Hormone aus dem Blut zu bestimmen, einschließlich derjenigen der Schilddrüse.

Fallbeispiel:
„Fix und fertig" durch Nebennierenschwäche

Horst ist seit 21 Jahren als Psychotherapeut und Mentalcoach selbstständig und sehr erfolgreich tätig. Der Job ist für ihn in den letzten 5 Jahren immer stressiger und belastender geworden. Bei seiner Vorstellung in meiner Sprechstunde klagte er über zunehmende Müdigkeit und Erschöpfung mit starken Muskelschmerzen und brennenden Nervenschmerzen am ganzen Körper, besonders morgens unmittelbar nach dem Aufwachen. Er wacht trotz der schweren Erschöpfung und seines Schlafbedürfnisses von bis zu 14 Stunden täglich nachts mehrmals auf und liegt dann mindestens 30 Minuten wach. „Morgens wache ich wie erschlagen auf und bin mittags schon wieder todmüde", klagt Horst. Während der Wachphasen schwitzt er sehr stark am ganzen Körper. Zusätzlich sind nun Merkfähigkeits- und Konzentrationsstörungen sowie eine depressive Stimmungslage entstanden, die er trotz seiner fachlichen Erfahrung selbst nicht beheben kann. „Im Gegenteil: Die Depression wird immer schlimmer." Sport ist ihm wegen der Schmerzen und der fehlenden Muskelkraft überhaupt nicht mehr möglich. „Früher bin ich 10 Kilometer in 50 Minuten gelaufen und habe leidenschaftlich Tennis gespielt. Heute habe ich das Gefühl, dass meine Muskeln an Kraft und Umfang sogar abnehmen." Sein Hausarzt hat ihm Psychopharmaka (Serotonin-Noradrenalin-Wiederaufnahme-Hemmer = SSRI) empfohlen, die er aber nicht nehmen will.

Horsts **Lebensstil** ist völlig unauffällig. Er raucht nicht, praktiziert eine ausgewogene Vollwerternährung und trinkt nur manchmal ein Glas Rotwein. Allerdings hat er keinerlei sexuelles Verlangen mehr.

Seine Routine-Laboruntersuchungen (über seinen Hausarzt) waren mehrfach komplett normal. **Mit seiner speziellen Laboruntersuchung** konnte ich folgende Befunde nachweisen:

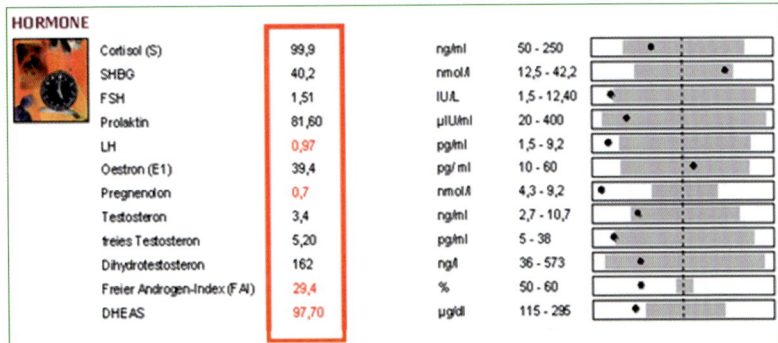

- eine komplette Blockade der Hypophysen-Nebennieren-Achse mit Mangel an FSH (= regt die Testosteronproduktion im Hoden an), an LH (= regt die Spermienreifung im Hoden an), an Pregnenolon (= Mutterhormon aller Hormone; es wird in jeder Zelle im Mitochondrium gebildet und zeigt bei Mangel eine mitochondriale Funktionsstörung an) und an DHEA (= Vorstufenhormon der Sexualhormone). Das freie Testosteron (= aktives Sexualhormon des Mannes) ist bei Horst grenzwertig niedrig.

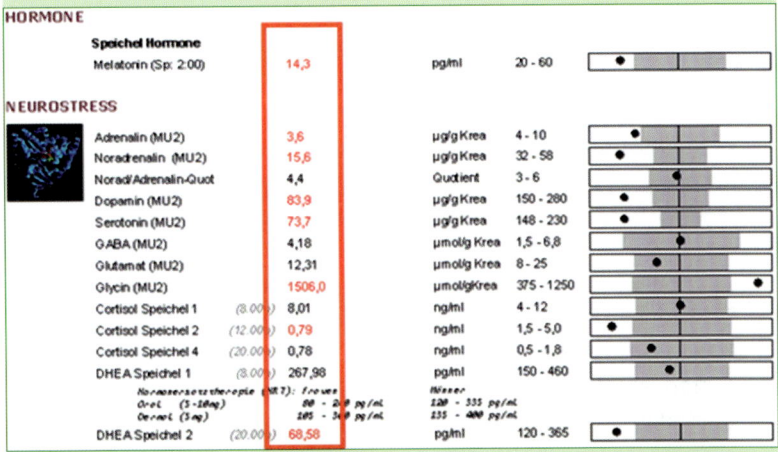

- Im Neurostress-Test aus Speichel und Urin ist bei Horst ein ausgeprägter Mangel an Adrenalin und Noradrenalin, an Melatonin (= Schlafhormon), an Dopamin und Serotonin (= Glückshormone), mittags an Cortisol und abends an DHEA nachzuweisen.

Wie sind diese speziellen Blutergebnisse für Horst zu werten?
Sein zunehmender und dauerhafter Stress (Noradrenalin-, Adrenalin- und Cortisolanstieg), der zu massiver Entstehung induzierter Stickoxide (iNOS) und langfristig zu irreversiblen oxidativen Radikalen führt, endete für Horst in einer völligen Blockade der kompletten Hormonachse. Neben der Blockade der Hormonachse wird durch die freien Radikale auch die Funktion seiner Mitochondrien blockiert. (Die Einschleusung des aus Zucker gebildeten Pyruvats in das Mitochondrium wird blockiert, es entsteht Laktat, also Milchsäure, durch Vergärung.) Dies endet letztlich im Pregnenolonmangel. (Pregnenolon wird in den Mitochondrien produziert.)

Diagnosen:
- Nebennierenschwäche (= komplette Hormonblockade)
- Mitochondriale Dysfunktion
- Pregnenolonmangel

Therapieziele:
1. Beseitigung der Hormonblockade. Ich empfahl Horst eine Hormonersatztherapie mit bioidentischem Pregnenolon, DHEA und Testosteron.
2. Beseitigung der Stressbelastung. Ich empfahl ihm Kardio-Sport (anfänglich mindestens eine Stunde Sitzfahrrad, später wieder über Laufband).
3. Beseitigung der mitochondrialen Dysfunktion (Pregnenolonmangel). Ich empfahl ihm neben der Hormonersatztherapie die modifizierte LOGI-Kost.

Therapie:
- Stressabbau durch Kardio-Training (70 % der maximalen Herzfrequenz über eine Stunde sportlicher Belastung)
- Modifizierte LOGI-Kost
- Pregnenolon 30 mg: 2 x täglich
- DHEA 50 mg: 2 x 1 täglich
- Testosteron mikro 5 %: als Creme 2 x täglich einreiben

> **Wie ist es Horst unter dieser Therapieempfehlung ergangen?**
> Nach 12 Wochen waren alle seine Beschwerden (Müdigkeit und Erschöpfung, Schlafstörung, Depressionen, Konzentrations- und Merkfähigkeitsstörungen, Muskel- und Nervenschmerzen) komplett verschwunden. Er ging seinem Hobby Tennis wieder regelmäßig nach und konnte wieder vollständig in seinen Beruf einsteigen. Unter angepasster Hormonersatztherapie blieb Horst über 1 Jahr komplett beschwerdefrei. Heute – 3 Jahre nach Absetzen der Hormone – ist Horst immer noch bei voller Power. Er achtet aber streng auf seine Ernährung (LOGI), sein Kardio-Training (wenn der Stress mal mehr wird) und seinen regelmäßigen sportlichen Ausgleich.

Die Wiederherstellung der Nebennierenfunktion kann zunächst durch Ausgleichen der fehlenden Hormone (DHEA, Pregnenolon, natürliches Cortisol) erfolgen. Gleichzeitig werden eine Umstellung des Lebensstils (Beseitigung der Stressfaktoren), eine Ernährungsumstellung (vermehrte Zufuhr der essenziellen Aminosäuren über modifizierte LOGI-Kost oder Paläo-Ernährung) und eine individuell abgestimmte Einnahme von Mikronährstoffen angestrebt. (Aminosäuren, B-Vitamine, Vitamin C und Magnesium werden für die Eigenproduktion der genannten Hormone im Körper benötigt.) So können sich die Nebennieren wieder erholen und nach einem angemessenen Zeitraum die Hormonproduktion wieder alleine übernehmen.

Wenn die Schilddrüse sich erschöpft

Die Schilddrüse ist ein wichtiges Steuerungsorgan für viele Hormonprozesse. Sie wird von der Hypophyse durch das Steuerungshormon TSH angeregt, Hormone zu produzieren; dies sind vor allen die Hormone T4 (Thyroxin) und T3 (Thyronin). Bei Schilddrüsenfehlfunktionen werden diese beiden Hormone wie auch das Steuerungshormon TSH im Blut bestimmt.

Eine Schilddrüsenunterfunktion (Hypothyreose) liegt vor, wenn die Schilddrüse zu wenige Hormone produziert, das heißt T4 und T3 sind erniedrigt und TSH ist erhöht. In diesem Fall läuft der Stoffwechsel langsamer ab als normal, mit der Folge einer geringeren körperlichen und geistigen Leistungsfähigkeit. Charakteristisch für eine Schilddrüsenunterfunktion ist ihr langsamer, schleichender Beginn, weshalb sie oft erst spät erkannt wird.

Eine Schilddrüsenunterfunktion kann angeboren sein; in der Regel tritt sie aber erst später auf, oft auch infolge einer Schilddrüsenentzündung, vor allem aber als Folge einer Autoimmunerkrankung (Hashimoto-Thyreoiditis), bei der der Körper seine Abwehrstoffe gegen das Gewebe der Schilddrüse richtet und dieses zerstört (siehe auch Kapitel über Östrogendominanz). Auch Jod- und Selenmangel in der Ernährung können zu einer Unterfunktion führen, meist verbunden mit der Vergrößerung der Schilddrüse (Kropf/Struma).

Ein Mangel an Schilddrüsenhormonen hat Auswirkungen auf verschiedenste Körperorgane, auf das Nervensystem und die Psyche und zeitigt folgende Symptome:

- Leistungs- und Konzentrationsschwäche
- Müdigkeit, Schwäche und Antriebslosigkeit
- Kälteempfindlichkeit
- Gewichtszunahme und Wassereinlagerungen
- Verstopfung
- Trockene Haut, brüchige und stumpfe Haare

Blutuntersuchungen können eine Unterfunktion der Schilddrüse nachweisen. Die Therapie erfolgt in Form von Hormonersatztherapie (zum Beispiel L-Thyroxin), die den Mangel an Hormonen ausgleicht. Da sich die Schilddrüsenhormone T4 und T3 sowie das Cortisol der Nebennieren in ihrer Wirksamkeit gegenseitig beeinflussen, sollte bei der Behandlung einer Schilddrüsenunterfunktion auch an Nebennierenschwäche gedacht und diese ausgeschlossen werden. Häufig ist für die Schilddrüsenunterfunktion auch ein Selenmangel im Vollblut verantwortlich, insbesondere bei der Hashimoto-Thyreoiditis. Hier muss unbedingt eine Supplementierung mit Selen erfolgen.

Wenn die Östrogene dominieren

Erschöpfung und Leistungsabfall treten oft auch in Verbindung mit Östrogendominanz auf. Östrogendominanz liegt vor, wenn zu viel Östrogen produziert wird oder wenn ein Progesteronmangel besteht, denn Progesteron ist der Gegenspieler des Östrogens. (Platt 2013,

S. 31 ff.) Entscheidend ist neben den absoluten Konzentrationen dieser Hormone auch das *Verhältnis* von Östrogen zu Progesteron.

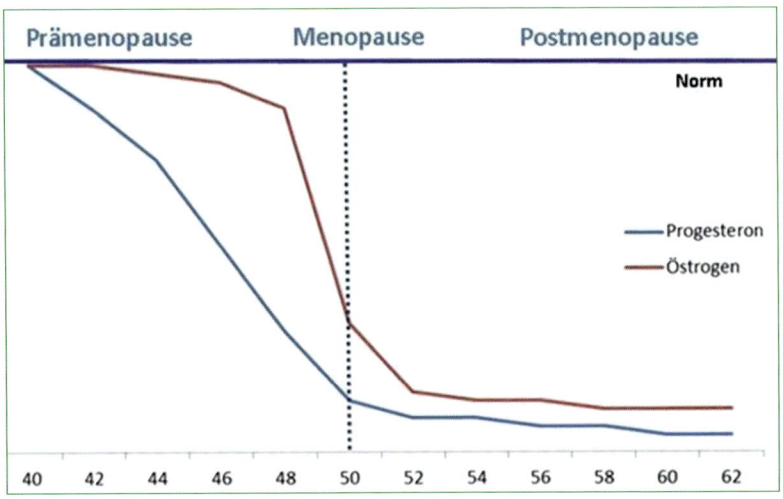

Vor allem Frauen erleben zu Beginn der Wechseljahre – in der Prämenopause – eine natürlich bedingte Östrogendominanz, weil zunächst nur das Progesteron absinkt. Die Prämenopause beginnt häufig schon mit etwa 40 Jahren und kann sich über mehrere Jahre hinziehen. In dieser Zeit lässt die Leistungsfähigkeit der Eierstöcke allmählich nach, das heißt, es kommt nur noch unregelmäßig zum Eisprung. In diesem Fall wird auch weniger Progesteron gebildet, während Östrogen ausreichend vorliegt. Damit ist das Gleichgewicht zwischen Progesteron und Östrogen gestört. Selbst wenn bereits ein leichter Östrogenmangel vorliegt, kommt es durch das Verhältnis von Progesteron zu Östrogen zu einer Östrogendominanz, die sich mit der Zeit verstärkt.

Auffallend ist, dass sehr viele Frauen vor den Wechseljahren von Östrogendominanz/Progesteronmangel und gleichzeitig auch von Schilddrüsenunterfunktionen und Hashimoto (autoimmune Schilddrüsenentzündung) betroffen sind: „Wir sehen ... bei unseren Patientinnen Zusammenhänge zwischen dem Auftreten einer Hashimoto-Thyreoiditis, Progesteron-Mangel und Östrogen-Dominanz. Oft besteht auch ein gleichzeitiger Selen-, Zink- und Vitamin-D-Mangel." (Schulte-Uebbing 2012, S. 34)

Aber auch durch hormonell aktive Substanzen in der Umwelt (Xeno-Östrogene) kann es zu einer Östrogendominanz kommen.

Diese Umweltschadstoffe sind vor allem Kunststoffweichmacher (Phthalate, Bisphenol A), Duftstoffzusätze auf Moschusbasis in Kosmetik oder Putzmitteln, Pestizide, Insektizide, Holzschutzmittel (Pentachlorphenol, Lindan, HCH, HCB), ionisierende Strahlung und vor allem Schwermetalle. (Gerhard u. Runnebaum 1992) Xeno-Östrogene haben eine Auswirkung auf die weiblichen Eierstöcke, auf Hypophyse und Hypothalamus, auf Schilddrüse und Nebennieren. (Schulte-Uebbing u. a. 2013, S. 62)

Die Symptome einer Östrogendominanz sind:
- Müdigkeit
- Reizbarkeit, Stimmungsschwankungen
- Hitzewallungen
- Zyklusstörungen
- Kopfschmerzen
- Gewichtszunahme, Wassereinlagerungen
- Brustspannen
- Haarausfall

Östrogendominanz kann in vielen Fällen sehr gut mit bioidentischer Progesteroncreme (1 %, 3 % oder 10 %) als Gegenspieler zu Östrogen behandelt werden.

Eine weitere Therapieoption ist die Ernährungsumstellung (modifizierte LOGI-Kost, Paläo-Ernährung) vor allem zur Beeinflussung des Insulinspiegels: Denn der Hyperinsulinismus (zu viel Insulin im Blut) fördert über die Zunahme des Bauchfetts (= produziert Östrogene) die Östrogendominanz.

Wie die Stoffwechselstörung HPU die Mitochondrien schwächt

Die Hämopyrrollaktamurie (HPU) ist eine bisher kaum bekannte vererbbare Stoffwechselstörung, von der Frauen häufiger betroffen sind als Männer. (Ritter u. Baumeister-Jesch 2014, S. 13) Diese durch Stress verstärkbare Stoffwechsel-Entgiftungsstörung betrifft alle Zellen des Körpers, die einen Zellkern und Mitochondrien besitzen. Diese Entgiftungsstörung (von Häm) verursacht hohe Verluste an Mikronährstoffen – vor allem an aktivem Vitamin B_6 (Pyridoxal-5-Phosphat), Zink, Mangan und Magnesium, die durch normale Ernährung nicht ausreichend ausgeglichen werden können.

Kommen wir wieder auf unser Kraftwerkmodell zurück: Es ist ausreichend Kohle vorhanden, die Förderbänder funktionieren, die Mitarbeiter sind geschult, aber der Kessel produziert (genetisch) mehr Dampf (vermehrte Häm-Ausscheidung), wodurch Energie entweicht (aktives Vitamin B_6, Mangan, Zink und Magnesium). Die Erzeugung von Strom (mitochondriale Funktion) lässt nach. Der Dampf (Radikale = Häm-Komplexe) gefährdet das Kraftwerk. Es wird abgeschaltet: Kein Strom und damit keine Power mehr ...

Häm ist als eisenhaltiger Farbstoff Teil der roten Blutkörperchen, es bildet mit dem Eiweiß Globin das Hämoglobin, das für den Sauerstofftransport zur Zelle und damit für die mitochondriale Funktion (Verbrennung von Sauerstoff mit Kohlenhydraten und Q10 zu ATP) eine zentrale Rolle spielt. Zusätzlich ist Häm-Eisen an der Energiegewinnung in den Mitochondrien beteiligt. Bei der HPU handelt es sich um eine Störung der Häm-Entgiftung. Es werden abnormale Häm-Komplexe gebildet, die der Körper über den Urin ausscheiden muss. Das Häm ist aber wasserunlöslich und in dieser Form besonders im Gehirn ein aggressives Radikal. Die wasserunlöslichen Häm-Komplexe werden mit zwei Pyrrolringen umgeben und sind somit nun wasserlöslich und energetisch geladen (polar). Infolge dieser Polarität binden diese Komplexe nun gegenpolares, aktives Vitamin B_6, Zink, Mangan und Magnesium, die dann über die Niere ausgeschieden werden und in großem Umfang verloren gehen.

Aufgrund seiner Genetik ist ein HPU-Patient nicht in der Lage, aus inaktivem Vitamin B_6 (Pyridoxin) aktives Vitamin B_6 (Pyridoxal-5-Phosphat) herzustellen. Es kommt auf Dauer (etwa bei Stress, wenn sehr viel aktives Vitamin B_6 zur Produktion aller Stresshormone

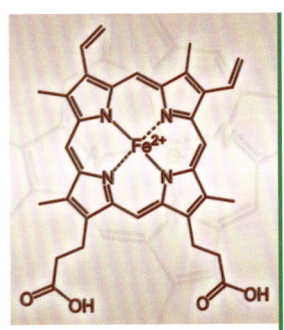

Zusammensetzung des Häm-Moleküls

benötigt wird) zwangsläufig zu einem ausgeprägten Mangel an Mikronährstoffen (insbesondere an aktivem Vitamin B_6), der nicht mehr über die Ernährung ausgeglichen werden kann. Es entstehen im chronischen Verlauf die klassischen Symptome körperlicher und psychischer Beschwerden (Ritter u. Baumeister-Jesch 2014, S. 13 ff.):

- Müdigkeit und Erschöpfung
- Stimmungsschwankungen, Depressionen oder Angststörungen
- Infektanfälligkeit insbesondere gegen Viren, aber auch gegen Bakterien
- Familienanamnese positiv für Depressionen und Angst!

Die *nicht* ausgeschiedenen Komplexe können ihrerseits radikalentoxische Wirkungen im Gehirn haben und die psychischen Symptome noch verstärken. Durch den vermehrten Verlust ...

... der Häm-Moleküle (fehlender Sauerstofftransport in die Mitochondrien = Energieverlust, Müdigkeit),

... des aktiven Vitamin B_6 (fehlende Stresstoleranz, Depression, Ängste) und

... der Spurenelemente Magnesium (fehlende Stresstoleranz und fehlende Bildung von ATP = Müdigkeit), Zink und Mangan (fehlende Radikalenentgiftung im Mitochondrium = Müdigkeit und fehlende Immunabwehr, damit Infektanfälligkeit) ...

kommt es zu den bei HPU typischen Symptomen: Müdigkeit, psychische Probleme und Infektanfälligkeit. (Ebenda)

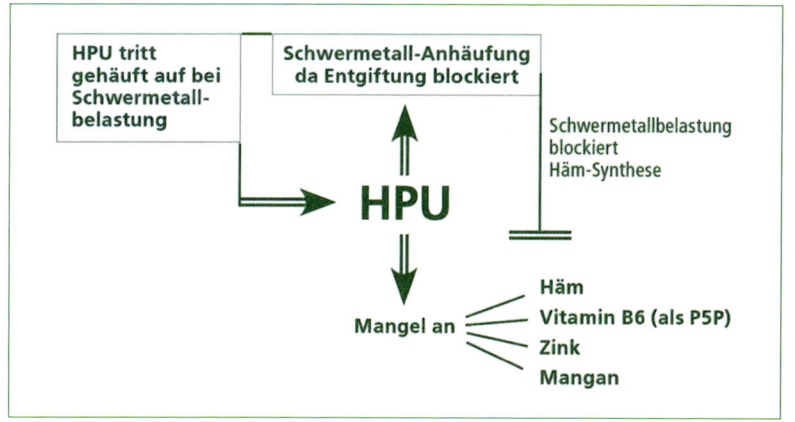

Zwar wird HPU vorrangig vererbt, aber es gibt auch *erworbene* Formen dieser Stoffwechselstörung. So berichten Heufelder und Kuklinski von Fällen, in denen Schwermetallbelastung oder HWS-Traumata als Auslöser für HPU infrage kommen. (Kuklinski 2006) Dabei sind Schwermetallbelastungen und HPU eine unheilvolle Kombination. Schwermetalle können Gen- und Enzymdefekte verursachen und so an der Entstehung von HPU beteiligt sein, während HPU durch die verringerte Entgiftung zu einer Anhäufung von Schwermetallen führt.

Weitere unspezifische Begleitsymptome sind: Magen-Darm-Beschwerden (weiche Stühle, Blähungen, gespannter Blähbauch), Allergien, Medikamentenunverträglichkeiten und niedriger Blutdruck.

Typische Symptome bei Kindern, die an HPU denken lassen, sind ADS/ADHS, Lern-/Verhaltensstörungen, Muskelschwäche (Kinder können sich nicht an einem Seil hochziehen), kein Krabbeln, Gelenk- und Muskelschmerzen (oft als Wachstumsschmerzen verkannt), Blässe, Müdigkeit, Aggressivität oder Verträumtheit, häufige Infektionen. In der Regel treten die Symptome nur selten alle gemeinsam auf. Meist sind nur einige der beschriebenen Symptome zutreffend.

Die eindeutig diagnostizierte HPU ist gut behandelbar. Vorrangig müssen die Mangelzustände der Mikronährstoffe (insbesondere des aktiven Vitamins B_6) behoben und die Entgiftungskapazität durch die modifizierte LOGI-Kost, Zink-, Mangan- und Magnesiumgaben gefördert werden.

Diagnose und Therapie der HPU

Die einzig sichere Möglichkeit, den Urin auf das Vorkommen des Hämopyrrollaktam-Komplexes zu testen, ist der HPU-Test® des Instituts KEAC in Kerkrade (Niederlande; Näheres dazu im Anhang unter „Adressen"). Dabei wird die Konzentration von Hämopyrrollaktam im 24-Stunden-Urin bestimmt. Fälschlicherweise wird in Deutschland ein KPU-Test angeboten, der die HPU aber weder nachweist noch widerlegen kann.

Zusätzlich ist die Bestimmung der B-Vitamine und aller Spurenelemente sowie von Vitamin D und Q10 im Vollblut erforderlich, um das Defizit an diesen Mikronährstoffen exakt zu bestimmen. Sehr häufig wird dabei beobachtet, dass Vitamin B_6 ausreichend oder sogar deutlich erhöht nachgewiesen wird. Hier wird aber leider das inaktive Vitamin B_6 bestimmt, das keinen Rückschluss auf das aktive Vitamin B_6 im

Körper zulässt. Im Gegenteil, erhöhtes inaktives Vitamin B_6 weist auf eine fehlende Aktivierung in Pyridoxal-5-Phosphat hin. Es ist also genug Vitamin B_6 vorhanden, es kann aber im Körper (bei HPU) nicht aktiviert werden.

Beim positiven Nachweis von HPU im 24-Stunden-Urin muss also mit der aktiven Form des Vitamins B_6 therapiert werden, denn wie oben bereits erwähnt ist der Betroffene nicht in der Lage, aus der inaktiven Form (Pyridoxin-Hydrochlorid) die aktive Form von Vitamin B_6 (Pyridoxal-5-Phosphat) herzustellen. Zusätzlich sind Zink, Magnesium und Mangan in ausreichender Konzentration zu geben. Auf dem Markt gibt es diese Mikronährstoffe als Komplexmittel (zum Beispiel B-Life-Protect®-Kapseln). Grundsätzlich sollte diese Therapie aber nur durch einen ärztlichen HPU-Spezialisten eingeleitet und durchgeführt werden, da unter laufender Therapie die Werte von B-Vitaminen, Zink und Mangan sowie Kupfer, Selen und Magnesium wegen möglicher Toxizitäten oder Defizite überwacht werden müssen. Unter der Gabe der aktiven Form von Vitamin B_6 wird häufig ein Mangel an Vitamin B_{12} und Folsäure beobachtet, der sich im weiteren Verlauf der Therapie kontraproduktiv entwickeln kann und dem dann gegengesteuert werden muss.

Zusätzlich sollte – wie oben bereits erwähnt – täglich ab 17 Uhr auf Kohlenhydrate in der Nahrung verzichtet werden, da der Betroffene unter Therapie neben den Mikronährstoffen ausreichend Proteine benötigt, zum einen zur eigenen Produktion seiner Hormone, insbesondere der Stresshormone (Neurotransmitter), und zum anderen zur Entgiftung. Diese Hormonregeneration findet schwerpunktmäßig über Nacht statt. Eine modifizierte LOGI-Kost oder Paläo-Kost ist zwingend erforderlich.

Fallbeispiel: HPU und Migräne

Irina ist eine schlanke 17-jährige Schülerin, die 1 Jahr zuvor in der Schule beim Trampolinspringen auf den Nacken gestürzt war. Damals beklagte sie nur leichte Nackenschmerzen über 2 Wochen, die jedoch wieder völlig verschwanden. 10 Monate später entwickelte sie eine klassische Migräne mit Aura und Erbrechen, Müdigkeit, Merkfähigkeitsstörungen, Schwindel, Schlafstörungen, Panikattacken und steten kalten Händen und Füßen.

Die durch den Hausarzt eingeleitete Diagnostik aus Orthopädie (Rö HWS), Neurologie (EEG, MRT, Karotis-Doppler-Sonografie), HNO und Routine-Laborserologie (wie immer) war komplett unauffällig. Unter Ibuprofen 800 mg verschwanden die Schmerzen für Stunden, kehrten aber immer wieder zurück, die übrigen Symptome blieben bestehen.

Irinas **Lebensstil** war nur in Bezug auf die Ernährung auffällig: Morgens hatte sie keinen Hunger auf Frühstück, tagsüber aß sie nur unregelmäßig (schnell, meistens kohlenhydratlastig) und abends spät nahm sie warmes Essen mit einem hohen Anteil an Transfetten und Kohlenhydraten zu sich.

Untersuchung:
Bei Irina fiel eine leichte Kopf-Seitneigung nach links um 9 % auf. Funktionell war bei ihr eine Atlasblockade links nachweisbar. Im EKG-kontrollierten Provokationstest (EKG in Ruhe und unter 30 Sekunden Kopfkreisen) konnte bei ihr ein Herzfrequenzanstieg von 64 auf 82 und ein QT-Zeit-Anstieg von 418 msec auf 488 msec

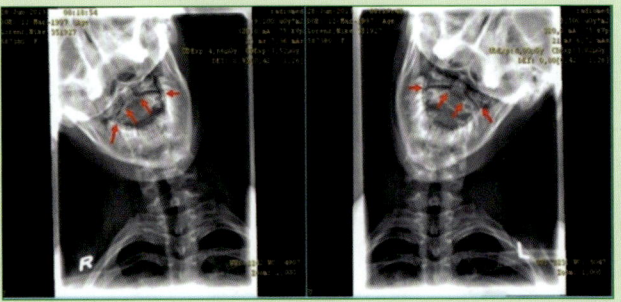

nachgewiesen werden. Der Verdacht auf eine Instabilität im Kopf-Genick-Gelenk (C1–C2) wurde wahrscheinlich. In ihrer konventionellen Röntgenaufnahme der atlantodentalen Region nach Sandberg mit Links- und Rechtsseitneigung erkennt man das Abgleiten des Atlaswirbels über die Gelenkfacette des Axis in Seitneigung zur geneigten Seite hin mit Verschiebung des Atlas um 3 mm in der jeweiligen Achse. Eine Atlasinstabilität war damit bestätigt.

Eine Labordiagnostik der mitochondrialen Parameter (ATP, Nitrotyrosin, Citrullin, Laktat, Pyruvat) sowie der Mikronährstoffe wurde von den Eltern aus Kostengründen abgelehnt.

Die eingeleitete myoreflextherapeutische Behandlung mit anschließender stabilisierender Krankengymnastik brachte ihr nur einen marginalen Erfolg. Die Umstellung der Ernährung nach der modifizierten LOGI-Methode wurde von ihr nicht beachtet. Unter der oben genannten Therapie verschlimmerten sich vor allem die Panikattacken und die Schlafstörungen. Diese Symptomatik zusammen mit dem schlanken Habitus und der persistierenden Müdigkeit ließ an eine Hämopyrrollaktamurie denken.

In Irinas 24-Stunden-Urin konnte daraufhin eine stark erhöhte Ausscheidung von Hämopyrrollaktam (4,567 µMol/24h – Norm < 0,6 µMol/24h) nachgewiesen werden. Wie sich nach diesem Ergebnis herausstellte, litten auch Irinas Großvater und ihre Mutter an Angststörungen beziehungsweise Depressionen.

Wie sind die speziellen Laborergebnisse für Irina zu werten?

Irinas Trauma des Atlantodentalgelenks führt über die Instabilität dieses Gelenks zu ständig wechselnden Durchblutungsverhältnissen und insofern zu Stress (Adrenalinanstieg); das erklärt die Beschleunigung der Herzfrequenz und die QT-Zeit-Verlängerung und führt zu massiver Entstehung induzierter Stickoxide (iNOS) und langfristig zu irreversiblen oxidativen Radikalen. Diese Radikale blockieren die Einschleusung des aus Zucker gebildeten Pyruvats in das Mitochondrium. Das Pyruvat verbleibt im Gewebe und wird unter Verbrauch von B-Vitaminen zu Laktat (= Milchsäure) vergoren: Es entsteht die bereits bekannte Gewebeübersäuerung. Diese Übersäuerung führt letztlich zu den zusätzlich beklagten Symptomen: Schwindel, Müdigkeit, Konzentrations- und Merkfähigkeitsstörungen, Schlafstörungen und Panikattacken.

Die Entgiftung des Hämopyrrollaktams entzieht dem Körper zusätzlich aktives Vitamin B_6, Zink und Mangan, die Stresstoleranz des Patienten wird vermindert: So ist der pathobiochemische Weg der Migräne geebnet und die Angststörungen werden unter Myoreflextherapie schlimmer.

Diagnosen:
- Migräne – atlantodentale Instabilität
- Hämopyrrollaktamurie – nitrosativer Stress (Nitrotyrosin)
- Mikronährstoff-Mangel – Mangel an aktivem Vitamin B_6
  – Zinkmangel
  – Manganmangel

Therapieziele:
1. Stabilisieren der atlantodentalen Instabilität und damit Beseitigen des zervikal-encephalen Syndroms. Ich empfahl Irina eine Kombination aus Myoreflextherapie und stabilisierender Krankengymnastik.
2. Reduzieren der Gewebesäuren durch Senkung der Kohlenhydratlast in der täglichen Nahrung. Ich empfahl ihr die modifizierte LOGI-Kost.
3. Beseitigen der Hämopyrrollaktamurie und des dadurch bedingten Mangels an aktivem Vitamin B_6, Mangan und Zink.

Therapie:
- Modifizierte LOGI-Kost
- Aktives Vitamin B_6: 2 x 25 mg täglich
- Zink: 2 x 15 mg täglich
- Mangan: 2 x 3 mg täglich
- Myoreflextherapie + Krankengymnastik

Wie es Irina ergangen ist
Da Irina meine Empfehlung der Ernährungsumstellung ignorierte, führte die Myoreflextherapie kombiniert mit der Krankengymnastik zunächst zu einer Steigerung der Radikale und der Stressbelastung (Adrenalin) durch die Atlasinstabilität. Ergebnis: Ihre Angst- und Schlafstörungen nahmen zu. Erst nach Diagnose der HPU verstand Irina die Notwendigkeit der Ernährungsumstellung. Unter der dann konsequent von ihr eingehaltenen Ernährungsumstellung und der Mikronährstoff-Optimierung – insbesondere mit dem aktiven Vitamin B_6 – verschwanden die klassische Migräne mit Aura und Erbrechen, die Müdigkeit, die Merkfähigkeitsstörungen, der Schwindel, die Schlafstörungen und die Panikattacken innerhalb von 4 Monaten. Die Migräne ist auch nach nunmehr 2 Jahren nicht mehr bei ihr aufgetreten.

Wenn Medikamente die Mitochondrien schädigen

„Der Mensch erkrankt nicht, weil Medikamente fehlen, sondern weil biochemische Störungen im Körper ablaufen, die nicht erkannt und korrigiert werden."

Dr. Bodo Kuklinski

Wenn das Symptom eine Nebenwirkung ist

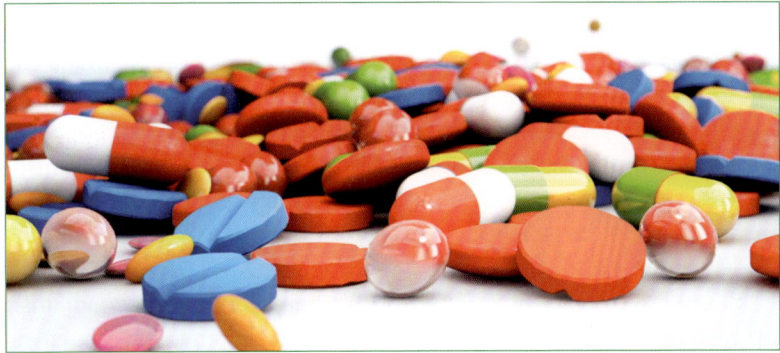

Wenn Sie sich ständig müde fühlen und völlig erschöpft sind, dann ist es eine gute Idee, einmal nachzuschauen, welche Medikamente Sie nehmen. Müdigkeit kann nämlich auch ein dauerhafter Nebeneffekt vieler Arzneimittel sein. Und nicht nur Müdigkeit.

> **Fallbeispiel: Maria (78 Jahre alt)**
> Maria hatte seit Jahren mit Hustenattacken zu kämpfen, die ihr Hausarzt nicht in den Griff bekam. Hinzu kam eine ständige Müdigkeit und Erschöpfung. Der Hustenreiz war so schlimm, dass sie zeitweise völlig apathisch war, sie bekam kaum noch Luft und konnte an geselligen Runden nicht mehr teilnehmen, weil sie nur noch hustete. Ihr Hausarzt verschrieb ihr nur verschiedene Hustenmittel, die nicht halfen. Als sie in meine Sprechstunde kam, sah ich mir zunächst ihren Medikamentenplan an. Der Übeltäter war schnell entdeckt: *Ramipril* – ein ACE-Hemmer, der den Blutdruck senkt. Der Beipackzettel bestätigt: Häufige Nebenwirkungen sind ... Reizhusten und Müdigkeit!

> Nach Austausch dieses Medikaments gegen ein anderes waren der Husten sowie die andauernde Müdigkeit verschwunden. Maria hatte eine komplett neue Lebensqualität gewonnen – nach Jahren der völlig unnötigen Quälerei.

Da verlässt man sich also bei der Auswahl eines Medikaments auf den Arzt – auf wen auch sonst? Der Arzt ist doch ein Fachmann, der es wissen muss und alles unter Kontrolle hat, auch welche Nebenwirkungen eine Arznei hat. So sollte es zumindest sein. Tatsächlich ist es aber so, dass die meisten Ärzte Nebenwirkungen oft nicht als solche erkennen!

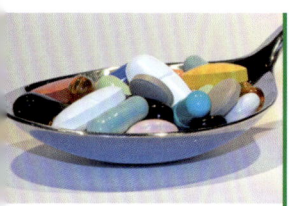

Sehr viele Menschen nehmen viele verschiedene Medikamente ein, vor allem ältere Menschen. Viele über 60 Jahre nehmen mehr als fünf Medikamente gleichzeitig ein, bei manchen sind es sogar mehr als zehn. Ob Schmerzmittel, Antibiotika, Blutdrucksenker, Diabetesmittel, Cholesterinsenker, Entwässerungstabletten, Magen-Darm-Mittel, Krebsmedikamente – davon lebt die Pharmaindustrie, davon leben die Ärzte und auch die Apotheker.

Bislang ist die Kombinationswirkung mehrerer hochpotenter Stoffe im Körper kaum untersucht worden, Ärzte verlieren leicht den Überblick und sind offensichtlich überfordert. Müdigkeit ist dabei nur eine der häufig auftretenden Nebenwirkungen.

> „Ob Herzrasen, Depression, lebensgefährliche Schädigung des Immunsystems, Verwirrtheit, Gedächtnisstörungen oder Demenz – hinter zahlreichen Leiden, die Ärzte heute diagnostizieren, stecken in Wirklichkeit nicht körperliche oder seelische Defekte, sondern die Nebenwirkungen massenhaft konsumierter Arzneien."
>
> (Stolze 2014, S. 9)

Die Krankheiten, die durch die Nebenwirkungen eines Medikaments ausgelöst wurden, werden in der Regel wieder mit anderen Medikamenten bekämpft, die wiederum andere Nebenwirkungen haben … So wird eine Spirale in Gang gesetzt, die im schlimmsten Fall zu einer lebenslangen Arzneimittelabhängigkeit führt. Im günstigen Fall erkennt der Arzt, dass hinter der „Krankheit" in Wirklichkeit die Nebenwirkung einer Arznei steckt, ändert die Medikation und ersetzt das ursprünglich verordnete Medikament mit einem Alternativmittel – in der Hoffnung, dass der Patient für dessen Nebenwirkungen nicht so anfällig ist.

Wenn Medikamente die Mitochondrien schädigen

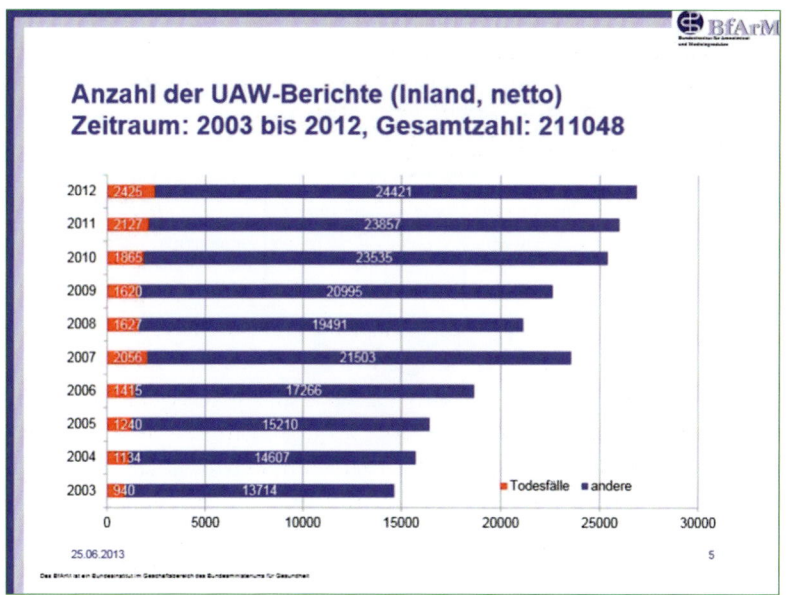

Anzahl der unerwünschten Arzneimittelwirkungen (UAW) von 2003 bis 2012 (Todesfälle sind in den UAW enthalten. Quelle: siehe Bildquellenverzeichnis)

Seit Jahren nehmen Komplikationen und Todesfälle durch Medikamente zu. Beim Bundesinstitut für Arzneimittel und Medizinprodukte (BfArM) wurden über die letzten Jahre immer mehr unerwünschte Arzneimittelwirkungen gemeldet. (BfArM 2013) Erfasst werden jedoch nur die von Herstellern, Ärzten und Apothekern *gemeldeten* Fälle, die Dunkelziffer ist hoch.

Mikronährstoff-Mangel zerstört Mitochondrien

Abgesehen von den Nebenwirkungen besteht vor allem bei der langfristigen Einnahme von Medikamenten die Gefahr einer chronischen Unterversorgung mit lebensnotwendigen Mikronährstoffen, weil diese durch die Medikamentenwirkung geblockt (Statine, Säureblocker) oder vermehrt ausgeschieden werden (Diuretika). Wir erinnern uns: Ohne Mikronährstoffe kein ATP – also keine Energie aus den Mitochondrien. Mit den Folgen: Müdigkeit, Erschöpfung, Schlafstörungen, Immunstörungen, Infektanfälligkeit und Entzündungsneigungen.

Wie Medikamente den Mikronährstoff-Haushalt stören
(Vgl. Gröber u. Kisters 2015, S. 8 ff.):

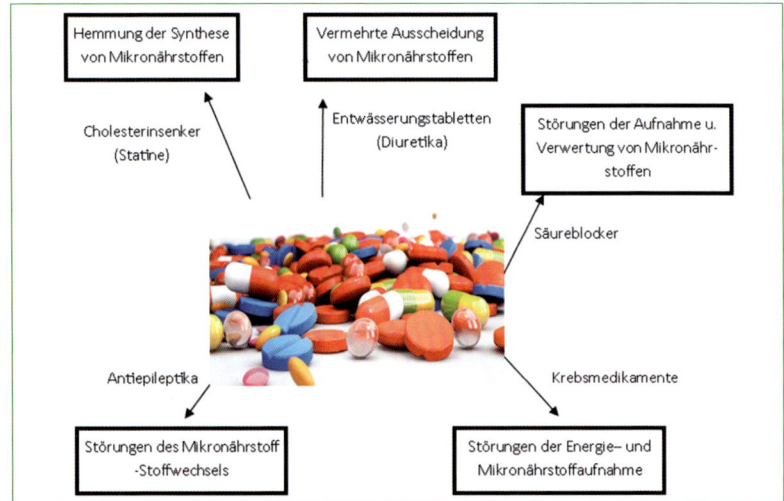

Medikamente und Mikronährstoffe benutzen im Organismus bei der Aufnahme, Verstoffwechselung und Ausscheidung die gleichen Transport- und Stoffwechselwege und konkurrieren zum Teil um dieselben Enzyme. Logische Konsequenz: Die Mikronährstoffe, die uns ein Medikament raubt, müssen wir wieder zuführen! Je nach verwendetem Medikament erfordert dies spezielle Mikronährstoffe als Nahrungsergänzung (dosiert nach tatsächlichem Blutwert).

Hier folgen einige Beispiele für häufig eingesetzte Medikamente und deren Störungen des Mikronährstoff-Haushalts:

Hemmung der Synthese von Mikronährstoffen
Statine (Cholesterinsenker) zählen weltweit zu den am häufigsten verordneten Medikamenten. Sie werden zur Senkung des Cholesterinspiegels eingesetzt, um einer Gefäßverkalkung vorzubeugen, dienen also langfristig der Prävention von Herzinfarkt und Schlaganfall. Statine hemmen allerdings auch die körpereigene Produktion des Coenzyms Q10. Aufgrund der zentralen Rolle von Q10 (Bildung von ATP aus Kohlenhydraten und Fetten mithilfe von Atmungssauerstoff) fehlen der Zellschutz und die Zellpower: Es kommt zu Schmerzen in den Muskeln, zu Störungen im Glukose- und Hirnstoffwechsel sowie zum Anstieg der Leberenzyme.

Medikamente: Simvastatin, Atorvastatin, Cerivastatin, Fluvastatin, Lovastatin, Pravastatin, Rosuvastatin

Vermehrte Ausscheidung von Mikronährstoffen

Diuretika (Entwässerungsmittel) werden in der Bluthochdrucktherapie und bei Herzinsuffizienz eingesetzt. Sie steigern durch die vermehrte Ausschwemmung von Wasser über die Nieren den Salzverlust (Magnesium, Kalium, Natrium, Calcium, Kupfer, Zink, Selen, Mangan, Eisen, Chrom), sodass es bei regelmäßiger Einnahme zu einer Unterversorgung mit Magnesium, aber auch anderen Spurenelementen wie Selen, Zink, Kupfer, Mangan, Kalium und Chrom sowie allen wasserlöslichen B-Vitaminen kommen kann. Dies beeinträchtigt in der Folge durch den Verlust der mitochondrialen Entgiftung die Blutdruckregulation und begünstigt durch die Beeinträchtigung der mitochondrialen Energieproduktion Störungen im Energie-, Immunabwehr-, Zucker- und Fettstoffwechsel.

Medikamente: Hydrochlorthiazid, Xipamid, Indapamid, Furosemid, Torasemid, Piretanid, Amilorid, Triamteren, Spironolacton

Störungen der Aufnahme/Verwertung von Mikronährstoffen

Protonenpumpenhemmer (Säureblocker) wie Omeprazol zählen bei der Behandlung von säurebedingten Magen-Darm-Erkrankungen zu den wirksamsten Medikamenten. Sie blockieren die Säureproduktion im Magen. Magensäure ist jedoch auch für das Freisetzen von Vitamin B_{12} sowie Vitamin C und Eisen und dessen Resorption aus der Nahrung notwendig. Dieser Prozess wird durch die Einnahme von Säureblockern gehemmt und führt letztendlich zu einem chronischen Vitamin-B_{12}-Mangel. In der Folge kann es zu einem Anstieg der Homocysteinwerte im Blut kommen, mit vielfältigen gesundheitlichen Folgen. Vitamin B_{12} ist aber auch ein wichtiger Radikalenfänger: Radikale reizen die Magenschleimhaut, die Säure steigt, der Kreislauf schließt sich und wird durch die Einnahme der Säureblocker noch verstärkt.

Auch das zur Therapie von Typ-2-Diabetikern oftmals eingesetzte Antidiabetikum Metformin hemmt die Aufnahme von Vitamin B_{12} und Folsäure. Klassische Nebenwirkung im Beipackzettel: Laktazidose (der überschüssige Zucker wird vergoren – das kennen wir doch!).

Medikamente: Omeprazol, Lansoprazol, Pantoprazol, Esomeprazol, Rabeprazol, Cimetidin, Famotidin, Rantidin

Störungen des Mikronährstoff-Stoffwechsels

Medikamente gegen epileptische Anfälle (Antiepileptika) können Enzyme in der Leber stimulieren, die Vitamin D im Körper abbauen. Das kann zu schweren Störungen im Knochenstoffwechsel und zu gesteigerter Infektanfälligkeit führen.

Medikamente: Phenobarbital, Primidon, Valproinsäure, Lorazepam, Clonazepam, Diazepam, Lamotrigin, Topiramat, Felbamat, Levetiracetam

Störungen der Energie- und Mikronährstoff-Aufnahme

Krebsmedikamente und -therapien bewirken Schädigungen der Mundschleimhaut, Schluckstörungen oder Übelkeit, Durchfall und Erbrechen, sodass Mikronährstoffe nicht mehr in ausreichender Menge über die Nahrung aufgenommen werden können.

Direkte Schädigung der Mitochondrien

Bei vielen Medikamenten können Nebenwirkungen teilweise auf eine Störung der Mitochondrienfunktion zurückgeführt werden. Die Marktrücknahme einiger Wirkstoffe in der Vergangenheit, zum Beispiel des CSE-Hemmers Cerivastatin (→ Muskeltoxität), des Parkinson-Mittels Tolcapon (→ Lebertoxität) und des Insulin-Sensitizers Troglitazon (→ Lebertoxität) stand sogar in direktem Zusammenhang mit ihrer mitochondrialen Toxizität. (Gröber 2012)

Beispiele ausgewählter Wirkstoffe in häufig verschriebenen Medikamenten, die die Mitochondrien schädigen (Gröber, ebenda):

Metformin

Dieses Antidiabetikum wird eingesetzt zur Senkung des Blutzuckerspiegels. Als Nebenwirkung hemmt Metformin den mitochondrialen Atmungskettenkomplex in den Leberzellen, sodass weniger ATP erzeugt wird. Pyruvat verbleibt im Gewebe und wird unter Verbrauch von B-Vitaminen zu Laktat vergoren: Es entsteht Gewebeübersäuerung, im schlimmsten Fall Laktazidose (Übersäuerung des Blutes). Das Risiko der Entstehung einer Laktazidose unter Metformin tritt zwar selten auf, ist dann aber in den meisten Fällen tödlich. (Biermann 2011) Gefährdet sind insbesondere Patienten mit eingeschränkter Leber- und Nierenfunktion.

Als Prävention diabetischer Folgeschäden sollte bei jedem Diabetiker, der mit Metformin behandelt wird, der Vitamin-B-Komplex substituiert werden, ebenso wie Alpha-Liponsäure, Coenzym Q10 und vor allem Magnesium. Magnesiummangel ist ein häufiges Begleitphänomen bei Diabetes mellitus. Nach epidemiologischen Studien kann eine Magnesiumzufuhr das Risiko der Entwicklung eines Typ-2-Diabetes senken und bei bestehendem Diabetes die Entwicklung diabetischer Folgeerkrankungen verringern. (von Ehrlich u. a. 2014)

Statine (Cholesterinsenker)
Diese werden zur Absenkung des Cholesterinspiegels eingesetzt, sie hemmen aber auch Enzymkomplexe der mitochondrialen Atmungskette und die körpereigene Produktion von Coenzym Q10. Als wichtigste Nebenwirkung können muskuläre Schäden auftreten, ebenso auch Störungen der Leberfunktion und Nierenschäden. Bei einer Statintherapie sollte begleitend Coenzym Q10 in ausreichend hoher Dosierung (400 mg täglich) eingenommen werden, um die Funktion des Atmungskettenkomplexes zu unterstützen und einer Mitochondrienschädigung entgegenzuwirken.

Paracetamol
Dies ist ein schmerzstillender und fiebersenkender Arzneistoff, der – da frei verkäuflich – in fast jeder Hausapotheke zu finden ist. Allerdings hat das vermeintlich harmlose Schmerzmittel gefährliche Nebenwirkungen. Bereits eine leichte Überdosierung kann zu schweren Leberschäden führen und im Extremfall sogar tödlich enden. Ein toxisches Abbauprodukt des Paracetamols (N-Acetyl-p-benzochinonimin) erhöht die Belastung der Lebermitochondrien mit aggressiven Sauerstoff- und Stickstoffradikalen. Dadurch wird mitochondriales Glutathion (selenabhängig) abgebaut, das für die Entgiftung wichtig ist; gleichzeitig wird die Membranpermeabilität erhöht. In der Folge kann es im schlimmsten Fall zu Leberversagen kommen. In den USA ist Vergiftung mit Paracetamol eine der häufigsten Ursachen für akutes Leberversagen.

Bei Überdosierungen mit Paracetamol haben sich N-Acetylcystein und Selen bewährt. Dadurch wird mitochondriales und zelluläres Glutathion aufgebaut und die Funktion der Lebermitochondrien wird wieder hergestellt.

Valproinsäure

Dieses Breitspektrum-Antiepileptikum beeinträchtigt die zelluläre und mitochondriale Verwertung von L-Carnitin und führt durch Abbauprozesse zu einem systemischen Carnitin-Mangel. Außerdem verbraucht Valproinsäure den L-Glutathion-Pool in den Mitochondrien der Leberzellen. L-Glutathion ist von zentraler Bedeutung für den Zellschutz. In der Folge kann es zu Leberstörungen und schwerwiegenden Leberschäden kommen.

Unter einer Therapie mit Valproinsäure sollten L-Carnitin und Q10 supplementiert werden. Sinnvoll ist ebenso die Gabe von Vitamin C, Vitamin E und N-Acetylcystein.

Wie falsche Ernährung unsere Zellen erschöpft

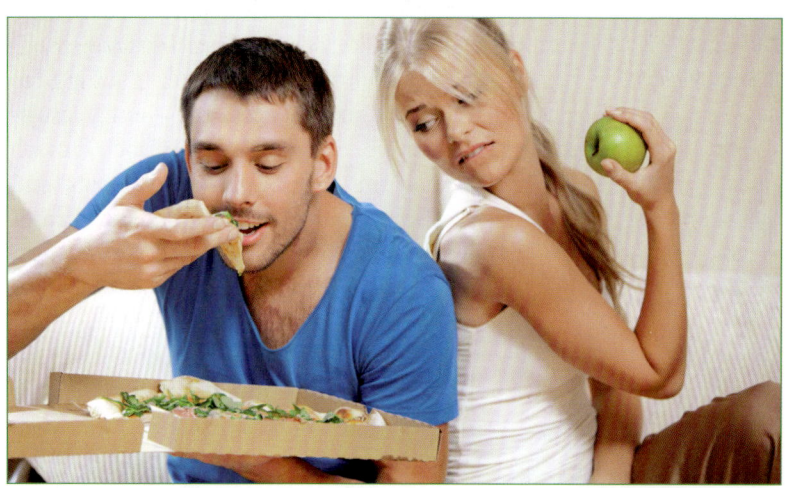

Ein Tag im Leben des Paul Mustermann

Morgens klingelt in allerletzter Minute der Wecker. Immer noch müde steht Paul auf, kommt aber einfach nicht auf Touren. Erst mal einen starken Kaffee, um wieder „auf Drehzahl" zu kommen! Keine Zeit für's Frühstück. Unterwegs zur Arbeit schnell beim Bäcker vorbei und ein Brötchen oder ein Teilchen kaufen. Im Büro dann schnell das Brötchen/Teilchen essen und noch einen Kaffee trinken, um wach und konzentriert zu bleiben.

Mittags – keine Zeit zum Essen: Schnell zur Fastfood-Kette. Danach hat Paul – wie jeden Mittag nach dem Essen – einen Durchhänger und braucht einen weiteren Kaffee. Abends müde nach Hause. Keine Energie mehr für Sport. Keine Lust, sich Fisch oder Fleisch zu braten, Gemüse oder einen Salat zuzubereiten. Stattdessen einen Teller Nudeln oder Pizza bestellen und auf der Couch vor dem Fernseher mit Bier oder Wein wieder „runterkommen".

Nachdem er vor dem Fernseher bereits eingeschlafen ist, geht er um 22 Uhr „voll fertig" ins Bett, schläft aber schlecht ein und wacht zwischen 1 und 3 Uhr nachts wieder auf. Und morgens, wenn der Wecker klingelt, fängt alles wieder von vorne an. Paul muss ja funktionieren ...

Kommt Ihnen das bekannt vor? – Schlechte Ernährung wird nach Ansicht von UN-Experten zu einem immer größeren Gesundheitsrisiko für viele Menschen. Fastfood und Fertigprodukte mit zu hohem Zuckergehalt sind allgegenwärtig, bequem und billig.

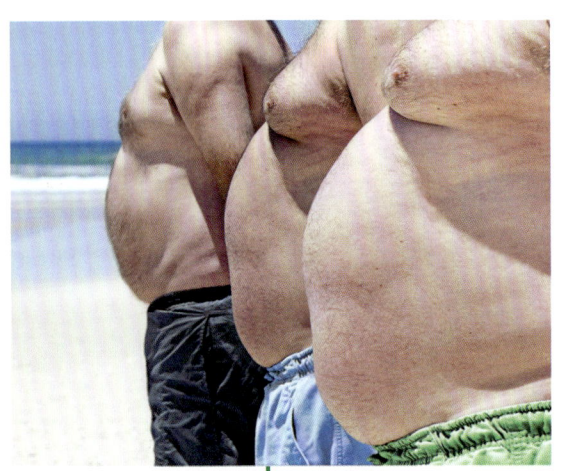

Die Zahl der übergewichtigen Menschen ist in den vergangenen Jahrzehnten weltweit drastisch gestiegen – ein gefährlicher Trend. Schauen wir uns doch einfach einmal um – im Supermarkt, am Strand oder sonst irgendwo – überall kommt uns die „Wohlstandswampe" entgegen. Fast ein Drittel der Weltbevölkerung ist übergewichtig oder fettleibig. Das geht aus einer Übersichtsstudie hervor, die Wissenschaftler um Marie Ng vom *Institute for Health Metrics and Evaluation* (IHME) der Universität von Washington im Mai 2014 im britischen Fachmagazin *The Lancet* veröffentlicht haben. (Ng u. a. 2014) Hierfür wurden Daten aus mehr als 180 Ländern ausgewertet. Mehr als die Hälfte der besonders stark übergewichtigen Menschen lebt in zehn Ländern: Dazu gehören die USA, China, Indien und auch Deutschland. Die WHO spricht in dramatischem Tonfall von einer langsam fortschreitenden Katastrophe für die öffentliche Gesundheit.

Hoch interessant ist, dass es einen Zusammenhang gibt zwischen der Unterfunktion unserer Energiekraftwerke – unserer Mitochondrien – und dem Übergewicht! Eine Arbeitsgruppe der Friedrich-Schiller-Universität Jena und des Deutschen Instituts für Ernährungsforschung Potsdam belegte das in einer Studie mit Mäusen. (Ristow u. a. 2007) Die Wissenschaftler um M. Ristow konnten nachweisen, dass Mäuse mit einer Unterfunktion der Mitochondrien deutlich übergewichtig wurden, ohne mehr zu fressen oder sich weniger zu bewegen. Das Überraschende dabei war, dass die Mäuse nur dann übergewichtig wurden, wenn sie sich schlecht ernährt hatten, also wenn sie ungesunde und kalorienreiche Nahrung bekamen: Kohlenhydrate, Fastfood und Co. Bei einer gesunden Ernährung blieben sie so schlank wie ihre Mäusekollegen mit normal arbeitenden Mitochondrien.

Kommen wir auch hier wieder auf unser Kraftwerkmodell zurück. Wird zu viel Kohle (Kohlenhydrate) in das Kraftwerk befördert, so fällt

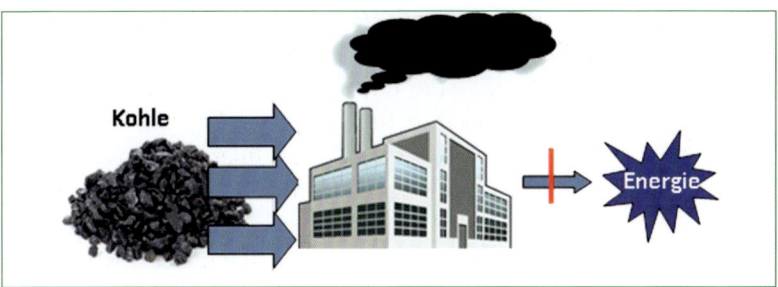

viel Kohle vom Band (und bleibt in der Zelle liegen, wo es zu Laktat vergoren wird und die Zelle übersäuert); oder das Förderband leiert aus (erhöhter Verbrauch der B-Vitamine). Gleichzeitig entstehen viel Hitze und anfangs auch vermehrt Dampf (Radikale), die das Kraftwerk überhitzen (die mitochondriale Funktion behindern). Das Wasser (Entgiftungssystem im Mitochondrium) wird zu stark verbraucht. Die Hitze (Radikale) schädigt das Kraftwerk (Mitochondrium): Es wird ausgeschaltet. Kein Strom – keine Power (keine ATP-Bildung).

Mikronährstoffe sind lebenswichtig

Es gibt nahezu keinen Stoffwechselschritt, an dem nicht wenigstens *ein* Mikronährstoff beteiligt ist. Zu nennen sind hier vor allem (Gröber u. Kisters 2015, S. 12 f.):

- Energiebereitstellung in den Mitochondrien
- Abwehrleistung des Immunsystems
- Aktivierung von Enzymen und Hormonen
- Impulsübertragung und Informationsaustausch zwischen Nervenzellen
- Kontraktion der Skelettmuskulatur
- Leistungsfähigkeit des Herzmuskels

Eine einfache Regel:
Ohne Mikronährstoffe kein ATP, also keine Energie.

Selbst wenn nur *ein* Mikronährstoff fehlt, machen unsere Mitochondrien schlapp. Und das macht dick (wie wir soeben durch die „Mäusestudie" erfahren haben), macht müde und irgendwann auch krank.

Wenn unsere Nahrung uns mangelernährt

Das Problem ist: Unser moderner „Lifestyle" kann die ausreichende Versorgung mit essenziellen Mikronährstoffen nicht mehr gewährleisten. Das messen wir jeden Tag – in Ihrem Blut – über spezielle Laboruntersuchungen.

Das Lebensmittelangebot und die Ernährungsgewohnheiten haben sich in den letzten Jahren drastisch verändert. Kohlenhydratlastiges Fertigessen und Fastfood verdrängen frisches Obst und Gemüse aus den Lebensmittelläden. So ist es nur logisch, dass sich damit auch unsere Nährstoffversorgung verändert hat. Der „zivilisierte" Mensch ist überernährt, was die Kalorien angeht, jedoch gleichzeitig mangelernährt, was die Mikronährstoffe betrifft.

Nährstoffdefizite erleben wir auch durch Nährstoffverluste der Nahrung aufgrund ausgelaugter Böden und Überdüngung, durch lange Transportwege, lange Lagerzeiten, Konservierung und unsachgemäße Zubereitung. Nährstoffverluste resultieren außerdem daraus, dass immer mehr Chemikalien in der Umwelt eingesetzt werden und technologische Strahlenbelastungen zunehmen. Sogar Bio-Bauern, die nach biodynamischen Gesichtspunkten arbeiten, klagen seit einigen Jahren über einen wachsenden Magnesium- und Selenmangel ihrer Böden.

Derzeit empfiehlt die *Deutsche Gesellschaft für Ernährung* für Erwachsene 400 g Gemüse und 200 bis 250 g Obst pro Tag, das bedeutet 5 Portionen Obst und Gemüse täglich. Die WHO empfiehlt, mehr als 400 g Obst und Gemüse pro Tag zu essen, also insgesamt 800 g täglich. Aber mal ehrlich: Tun Sie das? Ist das überhaupt realistisch in einer Fastfood- und Convenience-Gesellschaft? Sicher ist es in Ordnung, dass derjenige, der es sich leisten kann, der genug Zeit hat, das Wissen und die Kochkunst besitzt, versucht, sich gesund zu ernähren. Aber für viele Mitbürger ist das unrealistisch. Und damit stehen wir nicht alleine: Die Mehrheit der Europäer erreicht *nicht* die von der WHO empfohlene Obst- und Gemüsezufuhr. (EUFIC 2012)

Im Jahr 2008 hat das Bundesministerium für Ernährung, Landwirtschaft und Verbraucherschutz die Nationale Verzehrsstudie II (NVS 2008) in Auftrag gegeben. Es wurde untersucht, wie sich die Menschen in Deutschland ernähren und wie sich ihr Ernährungsverhalten auf die Vitalstoffversorgung auswirkt. Zwischen 2005 und 2007 wurden annähernd 20 000 Personen zwischen 14 und 80 Jahren, die in Privathaushalten leben, zu ihrem Lebensmittelverzehr befragt.

Ergebnisse der NVS II (in Auszügen):

- Mehr als die Hälfte der Erwachsenen ist übergewichtig. Der Anteil übergewichtiger *junger* Erwachsener stieg in den letzten zehn Jahren deutlich an.

- Deutlich unter den empfohlenen Werten liegt die Aufnahme von Vitamin D und Folsäure. 79 % der befragten Männer und 86 % der Frauen unterschreiten die Empfehlung für die Folsäure-Aufnahme.

- Die tägliche Aufnahme von Vitamin C liegt bei einem Drittel aller Männer und Frauen unter dem Referenzwert.

- In der Altersgruppe von 19 bis 80 Jahren erreichen nur circa 50 % der Frauen und Männer die Zufuhrempfehlung für Vitamin E.

- Auch Mineralstoffe wie Calcium oder Eisen und Zink werden zu wenig über die Nahrung aufgenommen.

Was folgt daraus? Nahrungsergänzungen sind eine realistische Alternative, um in einer modernen Gesellschaft eine bedarfsdeckende Versorgung mit Mikronährstoffen zu erreichen. Also: So gesund und vitaminreich wie möglich essen – und zusätzlich Nahrungsergänzungen einnehmen, gezielt nach Ihren Laborwerten.

Die Mitochondrien unterstützen – mit Mikronährstoffen

Bei jeder Art von Erschöpfung ist es sinnvoll, mit einer Vollblutbestimmung (und nicht im Serum) zu überprüfen, ob den Mitochondrien alle notwendigen Mikronährstoffe für die Energieproduktion optimal zur Verfügung stehen. Wenn Defizite vorliegen, müssen die entsprechenden Nährstoffe ergänzt werden. Für den Schutz und die Pflege der Mitochondrien sind folgende Mikronährstoffe unentbehrlich:

B-Vitamine
Alle B-Vitamine sind maßgeblich am mitochondrialen Energiestoffwechsel beteiligt. Ohne sie können keine Kohlenhydrate oder Proteine in die Mitochondrien eingeschleust werden und dann kann keine Energieproduktion stattfinden. Außerdem schützen sie vor oxidativem

Stress (B_{12}) und sind Grundvoraussetzung für die Neurotransmitter-Synthese ($B_{1-2-3-6-9-12}$). Da isolierte Vitamin-B-Mangelzustände nur selten auftreten, ist es wichtig, dass *alle* B-Vitamine als kompletter B-Komplex substituiert werden.

Vitamin B_1 (Thiamin)

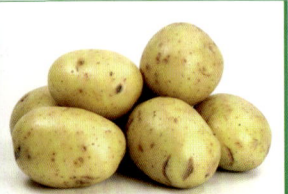

Dies ist ein wichtiges Coenzym für die Energiegewinnung aus Kohlenhydraten und es dient als „Nervennahrung" zur Regeneration der zentralen und peripheren Nerven. Bereits ein leichter Mangelzustand kann sich in Reizbarkeit, Müdigkeit und Schlaflosigkeit äußern.

Thiaminhaltige Nahrungsmittel: Fleisch, Kartoffeln, Vollkornprodukte, Erbsen

Vitamin B_2 (Riboflavin)

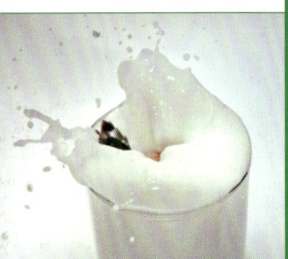

Auch Riboflavin ist ein wichtiges Coenzym für die Energiegewinnung aus Kohlenhydraten und aus Fettsäuren in der mitochondrialen Atmungskette. Es fungiert als starkes Antioxidans in der Zelle und bietet damit Schutz vor oxidativem Stress. Ein Mangel zeigt sich in Antriebsschwäche, Lustlosigkeit, trockenen Hautproblemen und depressiver Verstimmung.

Riboflavinhaltige Nahrungsmittel: Milch, Milchprodukte, Leber, Hühnerei, Spinat, Champignons

Vitamin B_3 (Niacinamid)

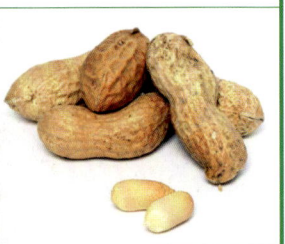

Niacin hat eine antioxidative Schutzwirkung an den Arterienwänden und dient der Entgiftung und Blutzuckerregulierung, der Synthese von Schilddrüsenhormonen, der Regulation von Entzündungsreaktionen und der Produktion von Zellenergie. Bei Mangel kommt es zur Abnahme der körperlichen und geistigen Leistungsfähigkeit, zu Phobien, Gereiztheit, Schlafstörungen, Depressionen und zu Erschöpfung.

Niacinhaltige Nahrungsmittel: Hühnerbrust, Thunfisch, Heilbutt, Kalbsleber, Erdnüsse, Champignons

Vitamin B_6 (Pyridoxin)

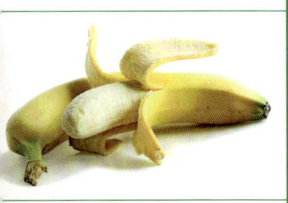

Pyridoxin ist an zahlreichen Reaktionen im Stoffwechsel beteiligt, so auch an der Biosynthese verschiedener Neurotransmitter wie Serotonin, Noradrenalin, Dopamin und GABA. Weitere Aufgaben sind Auf- und Umbau von Aminosäuren und Proteinen an den Nervenscheiden, Entgiftung des Homozysteins (unabhängiger Risikofaktor für Arterienverkalkung) und Blutbildung. Ein Mangel äußert sich in erhöhter Reizbarkeit, depressiver Verstimmung, Konzentrationsschwäche und nervösen Störungen zum Beispiel Gefühlsstörungen.

Pyridoxinhaltige Nahrungsmittel: Kalbsleber, Forelle, Bananen, Linsen, Spinat, Kartoffeln

Vitamin B_9 (Folsäure)

Folsäure ist wichtig für eine gesunde Zellfunktion und die DNS-Synthese und damit für Zellteilung und Zellerneuerung. Ein Mangel führt zu Konzentrationsproblemen, Reizbarkeit, Angststörungen, Depressionen und Müdigkeit.

Folsäurehaltige Nahrungsmittel: Kalbsleber, Hühnerei, Spinat, Brokkoli, Sojabohnen, rote Bohnen, Weizenkeime

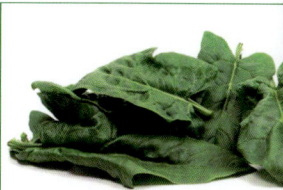

B_{12} (Cobalamin)

Cobalamin nimmt unter den B-Vitaminen eine Sonderstellung ein, da es nitrosativen Stress direkt zu reduzieren vermag. Es dient unter anderem der Blutbildung, beeinflusst die Zellteilung, das Zellwachstum und schützt Nervenzellen.

Cobalaminhaltige Nahrungsmittel: Kalbsleber, Hühnerei, Lachs, Rindfleisch, Miesmuscheln, Milchprodukte

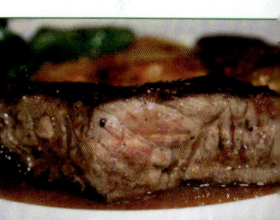

Coenzym Q10

Q10 ist der zentrale Baustein der zellulären Energieproduktion in der Atmungskette und somit Voraussetzung für eine gute Versorgung der Zellen mit Energie. Es ist ein starkes Antioxidans (Membranschutz), unterstützt das Immunsystem und spielt eine wichtige Rolle bei der Entgiftung und Beseitigung freier Radikale. Mangel an Q10 bedeutet allgemein schlechtere Ausnutzung von Energie, man fühlt sich oft kraftlos und ist erschöpft.

Q10-haltige Nahrungsmittel: Hühnereier, Kalbsleber, alle Fische, Vollkornprodukte

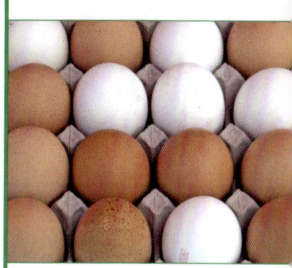

Vitamin D

Das „Sonnenvitamin" wird hauptsächlich mithilfe des Sonnenlichts (UVB) in der Haut gebildet. In nördlichen Breiten mit mäßiger Sonneneinstrahlung und langen Wintern ist die Unterversorgung mit Vitamin D ein großes Problem.

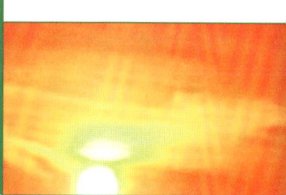

Die bekanntesten Funktionen von Vitamin D sind die Regulierung des Calciumspiegels im Blut und der Knochenaufbau (Stürze, Knochenbrüche, Rachitis). Aber es hat noch wesentlich mehr grundlegende Funktionen im menschlichen Organismus, da alle unsere Körperzellen mit Vitamin-D-Rezeptoren ausgestattet sind. Von besonderer Bedeutung sind seine positiven Wirkungen auf das Herz-Kreislauf-System (Bluthochdruck, Herzinfarkt, Herzinsuffizienz, Schlaganfall), auf das endokrine System (Diabetes), auf das Immunsystem (Infektionen, Allergien, Autoimmunerkrankungen, Krebs) und das Nervensystem (Depressionen, Erschöpfung, multiple Sklerose, Demenz). (Gröber u. a. 2013) Vitamin D spielt auch als Radikalenfänger eine wichtige Rolle für die Leistungsfähigkeit der Mitochondrien.

Vitamin-D-haltige Nahrungsmittel: Nur wenige Nahrungsmittel enthalten nennenswerte Mengen an Vitamin D, etwa fetter Kaltwasserfisch oder Eigelb. So ist die direkte Sonneneinwirkung auf die nackte Haut neben der Nahrungsmittelergänzung die einzige Quelle für dieses Vitamin.

Magnesium

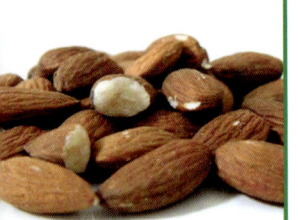

Es ist an mehr als 300 Enzymreaktionen beteiligt und spielt eine wichtige Rolle im Energiestoffwechsel der Mitochondrien. Magnesium wirkt erregungshemmend und ist für die Produktion von Stresshormonen (Adrenalin, Noradrenalin, Dopamin, Serotonin) von entscheidender Bedeutung. Ein Mangel führt zu Stressintoleranz, Konzentrationsproblemen, Schlafstörungen und leichter Erregbarkeit.

Magnesiumhaltige Nahrungsmittel: Mandeln, Cashewnüsse, Kakao, Soja, Vollkorngetreide, Haferflocken, grünes Blattgemüse, einige Mineralwässer

Zink

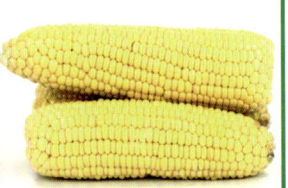

Zink wirkt antioxidativ und antiviral. Auch für die Produktion verschiedener Hormone (Schilddrüsenhormone, Testosteron, Insulin, Wachstumshormone) und Neurotransmitter (Adrenalin, Noradrenalin) ist Zink erforderlich. Bei Zinkmangel sind die Zellteilung, das Wachstum, das Immunsystem und die Eiweißsynthese beeinträchtigt. Symptome sind Stressintoleranz, chronische Müdigkeit, Konzentrationsprobleme, Infektanfälligkeit und Depressionen.

Zinkhaltige Nahrungsmittel: Kalbsleber, Austern, Linsen, weiße Bohnen, Mais, Weizenvollkornmehl, Haferflocken

Selen

Dieses wichtige Spurenelement hat eine entscheidende Aufgabe bei der Entgiftung der Lymphe, es schützt die Zellen vor Angriffen der freien Radikale und stärkt die körpereigene Abwehrkraft insbesondere gegen Viren und Krebszellen. Selen spielt auch eine wichtige Rolle im Schilddrüsenstoffwechsel und bei der Neutralisierung von Schwermetallen. Der größte Teil der Bevölkerung leidet unter Selenmangel. Bei Selenmangel kommt es zu gesteigerter Infektanfälligkeit insbesondere gegen Viren, zu Müdigkeit, Muskelschwäche und Herzschwäche sowie zu vermehrter Krebsanfälligkeit (Prostata-, Darm-, Brust-, Lungenkrebs).

Selenhaltige Nahrungsmittel: Kalbsleber, Hering, Thunfisch, Dorsch, Sardine, biologisches Rind- und Schweinefleisch, Sojabohnen, Paranüsse, Sesam, Kokosnüsse

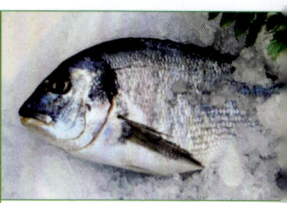

Vitamin C

Dieses bekannteste der Antioxidantien ist essenziell, das heißt, es kann nicht im Körper hergestellt werden und muss daher über die Nahrung zugeführt werden. Es schützt die Zellen vor oxidativem Stress, wird zur Synthese von Hormonen des Hypothalamus benötigt, unterstützt den Bindegewebsaufbau, baut Cholesterin mit ab und ist an der Neurotransmittersynthese beteiligt (Noradrenalin, Serotonin). Weiterhin ist es ein Co-Faktor bei der Entgiftung toxischer Stoffwechselprodukte. Mangel an Vitamin C kann somit Symptome ausbilden, die auch bei Burn-out auftreten, etwa Müdigkeit, Antriebslosigkeit, Schwermut, Muskelschmerzen und Schwäche.

Vitamin-C-haltige Nahrungsmittel: Paprika, Zitrusfrüchte, Kiwi, Sanddorn, Hagebutten, Brokkoli, dunkelgrünes Blattgemüse

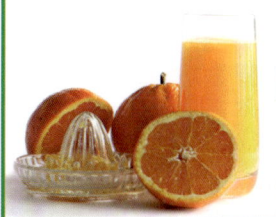

Vitamin E

Dieses Vitamin ist ebenfalls ein wichtiges Antioxidans. Es verlangsamt den Zellalterungsprozess durch Schutz der Zellmembrane vor dem Angriff der freien Radikale. Vitamin E verhindert so einen Abfall der Energiegewinnung in den Mitochondrien. Ein Mangel führt zu Schäden an den Zellmembranen durch oxidativen Stress.

Vitamin-E-haltige Nahrungsmittel: Pflanzenöle, vor allem Weizenkeim- und Olivenöl, Nüsse

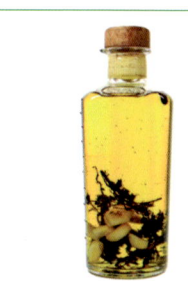

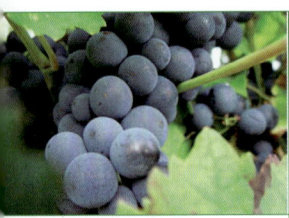

OPC (Oligomere Proanthocyanidine)
Sie gehören zu den Flavonoiden, einer Gruppe der sekundären Pflanzenstoffe. Sie sind die stärksten bekannten Antioxidantien, wirken entzündungshemmend und sind hochpotente Helfer im Kampf gegen freie Radikale.

OPC-haltige Nahrungsmittel: vor allem Traubenkerne und Schalen roter Trauben sowie Pinienkerne

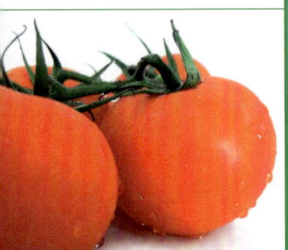

Alpha-Liponsäure
Dieses starke Antioxidans schützt speziell die Nervenzellmembranen und die Mitochondrien vor Schäden. Außerdem stärkt Alpha-Liponsäure das Immunsystem und wirkt entzündungshemmend. Als Chelatbildner kann sie mit Schwermetallen Komplexe bilden, die dann über den Urin abgeschieden werden können.

Alpha-Liponsäure-haltige Nahrungsmittel: Innereien (Kalbsleber, Nieren), Spinat, Brokkoli, Reiskleie, Tomaten

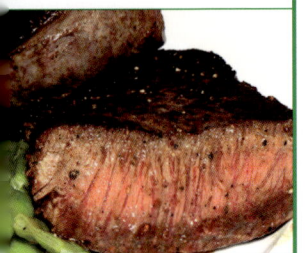

L-Carnitin
Dies ist eine zentrale Substanz für die Energiebildung aus Proteinen und Fetten und somit für die Funktionsfähigkeit der Mitochondrien. Es regelt den Transport langkettiger Fettsäuren in die Mitochondrien zur Energiegewinnung. Daneben übernimmt L-Carnitin auch den Abtransport von Schadstoffen aus den Mitochondrien, unterstützt das Immunsystem und besitzt antioxidative Eigenschaften. Typisch für den Mangel an L-Carnitin sind Symptome wie geringe psychische und physische Belastbarkeit, Muskelschwäche und erhöhte Infektionsneigung.

L-Carnitin-haltige Nahrungsmittel: Wild, biologisches Fleisch, Hummer, Langusten, Seelachs, Steinpilze

Wenn die Mitochondrien „sauer" werden

Wir wissen nun, dass wir über die Ernährung nicht ausreichend mit Mikronährstoffen versorgt werden. Und wenn uns Mineralstoffe fehlen, dann werden unsere Zellen „sauer". Ja, Sie lesen richtig: Die Zellen werden richtig *sauer*. Was steckt dahinter?

Säuren entstehen in jedem Organismus, vor allem bei der Atmung, aber auch durch „sauer" verstoffwechselte Nahrungsmittel. Die Ernährungsgewohnheiten in unserer Wohlstandsgesellschaft fördern die Übersäuerung. Das Hauptproblem ist die Überladung unserer täglichen

Nahrung mit Kohlenhydraten, die der moderne Mensch mangels Bewegung nicht mehr verbrennt, sondern in der Zelle zu Milchsäure (Laktat) vergärt. Insgesamt ist der Konsum der hauptsächlichen Säurebildner Zucker, Weißmehl, Alkohol, Kaffee und tierische Proteine viel zu hoch. Die Ernährung spielt bei der Säurebildung aber nicht allein eine Rolle. Weitere Ursachen liegen in chronischem Stress, der die Übersäuerung durch Überreizung des vegetativen Nervensystems in Kombination mit flacher Atmung und Bewegungsmangel fördert. Durch die flache Atmung gelangt nicht genügend Sauerstoff ins Blut, der aber nötig ist, um die Kohlenhydrate im Mitochondrium zu verbrennen oder die Säuren als CO_2 (Kohlensäure) abzutransportieren.

Um die Säuren auszugleichen, brauchen wir jedenfalls Mineralstoffe, die wir über die Nahrung aufnehmen müssen. Diese Mineralstoffe – chemisch gesehen sind es Basen – sind in der Lage, die Säuren zu entgiften und zu neutralisieren. Sie formen sie zu *neutralen* Salzen um, sodass sie den Körper verlassen können: Durch den Sauerstoffverbrauch wird saures Kohlendioxid erzeugt, das über die Lunge ausgeatmet wird; andere saure Stoffwechselrückstände werden über die Nieren mit dem Harn ausgeschieden oder über den Darm und die Schweißdrüsen entsorgt.

Das Konstanthalten des Säure-Basen-Gleichgewichts ist lebensnotwendig. Überwiegen langfristig die Säuren, kommt es zu Problemen – insbesondere zu Müdigkeit und Entzündungen. Deshalb brauchen wir Mineralien. Übersäuerung ist nichts anderes als Ausdruck eines Mineralstoffmangels. Das wird jedem unmittelbar einleuchten, denn wir erhalten ja bekanntlich über die Nahrung zu wenige Mineralien. Also sollten wir auch aus *diesem* Grund zu Nahrungsergänzungen greifen: Damit die Zellen eben nicht *sauer* werden …

Mineralstoffmangel = saure Zellen = wenig Energie!

Anhaltende Übersäuerung bewirkt einen relativen Sauerstoffmangel der Zelle, sodass die Energiegewinnung über den Glukoseabbau nicht nur ohne ausreichende Mineralstoffzufuhr, sondern zunehmend auch ohne Sauerstoff abläuft. Glukose wird nun nicht mehr mithilfe von Sauerstoff verbrannt, sondern ohne Sauerstoff vergärt. Das ist zwar weniger effizient, kann jedoch im sauerstoffarmen Milieu stattfinden. Bei der Vergärung entsteht aus Pyruvat Milchsäure (Laktat), das im Gewebe verbleibt und die Übersäuerung vermehrt. Diese anaerobe (sauerstoffarme) Energiegewinnung ist die Ursache für ständige

Abgeschlagenheit, Energielosigkeit und Erschöpfung und der Grundstein für viele – in den Fallbeispielen bereits eindrücklich geschilderte – chronische Erkrankungen.

In diesem übersäuerten Milieu – so eine Studie der Universität Halle-Wittenberg – setzen die Mitochondrien wesentlich mehr freie Radikale frei als im normalen Milieu und schädigen so die Funktion der Zellkraftwerke. (Riemann u. a. 2011) Teilweise wurden im Rahmen der Studie im sauren Milieu bis zu 500 % mehr freie Radikale gebildet!

pH-Wert oder Laktat-Pyruvat-Messung?

Bei einer normalen Blutuntersuchung können Ärzte keine Übersäuerungszustände erkennen. Eine versteckte Übersäuerung liegt dann vor, wenn das Blut wegen seiner hohen Regulierungsfähigkeit noch einen guten Säurewert hat, die Basenreserven im Blut aber bereits aufgebraucht sind. Dann werden körpereigene Basenspeicher angegriffen: Mineralsalze aus Knochen, Knorpeln und Zähnen werden abgezogen.

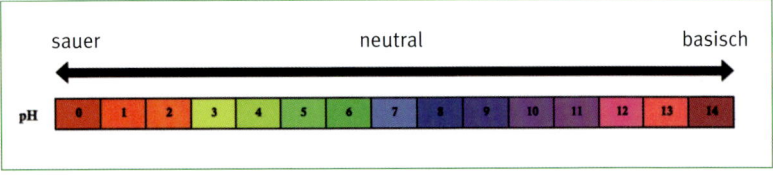

Ein sehr aufwendiger Weg, den Grad der Übersäuerung im Blut zu bestimmen, ist der, die Reserven an basischen Stoffen (Pufferkapazitäten) zu messen. Einfacher können Sie über die pH-Wert-Messung in Speichel oder Urin den persönlichen Säure-Basen-Status feststellen. Geeignete Teststreifen (Indikatorpapierstreifen) gibt es rezeptfrei in der Apotheke.

Diese Streifen werden in den Speichel oder in den „Mittelstrahl" des Urins gehalten (also erst etwas Urin ablaufen lassen) und dann wird nach der den Streifen beigefügten Anleitung die entstehende Verfärbung gemessen. Allerdings ist eine einmalige Messung nicht aussagekräftig, denn die pH-Werte des Speichels und des Urins können im Tagesverlauf stark schwanken: Morgens ist der Urin eher sauer, der pH-Wert liegt dann zwischen 5 und 6, während er nach dem Mittagessen oft über 8, also ins Basische steigen kann. Im Speichel sollte der pH-Wert bei 7 liegen, kann aber unter der Nahrungsaufnahme stark schwanken und ist nach Zuckergenuss häufig bei 3 bis 4 (also sauer!).

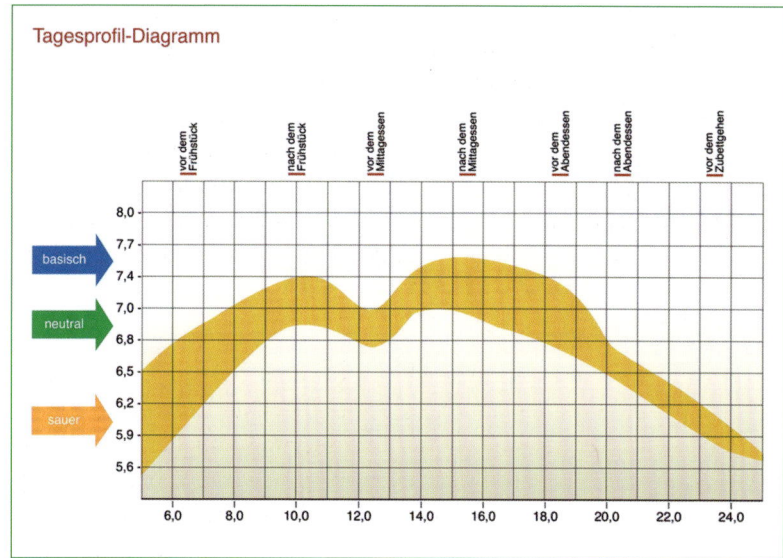

Dieses Tagesprofil-Diagramm für pH-Werte des Urins können Sie als Vorlage verwenden und Ihre Werte eintragen, um so Hinweise auf eine mögliche Übersäuerung zu erhalten. Im Idealfall sollten die pH-Werte innerhalb der gelben Kurve liegen. (Siehe Abbildung oben) Aufgrund der Schwankungen sollte die Messung über fünf Tage fünf Mal mehrmals täglich zu den gleichen Zeiten durchgeführt werden.

Eine sehr schnelle, preiswerte und exakte Bestimmung der Säure im Gewebe ist die Messung von Laktat und Pyruvat im Blut. Pyruvat wird in der Zelle aus Glukose (= Zucker) gebildet und zusammen mit Mikronährstoffen und Sauerstoff im Mitochondrium zu Energie (ATP) verbrannt. Liegt in der Zelle durch kohlenhydratlastige Ernährung ein Überangebot an Pyruvat vor, das nicht im Mitochondrium verbrannt werden kann, so wird dieses überschüssige Pyruvat in der Zelle zu Laktat (= Milchsäure) vergoren. Aus dem Verhältnis von Pyruvat zu Laktat kann man dann die Säurebelastung des Gewebes bestimmten. Das Säure-Basen-Gleichgewicht kann durch die modifizierte LOGI-Kost oder die Paläo-Ernährung wiederhergestellt werden.

Ernährungspower für die Mitochondrien

Über Millionen von Jahren haben wir Menschen uns in einer Umwelt entwickeln müssen, die von Nahrungssuche geprägt war. Nahrungsbeschaffung und -zubereitung waren mit viel Bewegung und Mühe verbunden. Was es zu essen gab, bestimmte die Umwelt, Vorratshaltung gab es lange Zeit nicht. Die ursprüngliche Nahrung, die wir sammelten oder jagten, umfasste Früchte, Beeren, Pilze, Blatt- und Wurzelgemüse, Nüsse, Eier, Fisch und Wildfleisch. Kohlenhydrate gab es nur in Form von Früchten, Beeren, Salaten, Gemüsen und Körnern.

Erst vor rund 10 000 Jahren wurden Ackerbau und Viehzucht (und damit Kohlenhydratquellen von großem Umfang) eingeführt. Milch- und Getreideprodukte sind bezogen auf die Menschheitsgeschichte relativ neue Nahrungsmittel und liegen heute nur noch in hoch raffinierter Form vor. Etwa 100 000 Generationen lang waren die Menschen Jäger und Sammler, 500 Generationen lang Acker-und Viehbauer und seit 10 Generationen sind wir nun im Industriezeitalter, in dem die Ernährung zur Nebensache geworden ist.

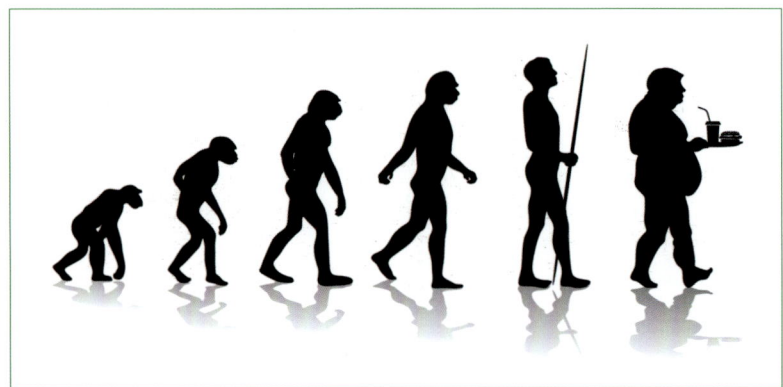

Heute konsumieren wir modernen Menschen unzählige Nahrungsmittel, die es während der Steinzeit in dieser Form nicht gegeben hat. Vor allem Kohlenhydrate sind zur dominierenden Nahrungsquelle geworden. Milchprodukte, raffinierte Getreidesorten (meistens Weißmehle), raffinierter Zucker, raffinierte Pflanzenöle und Alkohol machen durchschnittlich mehr als 70 % der täglichen Nahrung in den westlichen Ländern aus.

„Steinzeit-fit" statt „Wohlstands-Fett"!

Immer mehr Ernährungswissenschaftler kommen zu dem Schluss, dass die steinzeitliche Ernährung der Jäger und Sammler die einzige „artgerechte" Ernährung für den Menschen sei, da sich der Organismus im Laufe von Millionen Jahren an diese kohlenhydratarme Ernährung perfekt angepasst habe. Sicherlich war die Lebenserwartung damals geringer als heute. Das lag wohl daran, dass Infektionskrankheiten oft zu frühem Tod und zu einer hohen Kindersterblichkeit führten (weil es noch keine Antibiotika gab). Oder die Menschen sind einfach erfroren oder verhungert oder wurden von den berühmten Säbelzahntigern zerrissen. Zivilisationskrankheiten jedenfalls, wie wir sie heute kennen, gab es in der Steinzeit kaum. (Eaton u. a. 1988) Wir leben heute länger – oder sterben wir einfach nur langsamer? Eine provokante Frage. Wir bewegen uns kaum mehr und essen *zu viel* und das Falsche. Und das führt zu einem tödlichen „Quartett" von gravierenden Funktionsstörungen: Bluthochdruck, erhöhte Blutfette, erhöhter Blutzucker und erhöhte Insulinwerte. (Worm 2010, S. 14 ff.) Und das bereits in jungen Jahren.

Wenn wir die Steinzeiternährung umsetzen, geht es nicht darum, die damalige Ernährung genau zu imitieren, sondern die *Prinzipien* der steinzeitlichen Lebensweise auf unsere moderne Kultur zu übertragen und nutzbar zu machen. Die Steinzeiternährung beschreibt ein einfaches Konzept, das zu optimaler Gesundheit, idealem Körpergewicht, Fitness und mehr Energie führt. Sie setzt sich ausschließlich aus *den* Nahrungsmitteln zusammen, die schon in der Steinzeit verfügbar waren.

Grundsätze der Steinzeiternährung

Empfehlenswert sind: Gemüse, Salat, Obst, biologisches Fleisch, biologischer Fisch, Schalentiere, Eier aus Freilandhaltung und -fütterung, Pilze, Nüsse, Esskastanien, Kräuter, Honig

Nicht empfehlenswert sind:

- Zucker (auch süße Getränke wie Fruchtsäfte, Eistee, Softdrinks)
- Reis, Getreide und Getreideprodukte (Brot)
- Fertiggerichte, Konservierungsstoffe
- Milch und Milchprodukte
- Stark verarbeitete pflanzliche Fette

Warum kein Zucker?

Unter Zucker verstehen die meisten Menschen wohl Haushaltszucker oder Tafelzucker, mit dem man Speisen und Getränke süßt. Vielen ist nicht bekannt, dass auch Stärke aus Getreide oder Kartoffeln eine Form von Zucker ist, auch wenn er in dieser Form nicht süß schmeckt. Befassen wir uns aber zunächst mit dem Haushaltszucker. Die süßen Speisen sind meist leere Energieträger, die keine Vitamine oder Mineralstoffe enthalten. Zusätzlich sorgt der raffinierte Tafelzucker für einen schnellen und starken Anstieg des Blutzuckerspiegels. Der Blutzuckerspiegel muss durch das Speicherhormon Insulin konstant gehalten werden, denn ein zu hoher Blutzuckerspiegel wirkt toxisch. Das heißt, immer wenn der Blutzuckerspiegel steigt, schüttet die Bauchspeicheldrüse in entsprechendem Maße Insulin aus, um diesem Anstieg entgegenzuwirken.

Nach dem Konsum von Zucker steigt der Blutzuckerspiegel zunächst stark an und das sorgt für einen kurzfristigen Energieschub, doch kurz danach fällt er wieder rapide ab – und zwar meist *unter* das vorherige Niveau – mit diesen Folgen: Müdigkeit, Schlappheit und erneute Attacke von Heißhunger auf Süßes. Eine langfristige Sättigung findet nicht statt.

Wie reguliert nun Insulin den Blutzuckerspiegel? Es speichert den Blutzucker zunächst in der Leber und in den Muskeln, der Rest dient dem Aufbau der Fettzellen. Das bedeutet: *Zucker macht fett.* Wer also große Mengen schnell verfügbarer raffinierter Kohlenhydrate wie Zucker oder auch weißes Mehl zu sich nimmt, der sorgt dafür, dass sein Körper weiter Energie (auch in Form von Körperfett) speichert, statt die Fettspeicher abzubauen. Außerdem kann ein *dauerhaft* erhöhter

Insulinspiegel zu Bluthochdruck, Herzerkrankungen oder Diabetes führen.

Im Durchschnitt nimmt jeder von uns rund 26 Kilogramm Zucker pro Jahr auf. Das ist zum einen der Zucker, mit dem wir süßen, zum anderen aber auch versteckter Zucker aus Fertigprodukten. Dieser Zucker verbirgt sich hinter Bezeichnungen wie Dextrose, Invertzucker, Isoglukose, Laktit, Maltodextrin oder Maltose.

Beispiele für versteckten Zucker in Lebensmitteln

Lebensmittel	Würfelzucker (Stück)
Heringssalat (200 g)	5
Fruchtjoghurt (150 g)	6
Gewürzgurken (Glas)	4
Ketchup (300 g)	22
Cornflakes gezuckert (Packung)	66
Müsliriegel	3
Dosen-Ananas (570 g)	30
Rotkohl (680 g)	25
Cola (Dose)	15

Warum kein Getreide und keine Getreideprodukte?

Der Kohlenhydratanteil in Getreide (Weizen, Dinkel, Roggen, Gerste, Hafer, Mais und Reis) ist sehr hoch. Die Kohlenhydrate werden im Körper zu einfachen Zuckermolekülen abgebaut und erhöhen dadurch den Blutzuckerspiegel. Tatsächlich bestehen alle Kohlenhydrate aus Zuckern. Zur Regulation wird wiederum vermehrt Insulin ausgeschüttet, wodurch der Blutzuckerspiegel rapide fällt. Bereits geringe Mengen Getreide reichen aus, um starke Schwankungen des Blutzuckerspiegels hervorzurufen. Da Getreide bei den meisten Menschen die Grundlage der Ernährung ist, sind die konsumierten Mengen in der Regel sehr hoch.

Ein weiterer Grund, auf Getreide zu verzichten, sind die darin enthaltenen sogenannten Anti-Nährstoffe, die unserer Gesundheit schaden können: Gluten, Lektine und Phytinsäure. Gluten wie auch

Lektine greifen die Darmwand an und machen sie durchlässig, was den Eintritt von schädlichen Stoffen in unseren Körper erleichtert und Entzündungen fördert. Phytinsäure *bindet* Mineralstoffe wie Zink, Eisen, Calcium und Magnesium, die dem Körper dann nicht mehr in ausreichendem Maß zur Verfügung stehen.

Weltweit leiden immer mehr Menschen an Glutenunverträglichkeit. Gluten ist das Klebereiweiß im Getreide, das in hohem Maße in den Kulturgetreidesorten Weizen, Roggen, Gerste und Hafer vorliegt. Es führt zu chronischen Entzündungen in der Dünndarmschleimhaut mit den Symptomen Durchfall, Reizdarm, Krämpfe, Erbrechen und Gewichtsverlust. Gleichzeitig können die lebenswichtigen Nährstoffe aus der Nahrung nicht mehr richtig verwertet werden. (Czaja-Bulsa 2014)

Im Allgemeinen wird Glutenunverträglichkeit als Überempfindlichkeitsreaktion mit unbekannter Ursache eingestuft. Tatsächlich scheint es sich dabei aber um eine ganz normale Abwehrreaktion des Organismus zu handeln, der Getreide als ungeeignete Ernährung identifiziert hat. Getreide wird erst seit 10 000 Jahren in größeren Mengen angebaut. Dieser für die Evolution verhältnismäßig kurze Zeitraum hat offensichtlich nicht dazu ausgereicht, dass sich der menschliche Verdauungstrakt auf den Verzehr von Getreide einstellen konnte.

Getreide ist nicht nur für Menschen mit Glutenunverträglichkeit und Zöliakie ungesund, sondern potenziell für alle. Zwar leiden nicht alle Menschen nach dem Verzehr von Getreide unter akuten Beschwerden, doch verzeichnen Ärzte eine steigende Anzahl von chronischen Beschwerden der Verdauungsorgane wie Reizdarmsymptome, Durchfall, Bauchschmerzen mit Blähungen und chronischen Darmentzündungen wie *Colitis ulcerosa* oder *Morbus Crohn*.

Warum keine Fertigprodukte?

Fertigprodukte und Fastfood sind stark verarbeitete Lebensmittel. Durch den Verarbeitungsprozess werden meist wertvolle Vitamine und Mineralstoffe zerstört, die später in künstlicher Form wieder zugesetzt werden.

Damit die Nahrungsmittel gesünder aussehen, werden auch künstliche Farbstoffe zugesetzt. Fertigprodukte enthalten fast immer versteckte Zucker und weitere Zusatzstoffe wie Geschmacksverstärker, Konservierungsstoffe, Glutamat, Stabilisatoren und künstliche Aromen. Einige dieser Zusatzstoffe können Allergien auslösen, andere stehen im Verdacht, krebserregend zu sein. Der Einsatz dieser Stoffe hat nichts mehr mit natürlicher und gesunder Ernährung zu tun. Wer sich für die Steinzeiternährung entscheidet, sollte daher konsequent auf Fertigprodukte und Fastfood verzichten.

Warum keine Milchprodukte?

Ebenso wie Getreide wird auch die Milch der Tiere evolutionsbiologisch gesehen erst seit relativ kurzer Zeit von den Menschen konsumiert. Und auch für diese „artfremde" Milch scheint unsere Verdauung bis heute nicht optimal ausgelegt zu sein. Weit verbreitet sind die Laktoseintoleranz – bei der der Milchzucker nicht verdaut werden kann – und die allergische Reaktion auf das Milcheiweiß. Beides kann zu Darmbeschwerden, Durchfällen und Bauchkrämpfen, aber auch zu subtilen Symptomen wie Kopfschmerzen und chronischer Müdigkeit führen. Auch gibt es morphinartige Stoffe in der Milch, die eine betäubende Wirkung haben und Müdigkeit und Schlappheit verursachen können. (Szilagyi 2015)

Warum keine stark verarbeiteten pflanzlichen Fette?

Pflanzenfette und Margarinen sind industriell verarbeitet und enthalten in der Regel große Mengen gesättigter Trans-Fettsäuren, die durch die Lagerung oxidieren, das heißt, ranzig werden können. Außerdem haben sie ein extrem ungünstiges Verhältnis der Fettsäuren Omega-3, Omega-6 und Omega-9.

Durch die weite Verbreitung von Pflanzenölen und Margarine in der heutigen Ernährung des Menschen liegt ein starker Überschuss an Omega-6- und Omega-9-Fettsäuren vor, was Entzündungen im Körper begünstigt. Gleichzeitig besteht ein Mangel an Omega-3-Fettsäuren, die Entzündungen verhindern können.

Anstelle der industriell verarbeiteten pflanzlichen Fette sollten gesättigte tierische Fette wie Butter oder Schmalz verwendet werden. Kokosöl ist das einzige weithin erhältliche pflanzliche Fett, das gesättigte Fettsäuren enthält, es ist daher ebenfalls empfehlenswert. In Maßen ist auch Olivenöl erlaubt, da es aus einfach ungesättigten Fettsäuren besteht.

Die modifizierte LOGI-Methode – mitomolekulare Ernährung

LOGI (*LOw Glycemic and Insulinemic Diet*) ist keine kurzfristige Diät, sondern eine kohlenhydratreduzierte Ernährungsform, die auf den traditionellen Grundnahrungsmitteln basiert und so eine dauerhaft vollwertige Ernährung ermöglicht.

Mit der LOGI-Methode wird der Blutzucker- und Insulinspiegel über die Kohlenhydratreduzierung auf maximal 30 % der Gesamtnahrung des Tages konstant niedrig gehalten. Die Mitochondrien werden so vom Zucker entlastet, die Vergärung zu Laktat wird unterbrochen und die Säurebelastung des Gewebes wird beseitigt. Zur Energiegewinnung (ATP) wird auf die Fettverbrennung umgeschaltet und dies führt gleichzeitig zu einem lang anhaltenden Sättigungsgefühl bei weniger Kalorienaufnahme. Das ist keine radikale Diät, sondern eine konsequente Ernährungsumstellung auf zucker- und stärkereduzierte, protein- und fettoptimierte Nahrung. (Siehe Rezepte im Anhang)

Bei der LOGI-Methode können Sie alles essen, solange Ihre Zufuhr von Kohlenhydraten 30 % der Gesamtnahrungsmenge nicht übersteigt und Sie sich bei der Lebensmittelauswahl an der LOGI-Pyramide orientieren.

Die Basis dieser Ernährung sind kohlenhydratfreie beziehungsweise kohlenhydratarme Nahrungsmittel wie Gemüse und Obst sowie gesunde Öle. Gemüse und Salate können reichlich verzehrt werden. Bei Obst muss man auf den Zuckeranteil achten und abends ist sein Verzehr nicht mehr zu empfehlen: Je süßer die Frucht, desto höher der Kohlenhydrat- oder Zuckeranteil; süßes Obst sollte also generell reduziert werden. Öle und Fette, die in der herkömmlichen Ernährungspyramide an der Spitze stehen, liegen bei der LOGI-Pyramide in der Basis und sind besonders abends sehr wertvoll und sättigend. Wichtig ist es dabei, *gesunde* Öle (wie Olivenöl) und Öle mit hohem Anteil an Omega-3-Fettsäuren (wie Leinöl, Rapsöl und Walnussöl) zu verwenden.

Auf der zweiten Stufe der Pyramide liegen eiweißreiche Nahrungsmittel wie Fleisch, Fisch und Eier aus biologischer Herkunft sowie Nüsse und Milchprodukte. Abgesehen von Käse sind Milchprodukte ab 17 Uhr nicht mehr angeraten.

Auf der dritten Stufe liegen glutenfreie Vollkornprodukte, Vollkornreis und glutenfreie Vollkornnudeln. Diese Positionierung steht in

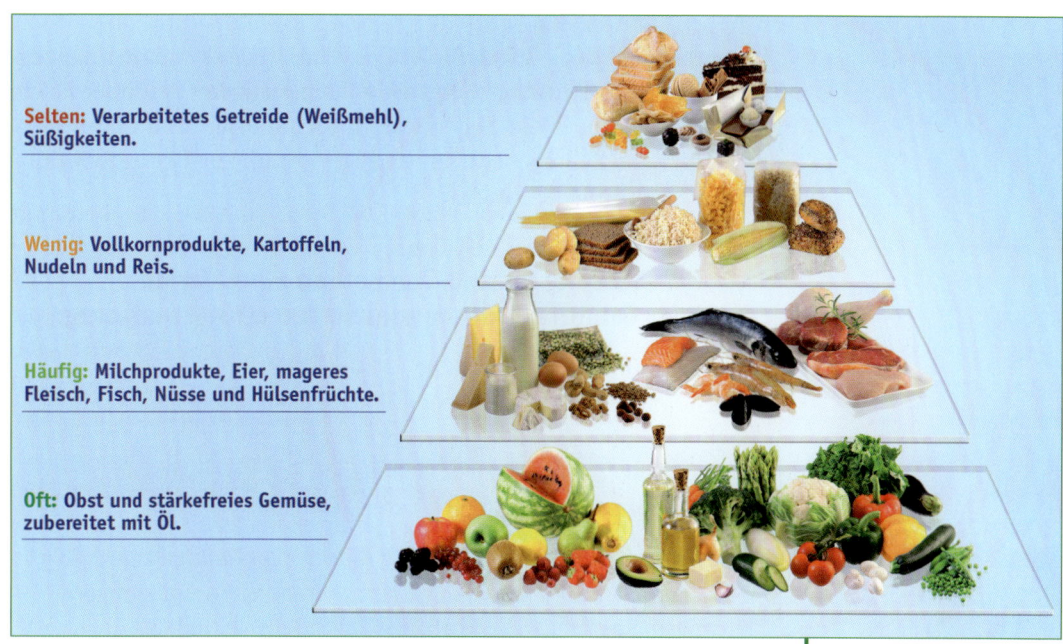

Die Original-LOGI-Pyramide nach Dr. Nicolai Worm, Stand 2015, publiziert in den Büchern zur LOGI-Methode bei systemed/www.systemed.de. Abdruck nur mit ausdrücklicher Genehmigung des systemed Verlages. © systemed Verlag

deutlichem Widerspruch zu der Ernährungspyramide der Deutschen Gesellschaft für Ernährung (Version vor 2005), bei der diese Kohlenhydratträger an der Basis liegen und so als Grundnahrung dienen. Bei der modifizierten LOGI-Methode sollten diese Lebensmittel aufgrund ihres hohen Kohlenhydratanteils nur in begrenzten Mengen und weitestgehend glutenfrei verzehrt werden. Ab 17 Uhr sind auch diese Produkte unbedingt zu vermeiden.

An der Spitze der LOGI-Pyramide befinden sich Weißmehlprodukte und Süßwaren, die in der modifizierten Form strengstens vermieden werden sollten, denn sie treiben den Blutzuckerspiegel und das Insulin in die Höhe, führen zu hoher Gewebeübersäuerung und machen „gnadenlos" dick.

Wir empfehlen eine *modifizierte* LOGI-Ernährung. Modifiziert bedeutet, dass ab 17 Uhr auf jegliche Form der Kohlehydrate verzichtet wird. Ziel dieser Modifizierung ist, die insulinabhängige Energiebildung aus Kohlenhydraten zu vermeiden und somit über Nacht keinen Zucker zur Vergärung und damit zur Säurebildung im Körper zu haben. Stattdessen wird durch reine Proteinzufuhr über Fisch, Hühnerei, Fleisch (Geflügel, Bio-Rind, Wild) und sekundäre Pflanzenstoffe aus Gemüse und Salaten sowie hochwertigen Ölen über Nacht alles angeboten, was die Zellen, die Mitochondrien und damit auch der Körper zur Zellregeneration und -reparatur, zur Hormonbildung und zur Entgiftung benötigen.

> **Beispiel für den Speiseplan *eines* Tages auf der Grundlage der modifizierten LOGI-Ernährung:**
>
> **Morgens (maximal 1000 kcal):** Vollkornmüsli mit Flüssigsahne, Nüssen, saisonalen Beeren oder Obst und Sahnequark oder Sahnejoghurt. (Optimal: gluten- und laktosefrei).
> *Ziel:* langsame, aber lange anhaltende Bereitstellung komplexer Kohlenhydrate zur sofortigen Energiegewinnung
>
> **Mittags (maximal 800 kcal):** 150 g Fleisch oder Geflügel oder 120 g Fisch mit Gemüse oder Salat und maximal 30 % Kohlenhydrate (30 % von 800 kcal = 240 kcal: 55 g Reis oder 55 g Nudeln oder 55 g Kartoffeln oder 55 g Pommes frites oder 55 g Dessert).
> *Ziel:* reduzierte Bereitstellung komplexer Kohlenhydrate für die nachmittägliche Energiegewinnung und gleichzeitig Unterstützung der Hormonregeneration über Proteine
>
> **Abends ab 17 Uhr (maximal 600 kcal):** 150 g Fleisch oder Geflügel oder Ei oder 120 g Fisch oder 100 g Käse mit Gemüse oder Salat in Essig und Öl. Ab 17 Uhr keinerlei Kohlenhydrate mehr (auch kein Bier). Ein Glas Rotwein, Weißwein oder Sekt sind abends erlaubt.
> *Ziel:* Vermeiden jeglicher Kohlenhydrate; dies dient zur Unterstützung und Entsäuerung des Gewebes. Unterstützung der Hormonregeneration und der Zellreparatur durch Proteine und Fette.

Im Anhang finden Sie eine kleine Auswahl an Rezepten, die Ihnen die Ernährungsumstellung erleichtern können.

Ergänzende therapeutische Maßnahmen

Die IHHT©-Methode – das mitochondriale Zelltraining

Mitentscheidend für die Energiegewinnung aus den Mitochondrien ist der Sauerstoffhaushalt. Nur dann, wenn genügend Sauerstoff in die Zelle gelangt, kann eine optimale Verbrennung mit hohem ATP-Ausstoß erfolgen.

Mitochondriales Zelltraining nach der IHHT®-Methode (Intervall-Hypoxie-Hyperoxie-Training) ist ein innovatives Verfahren in der ganzheitlichen Medizin, das eine besondere Form von simuliertem Höhentraining zur Verbesserung der zellulären Energiegewinnung darstellt. Dabei wird dem Körper mittels einer Atemmaske bei normalem Luftdruck in gesteuerten Intervallen Sauerstoff entzogen (Hypoxie, 15 bis 9 % Sauerstoff) und Sauerstoff zugeführt (Hyperoxie, 36 % Sauerstoff). Es wird also zum einen Höhe simuliert, zum anderen extra angereicherter Sauerstoff gegeben. Mit der Reizung durch Sauerstoffmangel und Sauerstoffüberangebot wird das Regenerationspotenzial der Zelle optimal steuerbar. Der Prozess begünstigt die Zellregeneration, die hypoxische Phase gibt den wichtigen Impuls zur beschleunigten Vermehrung neuer, gesunder Mitochondrien in den Zellen. Gleichzeitig werden erschöpfte Mitochondrien zerstört. Das Verfahren erweist sich als sehr effizient zur Vorbeugung und Rehabilitation zahlreicher chronischer Zivilisationskrankheiten (insbesondere neurodegenerative Erkrankungen) und es verlangsamt den Alterungsprozess. (Näheres zu dem nebenstehend abgebildeten Gerät: siehe Anhang unter „Adressen")

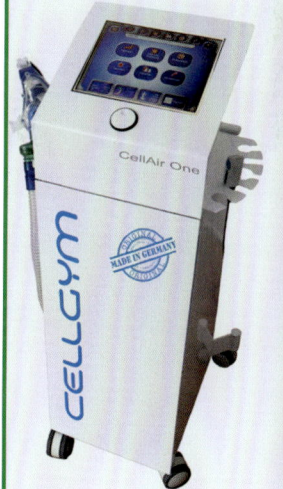

SANZA – die multifunktionale Therapiestation

Im Bereich der Magnetfeldanwendungen geht die SANZA-Methode vielversprechende neue Wege. Auf Grundlage der innovativen Signalerzeugung – mit patentierten Hüllkurven und erhöhter Leistung bei exakter Signalführung – ergibt sich eine höchst variable Einstellungsvielfalt. Alle in der Magnetfeldtherapie bekannten und bewährten Anwendungsphilosophien können abgedeckt werden: Klassische Magnetfeldtherapie, Magnetfeldresonanztherapie und Magnetisch Pulsierende Signaltherapie. Das Verfahren erweist sich als sehr effizient zur Regenerierung der Körperzellen, zur Aktivierung des Immunsystems und allgemein zur Steigerung von Leistung und Wohlbefinden.

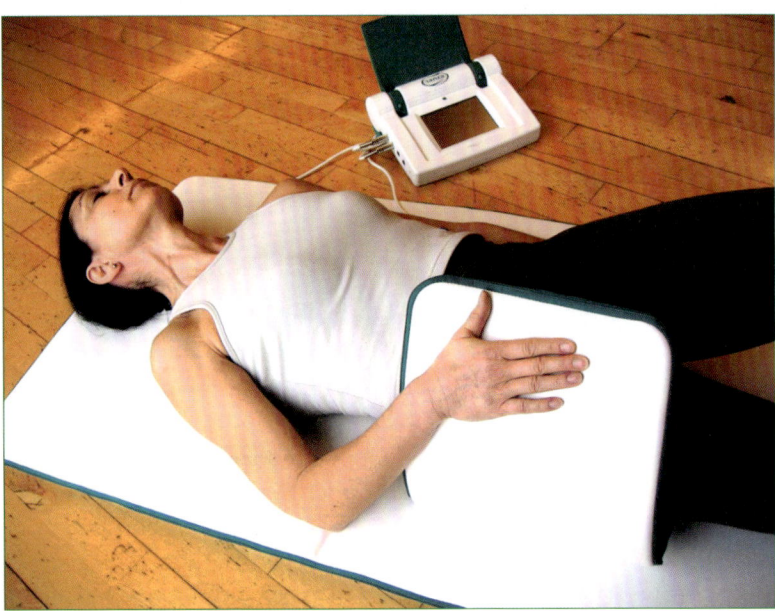

Im Bereich der Biofrequenzstrom-Anwendungen wird das Immunsystem gegen Angriffe von Bakterien, Viren oder Parasiten gestärkt. Gleichzeitig bietet die SANZA-Methode eine Lichttherapie mit einem Softlaser, zum Beispiel für nicht invasive Akupunktur. (Näheres siehe Anhang unter „Adressen")

Wie Bewegung zu mehr Energie führt

Wir Menschen haben uns vom *Homo erectus* zum *Homo sedens* zurückentwickelt. Wir leben heute sozusagen auf Stühlen (oder anderen Sitzgelegenheiten). Darin liegt der große „Fort-Schritt" der Menschheit: Hauptsache *sitzen!* An allen Orten und zu allen Zeiten. Hartnäckig hat sich das Sitzen in unseren kulturellen Code eingeschrieben – in unserer DNA steckt es nicht. Unsere Vorfahren, die Jäger und Sammler, sind für die Nahrungssuche täglich noch um die 20 bis 30 Kilometer gelaufen, sie kauerten sich höchstens mal hin. Heute sind die Wege der Nahrungsbeschaffung kurz: ein paar Meter bis zum Kühlschrank oder im Auto sitzend bis zum nächsten Supermarkt. Unser Leben ist ein „Sitzmarathon". Wir essen und arbeiten auf Stühlen, bewegen uns sitzend fort in Auto, Bus oder Bahn; auch in der Freizeit locken überall Sessel, Stühle oder Bänke. Sitzen ist zu einem Grundbedürfnis geworden.

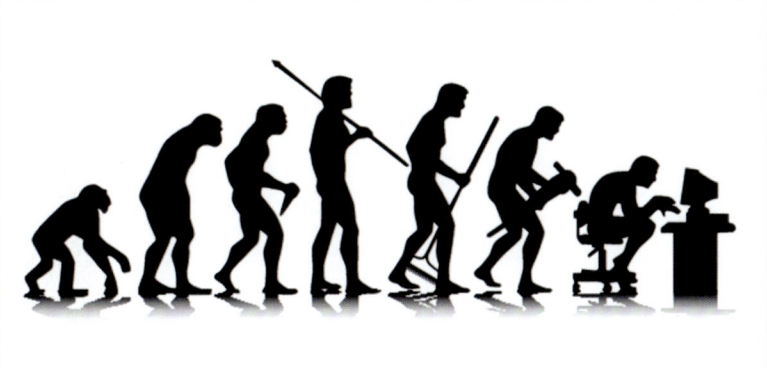

Vom „Normalsitzenden" zum „Hochleistungsbeweger"

Beschaffen Sie sich doch einfach einmal einen Schrittzähler. Sie werden sehen, dass Sie im Durchschnitt weniger als einen Kilometer am Tag zu Fuß zurücklegen. Unser moderner, sitzender *Lifestyle* fördert körperliche Inaktivität, Bewegungsmangel – und dieser lässt unsere kohlenhydratlastige Ernährung nicht mehr ausreichend im Mitochondrium verbrennen, sondern in der Zelle vergären. Wir übersäuern und werden müde und schlapp oder entwickeln Herz-Kreislauf-Erkrankungen und Übergewicht. Also, tun wir etwas dagegen, bewegen wir uns! Überwinden wir unseren inneren Schweinehund und integrieren regelmäßig Sport in unseren Alltag! Mindestens drei Mal, besser fünf Mal pro Woche 45 Minuten. Es ist vollkommen gleichgültig, *wie* wir uns bewegen, ob Joggen, Walken, Schwimmen, Tanzen, Basketball oder Tennis – regelmäßiger Sport macht fit und wach, hilft beim Stressabbau und scheint ein sehr effektives Mittel zu sein, um jung zu bleiben.

Joggende Mäuse haben mehr Energie

Eine amerikanische Studie brachte es an den Tag: Mäuse, die aufgrund einer gentechnischen Veränderung vorzeitig altern sollten, blieben durch Sport vital und fit. Forscher hatten die Mitochondrien der Mäuse genetisch verändert. Die Mitochondrien waren minderwertig, die körpereigenen Reparaturmechanismen funktionierten nicht, sodass die Mäuse normalerweise innerhalb eines Jahres starben – ausgenommen diejenigen, die viel gerannt waren: in einem Laufrad, drei Mal die Woche für 45 Minuten. Diese „sportlichen" Mäuse blieben nicht nur am Leben, sie waren auch noch wesentlich aktiver und fitter und sahen jünger aus als ihre genetisch *nicht* veränderten Artgenossen. (Tarnopolsky u. a. 2011) Diesen Effekt hatten die Forscher nicht erwartet.

Die Ergebnisse dieser Studie können wir auch auf uns Menschen übertragen: Regelmäßige Bewegung erhöht offenbar die Reparaturkapazitäten in den Mitochondrien. Bewegung verschafft uns eine Aktivierung des Stoffwechsels, verbrennt Glukose und hilft, im Organismus aufgebaute Spannungen (Stresshormone Adrenalin, Noradrenalin, Cortisol) abzubauen. Vor allem Ausdauertraining wie Joggen oder Walken verbessert und vermehrt die Mitochondrien in unseren Zellen und bewirkt so, dass wir mehr Energie zur Verfügung haben. Hierzu ein schöner Vergleich von Dr. U. Strunz:

> „Die Zahl der Mitochondrien kann sich durch regelmäßiges Laufen versechsfachen! Man wird also gewissermaßen vom Zweizylinder zum Zwölfzylinder, von der ‚Ente' zum Jaguar. ... Dort, wo der Zweizylinder durchs Leben schnauft, zieht der Zwölfzylinder souverän vorbei."
>
> (Strunz 2000, S. 56)

Wie Entspannung die Mitochondrien stärkt

Entspannung ist das Gegenteil von Stress. Deshalb sind Entspannungstechniken auch integraler Bestandteil der Prophylaxe und Therapie von stressbedingten Erschöpfungssyndromen. Damit ist allerdings nicht das Sofa vor dem Fernseher gemeint!

Es muss ein Zustand tiefer Entspannung erreicht werden, bei der der Geist ruht und der Körper frei von Spannungen ist. Das ist zum Beispiel möglich durch Yoga oder Meditation. Menschen, die jahrelang regelmäßig meditieren, haben nach EEG-Messungen während der Meditation, aber auch lange Zeit danach, im wachen, normalen Zustand überdurchschnittlich hohe Gammawellen im Gehirn. Gammawellen stehen für erhöhte Aufmerksamkeit und Konzentration. Dazu nochmals U. Strunz: „Wer meditiert, ist wach. Wer nicht meditiert, schläft." (www.strunz.com/de/meditation-3.html)

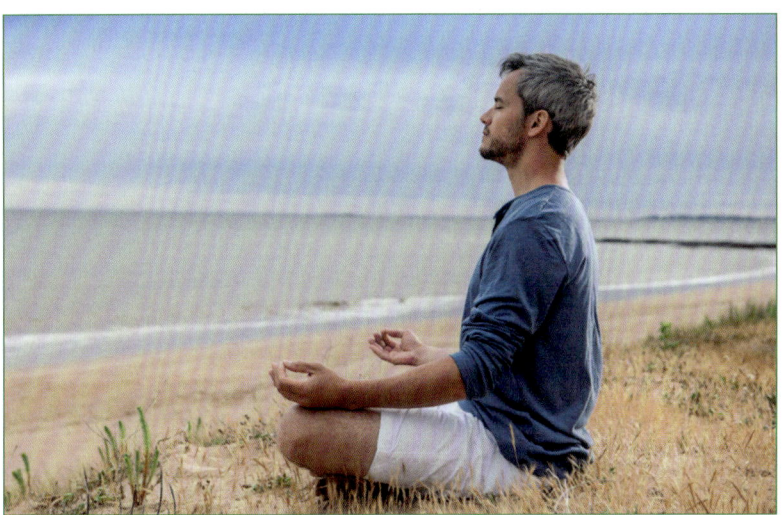

Tiefenentspannung beeinflusst grundlegende Vorgänge in den Zellen. Eine Studie von Professor H. Benson von der *Harvard Medical School* zeigt, dass sich bestimmte Genabschnitte durch Meditation verändern. Über aufwendige Blutuntersuchungen bei meditierenden Probanden stellten die Wissenschaftler fest, dass Gene, die in Verbindung mit den Mitochondrien stehen, besonders stabil und kräftig waren. Das ergibt Sinn: Wir wissen ja, dass Mitochondrien die Energiequellen der Zellen sind – und Menschen, die viel meditieren, haben mehr Energie und schlafen besser. Die Studie zeigt auch, dass Tiefenentspannung den nachteiligen Wirkungen von Stress – wie Bluthochdruck, Angstzustände und Schlafstörungen – entgegenwirkt. (Die Ergebnisse der Studie wurden in der Online-Zeitschrift *Plos ONE* zusammengefasst: Benson 2013.)

H. Benson rät in diesem Zusammenhang, täglich mindestens 10 bis 20 Minuten Entspannungstraining durchzuführen. Meditation und Yoga werden seit „ewigen Zeiten" praktiziert. Die Entspannungsfähigkeit kann aber auch durch andere Methoden erreicht werden, etwa Qigong, Tai-Chi oder progressive Muskelentspannung.

Anhang

Rezepte

Powernahrung: Grüne Säfte und Smoothies

Salat und grünes Blattgemüse sind gesund, das ist Ihnen nicht neu. Aber um die Vitalstoffkonzentrationen zu erreichen, die wir *benötigen*, müssten wir sehr viele Portionen Salat und rohes Gemüse essen, und das täglich. Viele mögen zudem keinen Salat oder Rohkost. Dabei ist Rohkost so gut für den Körper, weil sie noch sehr viele natürliche Enzyme enthält, die durch den Erhitzungsvorgang zerstört werden. Enzyme helfen, die Nahrung zu verdauen und Nährstoffe aus Proteinen, Kohlenhydraten, Fetten und Pflanzenfasern aufzunehmen. Außerdem sind sie an allen chemischen Reaktionen beteiligt, die in

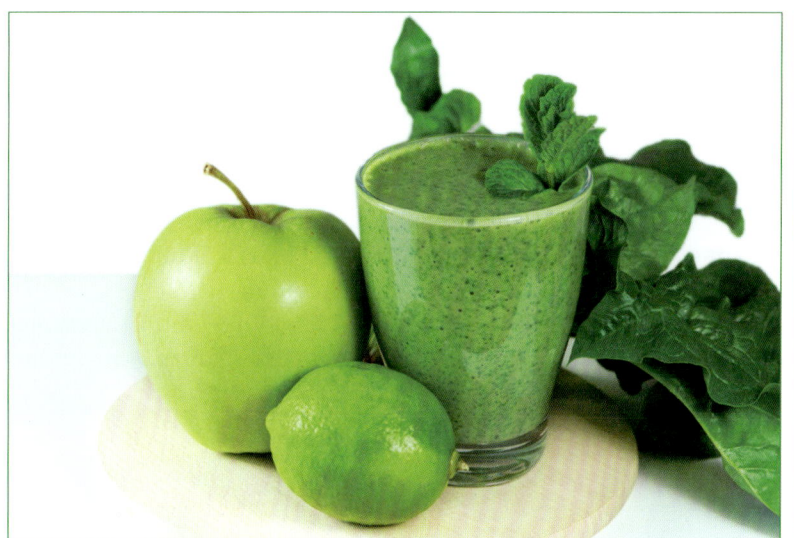

unserem Körper stattfinden. Bei erhitzter Nahrung muss unser Verdauungssystem eigene Enzyme zur Verfügung stellen, um die Nahrung aufzuspalten und die Nährstoffe zu verwerten. Das kostet Energie und kann zu Verdauungsproblemen und chronischer Müdigkeit führen. Eine gute Idee, wie Sie dem Körper täglich hoch konzentrierte Vital- und Nährstoffe über Rohkost zuführen können, sind grüne Säfte und Smoothies.

Grüne Smoothies

Für einen grünen Smoothie geben Sie ganze Früchte und Blattgemüse sowie Wasser oder Saft in einen Mixer. Die festen Pflanzenteile werden zerkleinert, nicht entsaftet, sodass der volle Ballaststoffanteil noch im Smoothie verbleibt. Mit einem solchen grünen Smoothie kann man eine Mahlzeit ersetzen. Salat und grünes Blattgemüse werden mit Obst und Wasser im Mixer im Handumdrehen zu einem köstlichen Getränk gemixt. Da alle Zutaten roh gemixt werden, enthalten grüne Smoothies Vitamine, Mineralstoffe, Spurenelemente, Enzyme, sekundäre Pflanzenstoffe, ungesättigte Fettsäuren und Antioxidantien, außerdem Ballaststoffe, Proteine und Kohlenhydrate. Der Mikronährstoff-Gehalt in grünen Smoothies übertrifft bei Weitem denjenigen unserer üblichen Grundnahrungsmittel. Dadurch, dass das gründliche Mixen die Zellwände von Obst und Gemüse aufbricht, erspart sich der Körper anstrengende Verdauungsarbeit und kann die wertvollen Stoffe besonders gut aufnehmen.

Wie mixt man einen Smoothie?

Für Einsteiger ist es besser, den Anteil an Blattgrün im Smoothie allmählich zu steigern. Man beginnt am besten mit 60 % reifen Früchten und 40 % Blattgrün. Hierzu eignen sich Bananen, Äpfel, Birnen, Beeren oder auch exotische Früchte wie Mangos oder Maracujas und alle bekannten Blattsalate und Kohlsorten, frische Gartenkräuter sowie das Grün von Karotten, Roter Bete und Kohlrabi.

Wie viel Wasser man in den grünen Smoothie gibt, ist abhängig davon, wie dick- oder dünnflüssig man das Getränk mag. Anstelle von Wasser kann man auch frisch gepressten Obstsaft nehmen.

Klassisches Rezept für einen grünen Smoothie:

- 2–3 Handvoll Spinat oder Grünkohl
- 1 großer süßer Apfel
- ½ Banane
- ½ weiche Avocado
- ½ Mango
- Wasser oder Orangensaft nach Geschmack

Alle Zutaten werden im Mixer gemixt und fertig ist der grüne Smoothie.

Grüne Säfte

Ein grüner Saft ist eine leichte Alternative zum Smoothie. Hier werden Früchte und grünes Blattgemüse in einem Entsafter ohne Zugabe weiterer Flüssigkeiten entsaftet. Feste Pflanzenteile werden von flüssigen getrennt; das ergibt einen köstlichen grünen Vitamindrink: geballte Nährstoffenergie ohne die sättigenden Ballaststoffe aus den Pflanzenfasern. Säfte sind gerade für ein geschwächtes Verdauungssystem oft leichter verträglich als Smoothies.

Klassisches Rezept für einen grünen Saft:

- 2–3 Handvoll Spinat oder Grünkohl
- 1 großer Apfel
- ½ Birne
- ¼ Scheibe Zitrone geschält

Alle Zutaten werden im Entsafter entsaftet und fertig ist ein hochwertiger grüner Saft.

Rezepte von Küchenchef Thorsten Probost

Für das Beisteuern geeigneter Rezepte zu unserem Buch konnten wir den namhaften Koch Thorsten Probost gewinnen. (Näheres zu seiner Person: siehe Anhang „Über die Autoren") Im Rahmen seiner gesundheitsbewussten, auf saisonalen Kräutern und Gemüse aufbauenden Küche verwendet er ausschließlich „gesunde" Zucker statt des normalen Haushaltszuckers. Dies sind vor allem die Einfachzucker Xylose, Galactose und Ribose, …

- die den Blutzuckerspiegel gar nicht oder nur geringfügig beeinflussen – die also weitestgehend insulinunabhängig verstoffwechselt werden;
- die dem Körper – insbesondere dem Gehirn – optimal Energie zur Verfügung stellen;
- die ideal zum Süßen eingesetzt werden können und
- die keine Karies verursachen.

Die im Handel verfügbaren hochreinen D-Galactose, D-Ribose und D-Xylose sind über Apotheken oder über das Internet beziehbar. Einziger Nachteil: Aufgrund des Herstellungsprozesses sind diese Zucker – insbesondere Galactose – sehr teuer. Auf der anderen Seite gibt es kaum ein Lebensmittel, das den Zellen so schnell und optimal Energie zur Verfügung stellen kann.

„Powerstoff" – ein Energiedrink mit gesunder Süße

1 l Wasser	2 g Pektin
200 g Xylose	80 g frische Kräuterblätter (Minze,
40 g Ribose	Waldmeister, Zitronenmelisse,
70 g Galactose	Zitronengras oder Ähnliches)

Das Wasser mit den Zuckern und dem Pektin aufkochen. Abkühlen lassen, die Kräuter einlegen und im Kühlschrank 2 Tage durchziehen lassen. Passieren und kalt aufbewahren. Damit hat man einen dünnflüssigen Sirup, mit dem man in gesundheitlich vertretbarer Form süßen kann. Sekt mit einem Schuss von diesem Sirup schmeckt sehr gut als Aperitif. Pur genossen ergibt es einen Power-Energieschub!

Hinweis: Die nachfolgenden Rezepte sind für *eine* Person berechnet.

Grüner Smoothie

50 ml Wasser
30 g frischer Spinat
30 g frische Brennnesselblätter
½ Papaya
2 Aprikosen
1 EL laktosefreie Milch

Alles zusammen gut mixen und auf Eis servieren.

Kiwi-Smoothie

1 Limette	3 Kiwis
1 Blutorange	50 g Xylose
2 Grapefruits, in Filets zerlegt	3 Blatt Gelatine

Die Zitrusfrüchte filetieren, mit der Xylose mischen und aufkochen. Im Mixer mixen und die eingeweichte, ausgedrückte Gelatine zugeben. Die Kiwis zugeben und durchmixen. Sofort in Gläser füllen und bei 86 °C 25 min. im Backofen sterilisieren.

Für den Smoothie 3 EL in ein Mixglas geben und mit 20 g Quark und 0,3 l Milch cremig mixen, auf Eis servieren.

Geeister Mango-Joghurt-Smoothie

125 g Mango	150 g Joghurt
20 ml Sahne	etwas Chilipulver

Die Mangofrucht in kleine Würfel schneiden und mit dem Joghurt gut mixen. Für 1 Stunde ins Tiefkühlfach stellen. Die Sahne zugeben und nochmals schaumig aufmixen. Auf Eis servieren.

Exotic Drink

0,2 l süßer Powerstoff (siehe oben)
50 g gemixte exotische Früchte (Mango, Papaya, Passionsfrucht, Kiwi, Honigmelone)
500 ml Wasser

Alles zusammen gut mixen und gekühlt trinken.

Frühstück

Frisches Müsli

20 g Quinoaflocken
25 g Buchweizenflocken
15 g Kokosflocken
5 g Chiasamen
5 g Kakaopulver (stark entölt)
5 g Galaktose
15 g Mandelblätter
10 g geriebene Cashewnüsse
50 g frische Früchte (Feigen, Himbeeren, Brombeeren oder Ananas)
20 g (laktosefreie) Sahne
40 g (laktosefreier) Joghurt

Die *trockenen* Zutaten miteinander vermischen. Diese können auch auf Vorrat gemischt und in einem geschlossenen Gefäß an abgedunkelter Stelle aufbewahrt werden.

Die *frischen* Früchte waschen, putzen und in mundgerechte Stücke schneiden. Mit Sahne und Joghurt zur Müslimischung geben und alles gut miteinander verrühren.

Rührei mit Paprika, Champignons und Rucola

1 gelbe Paprika, geschält und fein geschnitten
2 Bio-Eier
3 Champignons, blättrig geschnitten
1 kleiner Bund Rucola
1 TL Olivenöl
30 g Ziegenfrischkäse
1 Messerspitze Ingwer, fein gerieben

Die gelbe Paprika zusammen mit den Champignons und dem Ingwer in einer Pfanne mit Olivenöl anbraten. Die Eier zugeben und gut verrühren. Wenn das Ei zu stocken beginnt, den Ziegenkäse feinbröcklig zugeben und das Ganze kurz stehen lassen. Den Rucola grob schneiden und zusammen mit dem Ziegenkäse in das Rührei einarbeiten, erhitzen und sofort servieren.

Naturjoghurt mit frischen Beeren

150 g Naturjoghurt
50 g Mineralwasser
3 Blätter Aztekisches Süßkraut oder Stevia
5 g Minze
1 Messerspitze Kurkuma
50 g Beeren (vor dem Mixen für 30 Minuten einfrieren)

Den Joghurt zusammen mit dem Mineralwasser, den Kräutern und dem Kurkuma in einen Mixer geben und gut durchmixen. Die gefrorenen Beeren zugeben und ganz schnell mixen. Auf zerstoßenem Eis servieren.

Geschmackliche Alternativen zu den Beeren und der Minze sind: Ananas mit Kokosraspeln oder Melone mit frischem Chili oder Papaya mit Zimt.

Getoastetes Schwarzbrot mit Auberginencreme, Aprikosen, Gurken und Koriander

2 Scheiben Schwarzbrot mit hohem Körneranteil
1 kleine Aubergine
1 Zweig Thymian
1 Zweig Rosmarin
1 Aprikose
¼ Salatgurke (gewaschen, mit Schale)
4 Zweige Koriander
4 Zweige Kerbel

Die Aubergine mit einer Fleischgabel mehrmals einstechen und auf ein Backblech legen. Mit Olivenöl beträufeln, Thymian und Rosmarinstängel anlegen und im Backofen bei 160 °C eine Stunde garen. Die Aubergine aus dem Ofen nehmen und das Fruchtfleisch herauskratzen, im Mixer pürieren und abschmecken.

Die Auberginencreme auf das stark getoastete Brot streichen und mit klein geschnittenen Aprikosen und Gurken belegen. Mit Korianderblättern und Kerbel garnieren und mit schwarzem Pfeffer würzen.

Mittag- oder Abendessen

Schwarzer Heilbutt an Fenchel-Orangen-Salat mit Dill

Kcal	748
(KJ)	(3652)
Proteine	27,43 g
Kohlenhydrate	23,48 g
Fett	61,45 g
Ballaststoffe	12,5 g

130 g Heilbuttfilet mit Haut (aus Wildfang)
1 TL Leinöl zum Braten
½ Fenchelknolle (ca. 100 g; das Grün zum Garnieren beiseitelegen)
1 Orange zur Hälfte filetieren und von der anderen Hälfte den Saft auspressen
20 g Pinienkerne
1 EL Olivenöl
10 g Koriandergrün
Meersalz, schwarzer Pfeffer aus der Mühle

Den Fenchel auf einer Reibe ganz fein reiben. In einer Schüssel mit Salz, Pfeffer, Olivenöl und Orangensaft marinieren und eine viertel Stunde ziehen lassen. Die Orangenfilets, die Pinienkerne und den grob geschnittenen Koriander zugeben und abschmecken. Den Fisch in einer beschichteten Pfanne in Leinöl langsam braten (circa 6 Min.) und auf einem Teller anrichten. Den Fenchelsalat anlegen und mit schwarzem Pfeffer und dem Fenchelgrün garnieren.

Roulade von Kraut und Pilzen mit roten Linsen

Kcal	451
(KJ)	(1919)
Proteine	14,3 g
Kohlenhydrate	21,8 g
Fett	34,1 g
Ballaststoffe	11,5 g

1 kleiner Krautkopf
60 g Champignons
1 EL Kokosöl
3 Zweige Majoran
0,15 l Gemüsefond
40 g Butter
50 g geschälte, in Wasser weich gekochte Topinambur, mit der Gabel gut zerdrückt
30 g rote Linsen, gekocht
Meersalz, schwarzer Pfeffer aus der Mühle

Aus dem Krautkopf den Strunk herausschneiden. Den Krautkopf in kochendes Wasser legen und kochen, bis sich die Blätter lösen. Die weich gekochten Blätter in Eiswasser abschrecken.
Die Pilze grob hacken und in Kokosöl scharf anbraten, mit Salz und Pfeffer würzen. Dann die Pilze mit dem Topinamburpüree vermengen

und in die Krautblätter einschlagen. Die Krautrouladen mit der Hälfte der Butter in eine Pfanne legen und im Backofen warm stellen. Die andere Hälfte der Butter in einem kleinen Topf bräunen und den fein geschnittenen Majoran kurz darin schwenken. Mit dem Gemüsefond ablöschen und kurz köcheln. Die Linsen darin aufwärmen, sofort auf einem Teller anrichten und die Krautrouladen darauf platzieren.

Topinambur ist als „Kartoffel der Diabetiker" bekannt. Es ist sozusagen eine süßliche Alternative zur Kartoffel. Diese Wurzelknolle enthält keine Stärke, sondern Inulin, ein stärkeähnliches Kohlenhydrat, das Zuckerkranke gut vertragen. Topinambur ist kalorienarm und durch seinen hohen Ballaststoffgehalt sehr sättigend.

Schafskäse in Kokosflocken angebraten, auf Kürbiscreme mit Brokkoliröschen und Dill

1 Muskatkürbis
50 g Ingwer
1 l Wasser
2 TL Mandelöl
80 g Fetakäse
30 g Kokosflocken
50 g Brokkoli
5 Zweige Dill

Kcal	468
(KJ)	(1950)
Proteine	12,5 g
Kohlenhydrate	32,8 g
Fett	25 g
Ballaststoffe	3,3 g

Den Ingwer zusammen mit dem Wasser aufkochen und 20 Minuten ziehen lassen. (Diesen Fond kann man gut zum Kochen von Gemüse jeder Art verwenden.) Den Kürbis schälen, entkernen und in einem kleinen Topf in einem TL Mandelöl anbraten. Dann mit Ingwerwasser bedecken und abgedeckt weich garen. Den Kürbis mixen und abschmecken.

Den Fetakäse in Kokosflocken gut andrücken und in einer beschichteten Pfanne zusammen mit den Brokkoliröschen in 1 TL Mandelöl rundum braten. Vom Kürbis 60 g auf einen Teller geben und den Käse darauf platzieren, den Brokkoli anlegen und mit Dill garnieren. Den restlichen Kürbis kann man gut für eine Kürbissuppe verwenden, indem man ihn mit dem restlichen Ingwerfond glatt rührt und mit etwas Sauerrahm mixt.

Hähnchenbrust geschnitten im Radicchiobett

Kcal (KJ)	565 (2346)
Proteine	28,8 g
Kohlenhydrate	3,1 g
Fett	49,9 g
Ballaststoffe	1,9 g

130 g Hühnerbrust
20 g Butter
1 kleiner Kopf Radicchio (geputzt 60 g)
2 EL Olivenöl
1 EL Sherry-Essig
3 Zweige Minze
2 Zweige Zitronenthymian
1 Zweig Rosmarin

Die Hühnerbrust in dünne Scheiben aufschneiden. Den Thymian und den Rosmarin hacken und mit den Hühnerbrustscheiben vermengen. Die Scheiben in einer Pfanne mit der Butter leicht dünsten. Mit Salz und Pfeffer würzen. Den Radicchio fein schneiden und mit Salz, Pfeffer, Olivenöl und Sherry-Essig marinieren. Den Salat auf Tellern in einem Kranz anrichten und das Hähnchen darauf anrichten. Mit Minze garnieren.

Radicchio enthält viele Bitterstoffe, diese regen die Verdauung an. Wenn der bittere Geschmack stört, kann der Salat vorher kurz in lauwarmes Wasser eingelegt werden.

Rindersteak mit gebratenen Süßkartoffeln

Kcal (KJ)	870 (3706)
Proteine	42,5 g
Kohlenhydrate	39 g
Fett	40,7 g
Ballaststoffe	6 g

160 g Rindersteak, aus der Hüfte geschnitten
150 g Süßkartoffeln
1 rote Zwiebel
1 EL Leinöl
1 Zweig Liebstöckel
Schnittlauch
2 EL Sauerrahm
Meersalz, schwarzer Pfeffer aus der Mühle

Die Süßkartoffeln schälen und in einer Pfanne abgedeckt langsam braten. Wenn die Kartoffeln leicht Farbe haben, die fein geschnittene rote Zwiebel zugeben und mit Salz und Pfeffer würzen. Die Kartoffeln aus der Pfanne nehmen und das Fleisch von beiden Seiten kurz und scharf anbraten. Das Fleisch 5 Minuten garen und dabei weiter wenden. Die Kartoffeln wieder zum Fleisch in die Pfanne geben und nochmals erwärmen. Den Liebstöckel (grob gezupft) kurz untermischen.

Den Sauerrahm auf einem Teller verstreichen, das Fleisch und die Süßkartoffeln darauflegen. Mit frisch geschnittenem Schnittlauch und schwarzem Pfeffer vollenden.

> Süßkartoffeln sind auch unter dem Namen Batate bekannt. Sie sind ein sehr nährstoffreiches Gemüse mit sehr vielen Nähr- und Vitalstoffen.

Gratinierte Bolognese

- 200 g Bolognese (hergestellt aus 300 g Rinderhack, gebraten und mit Ingwerfond verkocht)
- Ingwersud
- 1 TL Sonnenblumenöl
- 1 kleiner Blumenkohl (150 g)
- 10 Shiitake-Pilze
- 2 Pak Choi (oder Stielmangold)
- 40 g Hartkäse zum Überbacken

Kcal	895
(KJ)	(3750)
Proteine	67,1 g
Kohlenhydrate	30,2 g
Fett	24,9 g
Ballaststoffe	10 g

Vom Pak Choi die Blätter abschneiden und klein zupfen. Die Stiele in 1 Zentimeter breite Streifen schneiden. Den Blumenkohl in kleine Röschen schneiden und putzen, in einer Pfanne mit Sonnenblumenöl braten, bis er leicht gebräunt und gegart ist. Die Shiitake-Pilze von den Stielen befreien und zerteilen. Zusammen mit dem Pak Choi dem Blumenkohl beifügen und 3 Minuten mitgaren. Würzen.

Das Gemüse in eine Auflaufform geben. Die Bolognese auf dem Gemüse verteilen, die Pak-Choi-Blätter darüberstreuen und mit etwas Ingwersud benetzen. Käse darüberstreuen und im Backofen bei eingeschaltetem Grill überbacken.

> Pak Choi stammt aus Asien. Er ähnelt dem Stielmangold. Die Blattstiele von Pak Choi erinnern geschmacklich an Chinakohl, haben aber eine leicht scharfe Note. Die grünen Blätter schmecken mild und nur entfernt nach Kohl. Pak Choi ist sehr vitaminreich und hat wenig Kalorien.

Gehacktes Rinderfilet mit Topinambur-Rösti

Kcal (KJ)	434 (1811)
Proteine	50,5 g
Kohlenhydrate	2,5 g
Fett	24,3 g
Ballaststoffe	6,9 g

150 g fein gehacktes Rinderfilet
½ TL Olivenöl
½ TL geschnittener Schnittlauch
1 Prise getrockneter Majoran
3 g Salz
2 Eigelb von Bio-Eiern
etwas Zitronensaft
Pfeffer aus der Mühle
Meersalz
2 geschälte Topinamburknollen
10 g Butter

Für die Röstifladen die Topinamburknollen reiben, mit Salz und Pfeffer aus der Mühle würzen und kurz kneten. Die Masse ausdrücken und in einer Pfanne mit Butter beidseitig knusprig braten. Das Rinderfilet mit allen Zutaten in einer kleinen Schüssel mit einer kleinen Fleischgabel gut vermengen und abschmecken.

Die Röstifladen auf einen Teller legen. Das Tatar zu Kugeln formen und auf den Rösti platzieren. Mit geriebenem Meerrettich anrichten. Ein schöner grüner Salat rundet dieses Gericht ab.

Gemüse aus dem Ofen mit gebratenem Fleisch

Kcal (KJ)	374 (1564)
Proteine	27,6 g
Kohlenhydrate	32,4 g
Fett	13,8 g
Ballaststoffe	15,5 g

1 Petersilienwurzel
15 Rosenkohlröschen
6 Schalotten
1 kleiner Blumenkohl (100 g) oder Romanesco
½ Muskatkürbis
Salz
weißer Pfeffer aus der Mühle
geschnittene gemischte Kräuter

Das Gemüse so schneiden, dass alle Teile etwa die gleiche Größe haben. Den Backofen auf 170 °C einstellen. Das Gemüse zusammen mit etwas Kokosöl in eine Pfanne geben und in den Ofen stellen. Unter mehrmaligem Wenden circa 15 Minuten garen.

Das Gemüse in der Pfanne zur Seite schieben, je nach Wahl kurz gebratene Hühnerbruststücke, Kalbsmedaillons oder Ähnliches in die Pfanne legen und alles im Ofen weitere 15 Minuten garen. Das Fleisch wenden, etwas Ingwerfond (0,1 l) oder Wasser angießen und würzen. Die dabei entstandene Brühe ein paar Mal über das Fleisch und das Gemüse verteilen, die geschnittenen Kräuter untermengen und anrichten.

(Dieses Gericht kann auch mit anderen Gemüsen zubereitet werden.)

Gedämpfter Saibling in Artischocken-Zwiebel-Orangen-Gemüse mit Krokant und Estragon

4 Artischocken (in Sud eingelegte Artischockenherzen) in Stücke geschnitten	
1 mittelgroße Zwiebeln	
20 g Butter (zum Andämpfen und Binden)	
Saft von einer Orange	weißer Pfeffer aus der Mühle
0,1 l Ingwerfond	2 Saiblingfilets à 60 g
Fleur de Sel	3 Zweige Estragon

Kcal	318
(KJ)	(1317)
Proteine	26,3 g
Kohlenhydrate	4,2 g
Fett	22,4 g
Ballaststoffe	6 g

Die Zwiebeln schälen, halbieren und in Streifen schneiden. Von einer Orange den Saft auspressen. Die Artischockenecken zusammen mit den geschnittenen Zwiebeln in einem kleinen Topf mit der Hälfte der Butter anschwitzen. Nach 2 Minuten mit dem Ingwerfond aufgießen. Abgedeckt bei geringer Hitze dünsten. Wenn der Ingwerfond eingekocht ist, den Orangensaft nach und nach zugeben, bis das Gemüse die gewünschte Bissfestigkeit erreicht hat. Mit Salz und Pfeffer abschmecken und die restliche kalte Butter langsam einrühren, um den Fond leicht zu binden.

Den Saibling in einem Korbdämpfer mit den Estragonstielen garen, auf die Artischocken legen und mit Fleur de Sel würzen. Den Estragon grob zupfen und darüberstreuen.

Verschiedene Gemüse in Kokossuppe

1 rote Zwiebel	20 g Shiitake-Pilze
0,3 l Kokosmilch	1 Stange Stangensellerie
2 Scheiben Ingwer	½ rote Paprika (geschält, fein geschnitten)
1 Knoblauchzehe	
30 g Blumenkohl	20 g frischer Spinat
20 g Brokkoli	½ Zimtstange

Kcal	338
(KJ)	(1465)
Proteine	23,5 g
Kohlenhydrate	49,1 g
Fett	11,9 g
Ballaststoffe	9,6 g

Für die Suppe die Zwiebel fein schneiden und zusammen mit Ingwer, Knoblauch, Stangensellerie und Blumenkohl in Kokosöl anbraten. Mit Kokosmilch auffüllen, den Zimt zugeben und weich garen. Paprikawürfel, Brokkoli, Spinat und Shiitake-Pilze in die Suppe geben und nochmals aufkochen. Die Suppe noch 3 Minuten ziehen lassen, abschmecken und in tiefen Tellern anrichten. Zum Schluss mit Kokosflocken bestreuen und mit Kräutern garnieren.

Leitfaden

Der Leitfaden auf den nachfolgenden Seiten gibt an, welche Vorgehensweise – ausgehend von den Leitsymptomen chronische Müdigkeit und Erschöpfung – je nach den weiteren (möglichen) Symptomen, die beim einzelnen Patienten individuell hinzukommen, zu empfehlen ist.

Verschiedene (nach unserer Erfahrung typische) individuelle **Symptomgruppen** sind jeweils in den *oberen,* grün unterlegten Symptomlisten.

In den *mittleren,* eingerahmten Absätzen sind die **Untersuchungen** angegeben, die im jeweiligen Fall nach unserer Erfahrung angeraten sind.

Die Auflistungen *unterhalb* der Rahmen nennen mögliche **Auslöser oder Ursachen** und damit die Richtung, in der weiter untersucht werden sollte.

Müdigkeit / Erschöpfung

Stress
Schlafstörung / Albträume
Konzentrationsmangel
Merkfähigkeitsstörungen
Gedanklich ständig im Beruf / Handy
Einschränkung sozialer Kontakte
Depression / Angst
Ablenkung durch Alkohol / Rauchen / Internet
Unfähigkeit sich zu entspannen / erholen
Heißhunger auf Süßes

NeuroStressTest, Geopathie / Elektrosmog
Mitochondriale Funktionsdiagnostik
(Laktat / Pyruvat – ATP – Nitrotyrosin)

Akuter Stress	**chron. Stress**	**Burn-out**
Noradrenalin	Noradrenalin	Noradrenalin
Adrenalin	Adrenalin	Adrenalin
Dopamin	Dopamin	Dopamin
Serotonin	Serotonin	Serotonin
Cortisol	erniedrigt	Cortisol
DHEA		DHEA
alle	Cortisol	alle
erhöht	DHEA	erniedrigt
	erhöht	

Müdigkeit / Erschöpfung

Muskel- und/oder Gelenkschmerzen
Schultergürtel-/Rückenschmerzen
nächtliches Schwitzen
Schlafstörungen
Reizdarm-Symptome
(weiche, grüne oder senffarbene Stühle)
wiederkehrende Infekte
(NNH, Zähne, Bronchien, Darm, Niere/Blase)
Zecken- oder Insektenstich mit Erythem
Heißhunger auf Süßes
Familie mit Rheuma belastet

Stimmungsschwankungen
(Depression/Angst/Aggression)
Schlafstörungen
nächtliches Schwitzen
nachlassende Muskelkraft
Libidomangel/Erektionsstörungen
Konzentrationsstörungen
Merkfähigkeitsstörungen
Kälteempfindlichkeit/Frösteln
Stressintoleranz
trockene Haut/Schleimhäute
Wassereinlagerungen
(Beine, Bauch, Gesicht)

Infektions- und Rheuma-Diagnostik aus Blut und Stuhl, Geopathie
Mitochondriale Funktionsdiagnostik
(Laktat/Pyruvat – ATP – Nitrotyrosin)

Hypothalamus-Hypophyse-NNR-Achse
Mitochondriale Funktionsdiagnostik
(Laktat/Pyruvat – ATP – Nitrotyrosin),
Geopathie/Elektrosmog

infektiöses Störfeld

ASL erhöht
Röntgen
Zähne +
NNH

Rheuma

RF-IgM
AK CCP
BSG/CK
HLA-B27

FMS

sehr individuell

Adrenal Fatigue

TSH, FSH, LH, ACTH erhöht
Noradrenalin, Adrenalin, Dopamin, Serotonin im Speichel/Urin erniedrigt
Cortisol, DHEA, Pregnenolon, Östron, Östradiol, freies Testosteron im Blut erniedrigt
ATP und Mikronährstoffe erniedrigt
Laktat-Pyruvat, Nitrotyrosin erhöht

Borreliose

Antikörper-Suchtest
Immunoblot
IgM/G pos.
CD57 niedrig
ITT gegen Borrelien

reaktive Arthritis

Antikörper gegen
Mycopla.
Chlamydia
Camphylobacter
Helicobacter
Yersinien
Shigellen

Müdigkeit / Erschöpfung

grobschlägiger Tremor
Maskengesicht
Gefühlsstörungen/Lähmungen
(Arme/Beine)
Seh-/ Geschmacks-/ Geruchsstörungen
Sprachstörungen
Vergesslichkeit
wiederkehrende Infekte mit LK-Schwellungen
(besonders Hals-Achseln-Leisten)
Heißhunger auf Süßes
Ekzem oder Ausschlag auf Modeschmuck

Stimmungsschwankungen
(Depression/Angst)
Infektanfälligkeit gegen Viren
(NNH-Mandeln-Magen-Darm-Trakt)
Darmsymptome
(wechselnde Stühle/Blähungen/
Trommelbauch)
Familie mit psychischen Erkrankungen
belastet
(Depression/Angst/
Stimmungsschwankungen)
Heißhunger auf Süßes

↓

Virendiagnostik, Geopathie, Elektrosmog,
Toxintestung (Metalle, Pestizide)
Mitochondriale Funktionsdiagnostik
(Laktat/Pyruvat – ATP – Nitrotyrosin)

Hämopyrrollaktam-Test im Urin
Stuhldiagnostik
Mitochondriale Funktionsdiagnostik
(Laktat/Pyruvat – ATP – Nitrotyrosin)

↓

MS

Antikörper
Gegen EBV
VZV, Masern
CD57 erniedrigt
ATP erniedrigt
Nitrotyrosin
Laktat-Pyruvat
erhöht
ITT EBV/VZV
Vitamin D/Q10
erniedrigt

**Demenz
Alzheimer**

ATP niedrig
Nitrotyrosin
Laktat-Pyruvat
erhöht
Vitamin D-
Q10 erniedrigt
HBA1c
grenzwertig
erhöht
Gluten-Ak
im Stuhl erhöht

Parkinson

ATP niedrig
Nitrotyrosin
Laktat-Pyruvat
erhöht
SOD niedrig
Metalle/Pestizide
im VB + Urin
Cyra gegen
Schwermetalle

HPU (Hämopyrrollaktamurie)

ATP erniedrigt
Laktat-Pyruvat und Nitrotyrosin deutlich
erhöht
Vitamin B_9, B_{12}, Q10, Vitamin D, Zink,
Kupfer erniedrigt
Antikörper gegen Gluten im Stuhl erhöht
Dysbiose in der Stuhlflora
Hämopyrrollaktam im Urin deutlich erhöht
Vitamin B_6 im Blut erhöht

Müdigkeit / Erschöpfung

Kopf-/ Nackenschmerzen
Schwindel/Drehschwindel
wiederholte Nacken-Kopf-Traumata
(mit und ohne Gehirnerschütterung)
Schlafstörungen
Libidomangel/Erektionsstörungen
Konzentrationsstörungen
Merkfähigkeitsstörungen
Darmsymptome
(wechselnde Stühle/Blähungen/
  Trommelbauch)
Stimmungsschwankungen
(Depression/Angst)

Schnarchen mit Atemaussetzern
hoher Blutdruck
Morgens nicht ausgeruht
Mittags/nachmittags Müdigkeitseinbruch
Gewichtszunahme
Heißhunger auf Süßes

Röntgen-Funktionsdiagnostik der HWS nach Sandberg oder Upright-MRT, Stuhldiagnostik
Mitochondriale Funktionsdiagnostik
(Laktat/Pyruvat – ATP – Nitrotyrosin)

Schlafdiagnostik im Schlaflabor, Elektrosmog, Mitochondriale Funktionsdiagnostik
(Laktat/Pyruvat – ATP – Nitrotyrosin)

Atlasblockade/-instabilität

ATP erniedrigt
Laktat-Pyruvat und Nitrotyrosin erhöht
Vitamin $B_{1-2-6-9-12}$, Q10 und
Vitamin D erniedrigt
Antikörper gegen Gluten im Stuhl erhöht
Dysbiose in der Stuhlflora

Schlafapnoe-Syndrom

ATP erniedrigt
Laktat-Pyruvat + Nitrotyrosin erhöht
O_2-Sättigung im arteriellen Blut erniedrigt
Vitamin $B_{1-2-6-9-12}$, Vitamin D,
Q10, Selen, Magnesium, Zink, Kupfer,
Eisen erniedrigt

Adressen

Labore und sonstige Anbieter spezieller Produkte und Dienstleistungen, die in diesem Buch im Zusammenhang mit der Mitochondriopathie erwähnt werden:

Angelcare®
c/o Funny Handel GmbH & Co. KG
Schiessstr. 46
D-40549 Düsseldorf
Telefon: 02 11 - 44 03 16-0
Telefax: 02 11 - 44 03 16-20
E-Mail: info@angelcare.de
Internet: www.angelcare.de
   Produkt: Babyphon Angelcare AC 423-D (Vorgänger: AC 420-D). Es erfüllt die baubiologischen Anforderungen und die des Öko-Tests nach *maximaler* Elektrosmog-Reduzierung *auf beiden Seiten* – beim Baby (Sender) und bei den Eltern (Empfänger).

Cellgym Technologies GmbH
Knesebeckerstraße 68/69
D-10623 Berlin
Telefon: 030 - 5 77 09 58 32
Telefax: 030 - 5 77 09 58 39
E-Mail: info@cellgym.de
Internet: www.cellgym.de
   Produkt: Mitochondriales Zelltraining nach der IHHT®-Methode (Intervall-Hypoxie-Hyperoxie-Training). Patentiertes Verfahren mit Wechsel von Hypoxie (bis 100 m Tiefe simulierbar) und Hyperoxie (bis 10000 m Höhe simulierbar)

Fagus Pharma GmbH
Kloster Benden 2 – 6
D-50321 Brühl
Telefon: 0 22 32 - 94 13 03
Telefax: 0 22 32 - 94 13 04
E-Mail: post@fagus.pharma.de
Internet: www.fagus-pharma.de
   Produkte: Bionovelia Qu10-400-MCT, Bionovelia Immun Pro, Bionovelia CFS, Bionovelia D10000

Heidelberger Chlorella GmbH
In der Heidelslach 4
D-69181 Leimen/St. Ilgen
Telefon: 0 62 24 - 9 27 00
Telefax: 0 62 24 - 92 70 70
E-Mail: info@heidelberger-chlorella.de
Internet: www.heidelberger-chlorella.de
   Produkte: B-Life-protect, Ribose, Galaktose

InVitaLab Medizindiagnostik
Hammfelddamm 6
D-41460 Neuss
Telefon: 0 21 31 - 12 59 69-0
Telefax: 0 21 31 - 12 59 69-69
E-Mail: info@invitalab.de
Internet: www.invitalab.de
   Angebot: Labor für spezielle Stuhlanalysen

KEAC Parkstad
Klinisch Ecologisch Allergie Centrum
P. Dorrstraat 4a
NL-6466 HZ Kerkrade
Telefon: 00 31 - 45 - 5 43 92 48
Telefax: 00 31 - 45 - 5 43 92 43
E-Mail: info@keac.nl
Internet: www.keac.de
   Angebot: HPU-Testung (weltweites Patent)

Lab4more GmbH
Augustenstr. 10
D-80333 München
Telefon: 089 - 54 32 17 0
Telefax: 089 - 54 32 17 55
E-Mail: info@lab4more.de
Internet: www.lab4more-online.de
   Angebot: Spezielle Tests für Neurotransmitter-Bestimmung (Urin/Speichel), Immuntoleranztest (auf Viren-Bakterien-Toxine-Metalle), zelluläre ATP-Bestimmung, Laktat- und Pyruvat-Bestimmung

Santerra Forschungs- und Vertriebs-GmbH
Ahornstraße 21
D-83451 Piding
Telefon: 0 86 51 - 71 48 03
Telefax: 0 86 51 - 71 48 07
E-Mail: info@santerra.net
Internet: www.santerra.net
   Produkt: SANZA – multifunktionale Therapiestation für Magnetfeldanwendungen. Patentierte Kombination aus einer pulsierenden Magnetfeldtherapie mit Biofrequenzen und speziellen Applikatoren (Helmholtz-Laserstab, Kissen, Matte)

Literaturverzeichnis

AWMF-Register Nr. 053-002 (2011): *DEGAM-Leitlinie Nr. 2 – Müdigkeit*, Düsseldorf: Omikron Publishing, S. 1–88

Bachler, K. (2006): *Erfahrungen einer Rutengängerin*, St. Pölten: Residenzverlag

Benson, H., u. a. (2013): "Relaxation response induces temporal transcriptome changes in energy metabolism, insulin secretion and inflammatory pathways", in: *PLoS ONE*, 1.52013

BfArM – Bundesinstitut für Arzneimittel und Medizinprodukte (2013): *Eingänge zu UAW-Berichten – Sachstand BfArM 72*, 29.52013

Biermann, D. (2011): „Metformin: Warnung vor Laktazidose berechtigt", in: *Pharmazeutische Zeitung*, Ausgabe 25/2011

Boeger, Dr. H.: „Metalle und metallischer Zahnersatz", Deutsche Gesellschaft für Umwelt-Zahnmedizin, zu finden unter: www.deguz.de/fachkreise/fachinformationen/metalle-und-metallischer-zahnersatz.html

Buchner K., und Eger, H. (2011): „Veränderung klinisch bedeutsamer Neurotransmitter unter dem Einfluss modulierter hochfrequenter Felder. Eine Langzeiterhebung unter lebensnahen Bedingungen", in: *UMG* 24 (1), S.44–57

BfR – Bundesinstitut für Risikobewertung, siehe unter: www.bfr.bund.de/de/presseinformation/2013/13/weichmacher_dehp_wird_hauptsaechlich_ueber_lebensmittel_aufgenommen-186791.html

BfS – Bundesamt für Strahlenschutz u. a. (2005): *Gesünder Wohnen – aber wie?*, Berlin: KOMAG, S. 39

Chin-Chan, M., Navarro-Yepes, J., Quintanilla-Vega, B. (2015): "Environmental pollutants as risk factors for neurodegenerative disorders: Alzheimer and Parkinson diseases", in: *Frontiers in Cellular Neuroscience* 05/2015; S. 9

Cooper, C. E., u. a. (2002): "Exercise, free radicals and oxidative stress", in: *Biochem Soc Trans* 30: S. 280–285

Czaja-Bulsa, G. (2014): "Non coeliac gluten sensitivity – a new disease with gluten intolerance", in: *Clin Nutr* 8: S. 1–6

Eaton, S. B., Konner, M., Shostak, M. (1988): "Stone agers in the fast lane; chronic degenerative diseases in evolutionary perspective", in: *Am J Med* 84, S. 739–749

EEA – European Environment Agency: *Air quality in Europe*, Report 2014, S. 54

EUFIC – European Food Information Council: „Obst- und Gemüsekonsum in Europa – essen die Europäer genug davon?", Review 01/2012, siehe unter: http://www.eufic.org/article/de/page/RARCHIVE/expid/Obst-und-Gemüsekonsum-Europa

Freudenberger, H. (1994): *Burn-out bei Frauen*, Frankfurt: Fischer-Tb.-Verl., S. 24

Fukuda, K., Straus, S. E., Hickie, I., Sharpe, M. C., Dobbins, J. G., Komaroff, A. (1994): "The chronic fatigue syndrome: a comprehensive approach to its definition and study", International Chronic Fatigue Syndrome Study Group, in: *Ann Intern Med* 1994; 121 (12): S. 953–959

Gerhard, I., und Runnebaum, B. (1992): „Schadstoffe und Fertilitätsstörungen. Schwermetalle und Mineralstoffe", in: *Geburtshilfe Frauenheilkunde* 52: S. 383–396

Gerra, G., u. a. (2000): "Neuroendocrine responses to psychological stress in adolescents with anxiety disorder", in: *Neuropsychobiology* 02/2000; 42 (2): S. 82–92

Greenpeace (2005): „Weniger Schutz vor Pestiziden in Lebensmitteln", Presseerklärung, Hamburg, 19.52005

Gröber, U., und Kisters, K. (2015): *Arzneimittel als Mikronährstoffräuber*, Stuttgart: WVG

Gröber, U. (2012): „Mitochondriale Toxizität von Arzneimitteln", in: *MMP* 35. Jg. 12/2012, S. 445–456

Gröber U. u. a. (2013): „Vitamin-D-Update 2013. Von der Rachitis-Prophylaxe zur allgemeinen Gesundheitsvorsorge", in: *DAZ* Nr. 15/2013, S. 28–36

Havas, M., u. a. (2010): "Provocation study using heart rate variability shows microwave radiation from DECT phone affects autonomic nervous system", *ICEMF Monograph* 2010: S. 273–300

Heimes, D. (2010): *Bioresonanz nach Paul Schmidt*, Baunach: Spurbuchverlag, 3. Aufl.

Hill, H. U. (2012): *Chronisch krank durch Chemikalien*, Aachen: Shaker, S. 16 ff.

Holmes, G. F., u. a. (1988): "Chronic Fatigue Syndrome: A Working Case Definition", in: *Annals of Internal Medicine* 1988, 108: S. 387–389

IARC – International Agency for Research on Cancer (2011): "IARC classifies radiofrequency electromagnetic fields as possibly carcinogenic to humans", Pressemitteilung Nr. 208; 31.52011

Jennrich, P. (2007): *Schwermetalle – Ursache für Zivilisationskrankheiten*, Hochheim: CO'MED

Jennrich, P. (2012): „Detoxifikation am Beispiel von Schwermetallen", in: *UMG* 25, 4/2012, S. 24–27

Jennrich, P. (2013): „Toxische Effekte von Metallen im Organismus. Toxikologie und praktische Hinweise zur Metallausleitung", in: *UMG* 26, 4/2013, S. 270–275

Jennrich, P. (2010): „Schwermetalle als Auslöser sekundärer Mitochondriopathien", in: *UMG* 23, 1/2010, S. 44–50

Jogler, C. (2014): „The bacterial mitochondrium", in: *Mol Microbiol* 94: S. 751–755

Kersten, W. (2011): „Chronisches Müdigkeitssyndrom und Burn-out", in: *ZAEN-MAGAZIN* Nr. 2/2011

Kersten, W. (2010): „Die wahren Ursachen chronischer Krankheiten", in: *Raum & Zeit* 163/2010

Kim, J. T., und Lee, H. K. (2014): "Metabolic syndrome and the environmental pollutants from mitochondrial perspectives", in: *Rev Endo Metabol Dis* 15: S. 253–262

Kolossa-Gehring, M. (2015): „Weichmacher in der Kritik", in: Coloplast-Magazin *Perspektiven* Nr. 33, S. 16–17

Kuklinski, B. (2013): *Gesünder mit Mikronährstoffen*, Bielefeld: Aurum, 5. Aufl.

Kuklinski, B. (2006): *Das HWS-Trauma: Ursachen, Diagnose und Therapie*, Bielefeld: Aurum

Kuklinski, B., und Schemionek A. (2013): *Schwachstelle Genick*, Bielefeld: Aurum, S. 17 ff.

Kuklinski, B. (2015): *Mitochondrien. Symptome, Diagnose und Therapie*, Bielefeld: Aurum

Lang, U. E., und Borgwardt, S. (2013): "Molecular Mechanisms of Depression: Perspectives on new Treatment Strategies", in: *Cell Physiol Biochem* 31: S. 761–777

Lill, R., u. a. (1999): "The essential role of mitochondria in the biogenesis of cellular iron-sulfur proteins", in: *Biological Chemistry*, Bd. 380, S. 1157–1166

Malki, K., u. a. (2014): "The endogenous and reactive depression subtypes revisited: integrative animal and human studies implicate multiple distinct molecular mechanisms underlying major depressive disorder", in: *BMC Medicine* 12: S. 73

Mancuso, R., u. a. (2007): "Increased prevalence of varicella zoster virus DNA in cerebrospinal fluid from patients with multiple sclerosis", in: *J. Med. Virol.* 79: S. 192–199

Marc, D. T. (2011): "Neurotransmitters excreted in the urine as biomarkers of nervous system activity: Validity and clinical applicability", in: *Neuroscience and Biobehavioral Reviews* 57: S. 353–358

Meyer, A. (2011): „Auswirkungen versteckter Umweltgifte auf den Organismus", in: *ZAENMAGAZIN* (4/2011), S. 8–11

Monnet-Tschudi, F., Zurich, M., Boschat, C., Corbaz, A., Honegger, P. (2006): "Involvement of environmental mercury and lead in the etiology of neurodegenerative diseases", in: *Reviews on environmental health* 21 (2): S. 105–117

Mosetter, K., Probost, T., Simon, A., Cavelius, A. (2013): *Zucker – der heimliche Killer*, München: Gräfe und Unzer

Mutter, J. (2009): *Gesund statt chronisch krank!*, Weil der Stadt: Fit-fürs-Leben-Verlag

Myhill, S., Booth, N. E., McLaren-Howard, J. (2013): "Targeting mitochondrial dysfunction in the treatment of Myalgic Encephalomyelitis/Chronic Fatigue Syndrome (ME/CFS) – a clinical audit", in: *Int J Clin Exp Med* 6: S. 1–15

Nascimento, A. M., u. a. (2003): "Operon mer: Bacterial resistance to mercury and potential for bioremediation of contaminated environments", in: *Genet Mol Res* 2003, S. 92–101

Natelson, B. H., Weaver, S. A., Tseng, C. L., und Ottenweller, J. E. (2005): "Spinal fluid abnormalities in patients with chronic fatigue syndrome", in: *Clin Diagn Lab Immunol* 2005, 12 (1): S. 52–55

Neitzke, H.-P., Voigt, H., Osterhoff, J. (2010): „Elektromagnetische Expositionen in AACC-Umgebungen", in: *II. EMF-Monitor* 6/10: S. 1–7

Nemzer, B. V., Fink, N., Fink, B. (2014): "New insights on effects of dietary supplement on oxidative and nitrosative stress in humans", in: *Food Sience & Nutrition* 6: S. 828–839

Ng, M., u. a. (2014): "Global, regional, and national prevalence of overweight and obesity in children and adults during 1980–2013: a systematic analysis for the Global Burden of Disease Study 2013", in: *The Lancet*, Vol. 384, Nr. 9945 vom 30.82014, S. 766–781

Noelle-Neumann, E., Köcher, R. (1997): *Allensbacher Jahrbuch der Demoskopie 1993–1997*, Allensbach: Verlag für Demoskopie

Noriega-Cisneros, R., u. a. (2013): "Mitochondrial response to oxidative and nitrosative stress in early stages of diabetes", in: *Mitochodrion* 13: S. 835–840

Pall, M. L. (2009): "Explaining Unexplained Illnesses: Disease Paradigm for Chronic Fatigue Syndrome, Multiple Chemical Sensitivity, Fibromyalgia, Post-Traumatic Stress Disorder, Golf War Syndrome and others", in: *Informa Healthcare*, New York.

Pall, M. L. (2010): „Teufelskreis NO/ONOO-Zyklus, oxidativer Stress, mitochondriale, inflammatorische und neurologische Dysfunktion", in: *UMG* 23, 4/2010

Petersen, E. (2002): „Chronisch Kranke – Ihre Kosten, Ihre Umwelt", Tagungsberichte (7.–9.62002), in: *UMG* 3/2002

Platt, M. (2013): *Die Hormonrevolution. Spektakuläre Behandlungserfolge mit bioidentischen Hormonen*, Kirchzarten: VAK, 7. Aufl. 2013

Ramos-e-Silva, M., Coelho da Silva, Carneiro S. (2007): "Elderly skin and its rejuvenation: Products and procedures for the aging skin", in: *J Cos Dermatol* 6: S. 40–50

Riemann, A., Schneider, B., Ihling, A., Nowak, M., Sauvant, C., u. a. (2011): "Acidic Environment Leads to ROS-Induced MAPK Signaling in Cancer Cells", in: *PLoS ONE* 6 (7): e22445. doi:101371/journal.pone.0022445

Ristow, M., u. a.: „Reduced expression of mitochondrial frataxin in mice exacerbates diet-induced obesity", in: *PNAS* 2007, 104 (15): S. 6377–6381; siehe unter: doi:101073/pnas.0611631104

Ritter, T. M., und Baumeister-Jesch, L. (2014): *Stoffwechselstörung HPU*, Kirchzarten: VAK, S. 13

RNCNIRP – Russische Strahlenschutzkommission (2011): „Gesundheitliche Auswirkung von Handys auf die Gesundheit von Kindern und Jugendlichen" (Resolution)

Royal Colleges of Physicians PaGP (1997): "Chronic Fatigue Syndrome: Report of a Joint Working Group of the Royal Colleges of Physicians, Psychiatrists and General Practitioners", London: Royal College of Physicians of London

Runow, K.-D. (2012): *Wenn Gifte auf die Nerven gehen*, München: Südwest, S. 15 ff.

Santini R. u. a. (2001): "Symptoms experienced by users of digital cellular phones: A study of a French engineering school", in: *Electro And Magnetobiology* (Sous presse)

Schulte-Uebbing, C. (2013): „Hashimoto-Thyreoiditis, Östrogen-Dominanz und Progesteron-Mangel", in: *ZAENMAGAZIN* 6/2012, S. 32–34

Schulte-Uebbing, C., Schlett, S., Craiut, D. (2013): „Morbus Hashimoto – Zunehmende Tendenz durch Umweltgifte?", in: *UMG* 24, 4/2013, S. 60–65

Schulz, K. H., und Gold, S. (2006): „Psychische Belastungen, Immunfunktionen und Krankheitsentwicklungen. Die psychoneuroimmunologische Perspektive", in: *Bundesgesundheitsblatt Gesundheitsforschung Gesundheitsschutz* 49: S. 759–772

Skapinakis, P., Lewis, G., Mavreas, V. (2004): "Temporal relations between unexplained fatigue and depression: longitudinal data from an international study in primary care", in: *Psychosom Med* 2004, 66 (3): S. 330–335

Staehelin, H. B. (2008): "Free radicals and glycoxidative stress in aging and age-related diseases", in: *Austral J Aging* 17: S. 85–87

Stolze, C. (2014): *Krank durch Medikamente,* München: Piper, S. 9

Strunz, U. (2000): *Forever young – das Erfolgsprogramm*, Rheda-Wiedenbrück/Gütersloh : RM-Buch-und-Medien-Vertrieb

Szilagyi, A. (2015): "Adult lactose digestion status and effects on disease", in: *Can J Gastroenterol Hepatol* 29: S. 149–156

Tarnopolsky, Mark u. a. (2011): "Endurance exercise rescues progeroid aging and induces systemic mitochondrial rejuvenation in mtDNA mutator mice Supporting Information", zu finden unter: www.PNAS.org, doi: 101073/pnas.1019581108 (22.22011)

von Ehrlich, B., u. a. (2014): *Die Bedeutung von Magnesium für Insulinresistenz, metabolisches Syndrom und Diabetes Mellitus – Empfehlungen der Gesellschaft für Magnesium-Forschung e.V.*, S. 96–100

Warnke, U., und Hensinger (2013): „Steigende ‚Burn-out'-Inzidenz durch technisch erzeugte magnetische und elektromagnetische Felder des Mobil- und Kommunikationsfunks", in: *UMG* 26, 1/2013, S. 33

Warnke, U. (2007): „Bienen, Vögel, Menschen. Die Zerstörung der Natur durch Elektrosmog. Eine Schriftenreihe der Kompetenzinitiative zum Schutz von Mensch, Umwelt und Demokratie", Heft 1, Kempten: Kompetenzinitiative e.V.

Wolverton, B. C., A. Johnson und K. Bounds (1989): "Interior Landscape Plants for Indoor Air Pollution Abatement", in: *NASA/ALCA Final Report*, Plants for Clean Air Council, Davidsonville, Maryland

Worm, N. (2010): *Syndrom X oder ein Mammut auf den Teller! Mit Steinzeitdiät aus der Wohlstandsfalle*, Lünen: Systemed

Worm, N. (2014): „LOGI-METHODE. Glücklich und schlank – mit viel Eiweiß und dem richtigen Fett" (10. März 2014)

Bildquellenverzeichnis

BKK Dachverband: S. 17 (© BKK Gesundheitsreport – Gesundheit in Bewegung, 2013)

Bundesinstitut für Arzneimittel und Medizinprodukte (BfArM): S. 145

CELLGYM Technologies GmbH: S. 173

Erpenbach, Klaus: S. 33, 36, 37, 45, 47, 61, 62, 77, 78 oben, 89, 90–93, 119–120, 130, 140, 205 oben

Fotolia.com: S. 31 (© GiZGRAPHICS), S. 32 unten (© GiZGRAPHICS), S. 34 oben + unten (© GiZGRAPHICS), S. 72 (© Nitr), S. 164 (© Fiedels)

Klösterl-Apotheke München (J. Zeise-Wallbrecher e. K.): S. 163 (Urin-Tagesprofil)

Marschall, Maria: S. 50, 99, 117

Pixelio.de: S. 103 (© einstellungstest-polizei-zoll.de), S. 106 (© Hans-Peter Reichartz), S. 107 (© w.r.wagner), S. 158 (© w.r.wagner), S. 160 oben + Mitte (© bschpic), S. 160 unten (© w.r.wagner), S. 143 (© Christian Daum), S. 144 (© Andrea Damm), S. 156 oben (© w.r.wagner), Mitte (© Timo Klostermeier und © Tim Reckmann), S. 156 unten (© birgitH), S. 157 oben/mittig oben (© w.r.wagner), mittig unten (© qay), unten (© knipseline), S. 158 (© www.einstellungstest-polizei-zoll.de), S. 159 oben (© w.r.wagner), mittig (© Rainer Sturm), unten (© birgitH), S. 160 oben (© w.r.wagner), mittig (© Birgit Lieske), unten (© manwalk), S. 179 (© kritsada171)

Probost, Thorsten: S. 206

Ritter, T. M., und Baumeister-Jesch, Liutgard: S. 136, 137

Santerra Forschungs- und Vertriebs-GmbH: S. 174

Schröder, Heike: S. 16; S. 32 oben + 35 (unter Verwendung von Fotoalia © Alexandr Mitiuc); S. 41, 43, 46, 78 unten, 94, 121 (unter Verwendung von Shutterstock © Yurii Andreichyn); S. 73; S. 49, 63, 67, 79, 102 (unter Verwendung von Shutterstock © July Store); S. 105; S. 109, 111 oben, 115 unten, 134, 146 (unter Verwendung von Pixelio © Christian Daum); 205 unten

Shutterstock.com: S. 12 (© Ljupco Smokovski), S. 26 (© donskarpo), S. 29 links (© Esteban De Armas), S. 29 rechts (© Daniela Barreto), S. 39 (© July Store), S. 40, 58, 68, 83, 99 unten, 124, 153 (© phil Holmes), S. 52 (© angellodeco), S. 54 (© Andrea Danti), S. 66 (© Kotin), S. 68 (© Anthonycz), S. 70 (© Dani Vincek), S. 76 (© corbac40), S. 81 (© Don Pablo), S. 84 (© Sebastian Kaulitzki), S. 86 (© Serghei Starus), S. 97 (© PKruger), S. 111 unten (© Chris Curtis), S. 113 (© Alliance), S. 114 (© Donovan van Staden), S. 151 (© Syda Productions), S. 152 (© Tish1), S. 162 (© Biro Emoke), S. 175 (© panco), S. 177 (© Jack Frog)

systemed Verlag: S. 171

Weis E E GmbH: S. 110. Entnommen aus „Geo-Magnetometer BPT 2010 Handbuch". Die Abbildungen sind Messergebnisse des BPT 3010 mit der dreiachsigen Sonde. Mit freundlicher Genehmigung von: Hans-Konrad Weis, Geschäftsführer der Firma Weis E E GmbH, Abt. Bio Physik Technologie (BPT), www.biophysik.de

Über die Autoren

Dr. med. Klaus Erpenbach ist Facharzt für Allgemeinmedizin und Innere Medizin, Leiter des *Instituts für medizinische Leistungsoptimierung* in Erftstadt und in eigener Privatpraxis für Präventivmedizin und Gesundheitsmanagement tätig. (Lehrpraxis der Universität Köln) Er hat Zusatzqualifikationen als Arzt für Naturheilverfahren, für Akupunktur und Traditionelle Chinesische Medizin, für orthomolekulare und mitochondriale Medizin. Sein langjähriges Interesse an der komplementären Medizin – insbesondere der Mitochondrien-Medizin – hat ihm Erkenntnisse vermittelt, die ihn zum Experten für die Behandlung von chronischem Müdigkeitssyndrom (CFS) nach Holmes, generalisierten Schmerzsyndromen (FMS) und chronisch-entzündlichen oder neurodegenerativen Erkrankungen (wie MS, Alzheimer, Parkinson, Morbus Crohn) gemacht haben. Dr. Erpenbach ist Mitglied der Deutschen Ärztegesellschaft für Akupunktur (DÄFGA), der Ärzte für Naturheilverfahren (ÄfN) und der internationalen Gesellschaft für regenerative MitochondrienMedizin (IGRMM). Als Referent für orthomolekulare und mitochondriale Medizin ist er im In- und Ausland gefragt.

Nähere Informationen: www.im-lot.org

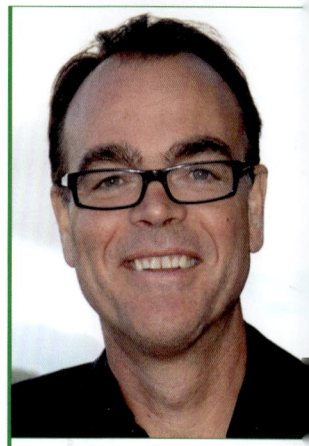

Heike Schröder arbeitete nach ihrem Diplom in Betriebswirtschaft (mit Schwerpunkt Informatik) bis 2003 als Schulungsleiterin und Systementwicklerin in einem Informatikunternehmen. Aufgrund privater Umstände setzte sie sich mit den tieferen Ursachen von Krankheit und Heilung auseinander. Ein intensives Studium quanten- und biophysikalischer wie auch energie- und alternativmedizinischer Literatur vermittelte ihr die Erkenntnis, dass es immer externer oder interner Stress ist, der zu extremen Veränderungen auf Zellebene führt, die letztlich in Krankheit resultieren. Sie absolvierte eine Ausbildung zur Baubiologin und schrieb zusammen mit dem Arzt Reiner Hambüchen das Buch *Energie heilt! Neue Wege durch die Energiemedizin* (Norderstedt 2006). Heute hilft sie in Kooperation mit Ärzten und Therapeuten, Dauerstress zu beseitigen, der vor allem durch die massive elektrotechnische Strahlung und die Digitalisierung unserer Welt entsteht.

Nähere Informationen: www.baubiologie-schröder.de

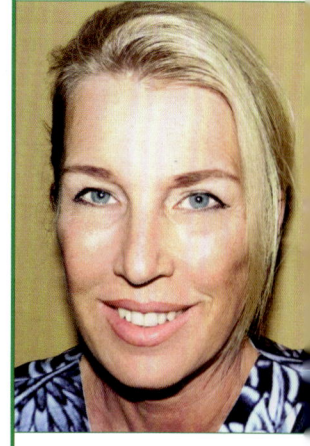

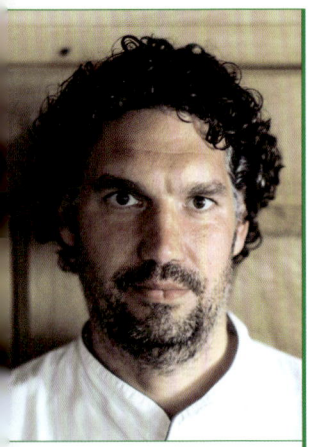

Thorsten Probost ist der deutsche Küchenchef der *Griggeler Stuba* im *Burg Vital Resort* in Lech am Arlberg. Wie kaum ein anderer Koch stellt er gesundheitliche Aspekte in den Mittelpunkt seiner auf saisonalen Kräutern und Gemüse aufbauenden Küche. Österreichs „Gault-Millau-Koch des Jahres 2008" wurde 2015 beim Europa-Kongress der europäischen Elite junger Spitzenköche und Restaurantbesitzer in Roermond mit dem „Innovations-Award" ausgezeichnet.

Nähere Informationen: www.burgvitalresort.com/de/kulinarik

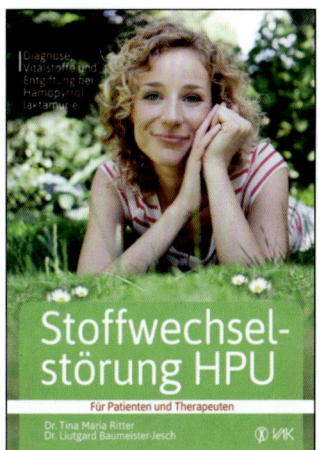

Dr. Tina Ritter, Dr. Liutgard Baumeister-Jesch:
Stoffwechselstörung HPU
Diagnose, Vitalstoffe und Entgiftung bei Hämopyrrollaktamurie – Für Patienten und Therapeuten

Leseprobe unter: www.vakverlag.de

Das Buch klärt über die bisher weitgehend unbekannte, vererbbare Stoffwechselstörung Hämopyrrollaktamurie (HPU) auf. Diese verursacht eine Störung der körpereigenen Entgiftung, hohe Verluste an Mikronährstoffen wie Vitamin B_6, Zink und Mangan, sowie einen Mangel an Häm. Aufgrund des vielfältigen Symptomspektrums bleibt HPU viel zu oft unentdeckt; dabei lässt sie sich neuerdings über einen einfachen Urintest leicht bestimmen. Die Autorinnen leisten Pionierarbeit: Sie erläutern die Zusammenhänge und stellen Therapiekonzepte für eine ganzheitliche Therapie vor.

192 Seiten, 30 Abb., vierfarbig, Paperback 25 x 21,5 cm)
ISBN 978-3-86731-152-6

Dr. Volker Spitzer, Nicole Spitzer:
Super-Vitamin D
Rundumschutz vor den Krankheiten unserer Zeit

Leseprobe unter: www.vakverlag.de

Bislang wurde Vitamin D hauptsächlich verabreicht, um Kinder vor Rachitis und Erwachsene vor Osteoporose zu schützen. Aktuelle Studien belegen jedoch, dass Vitamin D nicht nur Krankheiten vorbeugt, z. B. Krebs, Herzinfarkt und Diabetes, sondern diese auch heilen kann. Doch unsere Versorgung mit Vitamin D ist Besorgnis erregend: Mehr als die Hälfte aller Deutschen hat einen Vitamin-D-Mangel; bei den über 65-Jährigen sind es sogar 75 Prozent. Dieser Ratgeber liefert Ihnen praktische Strategien für eine gesundheitsfördernde Vitamin-D-Versorgung.

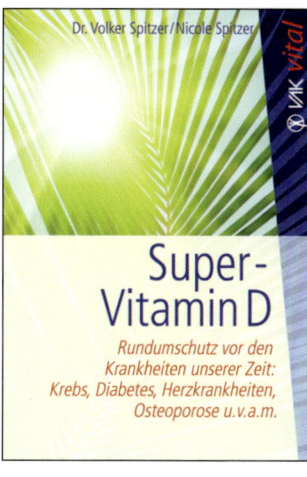

128 Seiten, 15 Fotos, Paperback (15 x 21,5 cm)
Reihe VAK VITAL: ISBN 978-3-86731-053-6

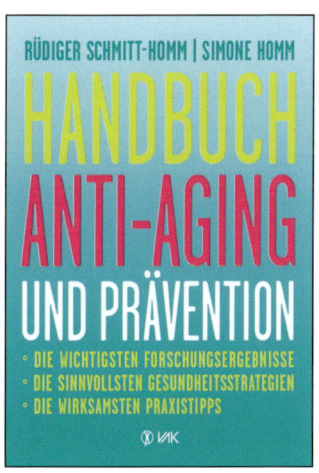

Rüdiger Schmitt-Homm, Simone Homm:
Handbuch Anti-Aging und Prävention
Die wichtigsten Forschungsergebnisse – Die sinnvollsten Gesundheitsstrategien – Die wirksamsten Praxistipps

Was passiert in unserem Körper beim Altern und womit können wir dem entgegenwirken? Die Autoren haben mit der Auswertung von mehr als 5000 Studien Pionierarbeit geleistet. Das Ergebnis ist ein einzigartiger Überblick über den Stand der Forschung mit zahlreichen konkreten Empfehlungen: was wir praktisch tun können, um unsere Vitalität und geistige Fitness länger zu erhalten, und wie wir aus dieser umfassenden „Hausapotheke" unser individuelles Anti-Aging-Programm zusammenstellen. Ein umfassendes Handbuch für jeden ab 35, für Ärzte, Heilpraktiker und Gesundheitsberater.

624 Seiten, 47 Abb., Klappenbroschur (17 x 22,5 cm)
ISBN 978-3-86731-139-7

Bestellen Sie unsere kostenlosen Kataloge: www.vakverlag.de

Dr. Barbara Hendel:
Das Magnesium-Buch

*Schlüsselmineral für unsere Gesundheit
Magnesiummangel rechtzeitig erkennen und behandeln*

Leseprobe unter: www.vakverlag.de

Magnesium zählt zu den wichtigsten Mineralstoffen für den Menschen. Unsere Lebensmittel enthalten immer weniger davon – Magnesiummangel kann aber vielerlei Beschwerden verursachen. Das Buch informiert umfassend über dieses Schlüsselmineral und beschreibt die verschiedenen Möglichkeiten, Magnesium aufzunehmen, insbesondere die Selbsthilfe mit dem neuen *Magnesium Oil*, das über die Haut aufgenommen wird und den Körper deutlich besser mit Magnesium versorgt als die Nahrungsergänzung.

312 Seiten, 100 vierfarb. Abb., Klappenbroschur (16,5 x 22,5 cm)
ISBN 978-3-86731-153-3

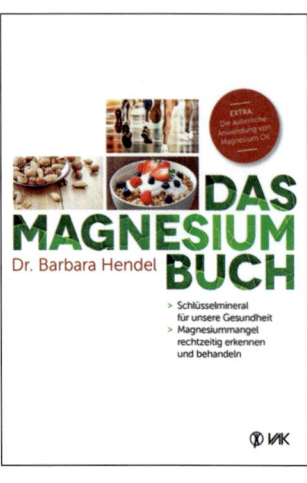

Dr. Andrea Flemmer:
Echt süß!

Gesunde Zuckeralternativen im Vergleich

Leseprobe unter: www.vakverlag.de

Alternativen zum Zucker sind heute gefragter denn je: Immer mehr Menschen leiden an Diabetes oder Übergewicht und müssen auf ihren Zuckerstoffwechsel achten. Andere wollen einfach der Gesundheit zuliebe Haushaltszucker vermeiden. Dieses Buch gibt einen umfassenden Überblick über gesunde Zuckeralternativen und ihre Wirkungen auf den Stoffwechsel: Es beschreibt Vorteile und Anwendung der natürlichen, eindeutig positiven Zuckerersatzstoffe (im Vergleich zu *vermeintlich* gesunden Substanzen und Süßstoffen) und gibt Hinweise auf Bezugsquellen. Ein unentbehrlicher Ratgeber für alle, die Zucker meiden und sich trotzdem das Leben versüßen möchten.

112 Seiten, 20 Abb., vierfarbig, Paperback (15 x 21,5 cm)
Reihe VAK VITAL: ISBN 978-3-86731-090-1

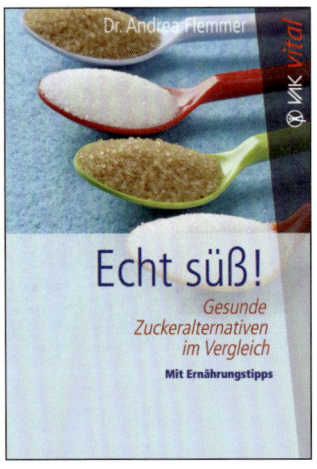

Doortje Cramer-Scharnagl:
Glutathion

Unverzichtbar für die Entgiftung, effektiv bei chronischer Erschöpfung, schützt Mitochondrien und Zellen

Leseprobe unter: www.vakverlag.de

Entdecken Sie die Schlüsselsubstanz für Zellstoffwechsel, Immunsystem und Energieniveau: Glutathion, ein schwefelhaltiges Eiweiß, das vom Körper selbst hergestellt wird. Als wichtigstes körpereigenes Antioxidans schützt es uns unter anderem vor freien Radikalen. Umwelteinflüsse und Alterungsprozesse können jedoch zu einem Mangel an Glutathion führen. Die Folge können chronische Erkrankungen sein. Der Ratgeber beleuchtet die Bedeutung von Glutathion für unsere Gesundheit und gibt praktische Tipps, wie wir selbst dafür sorgen können, dass unsere Glutathionspeicher immer gut gefüllt sind.

96 Seiten, 20 Abb., Paperback (15 x 21,5 cm)
Reihe VAK VITAL: ISBN 978-3-86731-135-9

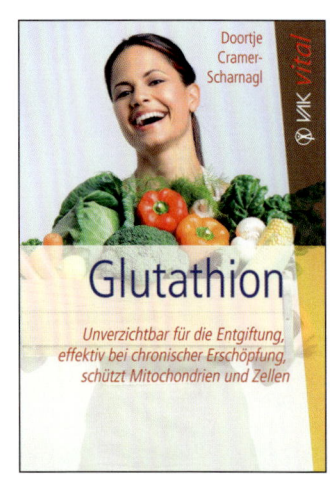

Abonnieren Sie unseren Newsletter (gratis): www.vakverlag.de